科学出版社"十四五"普通高等教育本科规划教材

 临床药学专业案例版系列教材

供临床药学、药学、临床医学等相关专业使用

案例版

药物不良反应与药物警戒

总主编 张 玉

主 编 赵志刚 丁选胜

副主编 赵 瑛 宫 建 霍记平 闫素英

编 委（按姓名拼音排序）

U0228292

陈 英 广西药师协会

董占军 河北省人民医院

冯 欣 首都医科大学附属北京妇产医院

付秀娟 吉林省药品再评价协会

胡 敏 华中科技大学同济医学院
　　　　附属协和医院

霍记平 首都医科大学附属北京天坛医院

姜明燕 中国医科大学附属第一医院

李晓宇 复旦大学附属中山医院

刘世坤 中南大学湘雅三医院

马满玲 哈尔滨医科大学附属第六医院

闫素英 首都医科大学宣武医院

张海霞 南京大学医学院附属鼓楼医院

张 峻 昆明医科大学第一附属医院

张 弋 天津市第一中心医院

赵 瑛 华中科技大学同济医学院
　　　　附属协和医院

丁选胜 中国药科大学

封宇飞 北京大学人民医院（北京大学
　　　　第二临床医学院）

宫 建 沈阳药科大学

黄 欣 山东第一医科大学第一附属医院
　　　　（山东省千佛山医院）

纪立伟 北京医院

赖伟华 广东省人民医院

林 阳 首都医科大学附属北京安贞医院

刘松青 重庆医科大学附属第三医院

王 捷 新疆医科大学第一附属医院

杨 勇 电子科技大学附属医院·
　　　　四川省人民医院

张 力 北京中医药大学东方医院
　　　　（北京中医药大学第二临床医学院）

赵志刚 首都医科大学附属北京天坛医院

科 学 出 版 社

北 京

内 容 简 介

本教材全面介绍药物不良反应和药物警戒的概念、分类，并通过常见的临床药物不良反应与药物警戒经典案例引出知识重点，本书共分为十一章：第一章为药物不良反应（事件）与药源性疾病；第二章至第九章为典型药物不良反应案例与分析；第十章为药源性疾病案例与分析；第十一章为药物警戒与研究，全书共分为49节。通过学习本教材，可以使医学及药学专业教师、学生及相关医疗从业人员深入理解药物不良反应和药物警戒的重要性，掌握药物不良反应的识别、评估和管理方法。

本教材适用于高等学校的临床药学、药学、临床医学、口腔医学、护理学等相关专业教学使用，从事药物安全性研究等相关工作的科研人员也可从中获取专业知识和研究方法，同时也可指导临床药师在工作中更好地监测和处理药物不良反应，提升药物警戒意识。

图书在版编目（CIP）数据

药物不良反应与药物警戒/赵志刚，丁选胜主编 . —— 北京：科学出版社，2024.6

科学出版社"十四五"普通高等教育本科规划教材　临床药学专业案例版系列教材/张玉总主编

ISBN 978-7-03-077898-7

Ⅰ. ①药… Ⅱ. ①赵… ②丁… Ⅲ. ①药物副作用–高等学校–教材②药物–安全管理–中国–高等学校–教材 Ⅳ. ① R961 ② R965.3

中国国家版本馆 CIP 数据核字（2024）第 025009 号

责任编辑：朱　华/责任校对：宁辉彩
责任印制：张　伟/封面设计：陈　敬

科学出版社 出版

北京东黄城根北街 16 号
邮政编码：100717
http://www.sciencep.com

天津市新科印刷有限公司印刷
科学出版社发行　各地新华书店经销

*

2024 年 6 月第 一 版　开本：787×1092　1/16
2024 年 6 月第一次印刷　印张：11
字数：310 000

定价：90.00 元
（如有印装质量问题，我社负责调换）

科学出版社"十四五"普通高等教育本科规划教材
临床药学专业案例版系列教材编审委员会

序

随着社会的飞速发展以及我国医疗卫生体制改革的持续深入，公众的健康意识不断提升，合理用药需求日益增长，临床药学学科的重要性越来越突显，其学科内涵、教育理念和人才培养模式也随之发生着深刻变化。本科临床药学专业旨在培养兼备临床及药学基础知识和技能、为临床提供以合理用药为核心的药学服务并具有良好沟通能力和人文素质的高素质人才。为适应新时代、新要求，使教材建设跟上学科发展的步伐、更好地满足当前临床药学人才培养的要求，我们组织来自高校及临床一线的专家学者共同编写了这套临床药学专业案例版系列教材，旨在通过融合实际案例与课堂专业知识，帮助学生更形象、更深入地理解和掌握临床药学知识，提升解决实际问题的能力。

本套教材围绕临床药学专业核心课程，融合理论基础与案例实践，融入国内外前沿视角，形成了系列案例版教材，包括《临床药理学》《临床药物治疗学》《药物不良反应与药物警戒》《药物毒理学》《药物经济学》《药物临床试验概论》《药学服务与沟通技能》等。教材编写遵循以下原则：

以案例为载体，贴近临床实践　编者精选出一系列有代表性的临床药学案例，结合现实场景中的问题和挑战，引导学生运用所学知识进行分析，在解决临床问题的过程中掌握知识和技能。

以问题为导向，激发学生思考　本套教材通过问题引导和启发式教学，引导学生在分析和解决问题的过程中主动思考，不断激发学生探索欲望和创新思维能力。

以学生为中心，促进潜能发挥　本套教材编写基于学生认知与发展规律，难易程度逐步递进，有利于学生在学习中稳步提升。教材借助二维码技术提供电子拓展资源，包含进阶学习资料与个性化辅导内容，以便学生自主选择深入研习与探索，充分发挥个人潜能。

以信息化为支撑，提升教学实效　本套教材还利用先进的网络和数字技术，为教学和考试提供丰富的资源和支持，力求实现医学教育数字化和网络化。

值此系列教材出版之际，我衷心感谢所有参与编写教材的专家学者和热心协助的同仁们，正是因为你们的辛勤工作和无私奉献，才让本套教材得以顺利完成。同时，我也要感谢所有使用本套教材的师生们，你们的支持和反馈将推动我们不断改进和完善本套教材，以满足临床药学教育的需求。我衷心希望临床药学专业案例版系列教材能够为广大医药教育工作者和学生们提供丰富的学习资源和指导，为临床药学专业的人才培养提供有力支持，为医药学教育的创新和发展贡献力量。

张　玉
2024 年 3 月于武汉

前　言

药物是治疗疾病的主要手段，然而，随着药物使用的普及，药物不良反应也逐渐成为一种常见现象。药物不良反应不仅会加重患者的病情，还可能引发新的疾病，甚至导致死亡。因此，开展药物不良反应监测和药物警戒研究已经成为医药学领域和药物监管部门的重要任务。

药物不良反应是指正常剂量的药物用于预防、诊断、治疗疾病或调节生理功能时出现的有害的和与用药目的无关的反应。我国定义为：合格药物在正常用法用量下出现的与用药目的无关的有害反应，包括副作用、毒性反应、后遗效应、变态反应、继发反应和特异质反应等。药物警戒（pharmacovigilance）为发现、评价、认识和预防药物不良作用或其他任何与药物相关问题的科学和活动，是对药物在使用过程中产生的相关风险进行全方位的警戒和应对处理。

关于药物不良反应与药物警戒的研究，目前尚无案例版教材，本书填补了这一空白，旨在以实践案例引导学习，全面介绍药物不良反应和药物警戒的概念、分类，并通过常见的临床药物不良反应与药物警戒经典案例引出知识重点，引导医学和药学专业的教师、学生及相关医疗工作者达到更深入理解的目的。本教材分为四部分：药物不良反应（事件）与药源性疾病、典型药物不良反应案例与分析、药源性疾病案例与分析、药物警戒与研究，全书共分为十一章，其中第二至第九章为典型药物不良反应案例与分析部分。本教材旨在帮助医学及药学专业教师、学生及相关医疗从业人员深入理解药物不良反应和药物警戒的重要性，掌握药物不良反应的识别、评估和管理方法。

本教材的编写得到了众多专家、学者的支持和辛勤付出。在此，首先要感谢所有参与本教材编写的专家和编写人员，是他们的辛勤付出，才使得本教材得以顺利完成。同时，也要感谢科学出版社的大力支持和推广，使得本教材能够更好地服务于广大读者。本教材的读者对象为医学和药学专业学生及教师、药物监管部门等医疗从业人员，希望通过本教材，能够帮助读者更好地认识和应对药物不良反应，积极开展药物警戒研究，保障患者的用药安全。

在编写过程中，编者尽可能地收集了最新的研究成果和文献资料，但由于药物不良反应和药物警戒涉及的领域非常广泛，一些问题仍需要进一步研究和探讨。因此，本教材所介绍的内容可能存在一定的局限和不足之处，敬请不吝赐教，及时反馈，以便再版时更新。

编　者
2023 年 9 月 8 日

目　　录

第一章 药物不良反应（事件）与药源性疾病

学习要求

记忆：药物不良反应的具体表现、产生的原因与防治措施；药源性疾病的主要防治措施。

理解：药物不良反应的发生机制；药源性疾病的发生原因。

运用：药物不良反应的定义及分类；药物不良反应和药源性疾病的诊断依据和治疗原则。

第一节 药物不良反应（事件）

药物作为防治与诊断疾病的重要手段，在保障人类健康方面发挥着越来越重要的作用。同时，药物也具有两重性，一方面可以防病治病，促进患者生理功能的恢复，另一方面也可能引起危害人体的药物不良反应（adverse drug reaction，ADR）或药物不良事件（adverse drug event，ADE），给社会、家庭造成沉重的经济负担。药物不良反应是药物的固有属性，但临床实践告诉我们，按照药物说明书或医嘱合理使用药物，可以减少不良反应的发生。及时、有效地开展药物不良反应监测工作，有利于尽早发现各种类型的药物不良反应，使药物监管部门和医药卫生工作者能及时了解有关药物不良反应的信息，并采取必要的防治措施，以保证用药者的用药安全。

一、药物不良反应（事件）的概念

药物不良反应（ADR）：是指正常剂量的药物用于预防、诊断、治疗疾病或调节生理功能时出现的有害的和与用药目的无关的反应。我国将药物不良反应定义为：合格药物在正常用法用量下出现的与用药目的无关的有害反应，包括副作用、毒性反应、后遗效应、变态反应、继发反应和特异质反应等。这一定义排除了由于药物质量、用药过量、药物滥用、不依从医嘱用药和发生用药差错所引起的有害反应，与药物质量事故和医疗事故有本质的区别，特指药物所致机体发生的反应，是伴随正常药物治疗的一种风险。

药物不良事件（ADE）：是指药物治疗过程中所发生的任何不良的医疗卫生事件，这个不良事件与用药在时间上相关联，但不一定与用药有因果关系。药物不良事件和药物不良反应含义不同。一般来说，药物不良反应因果关系已确定，而药物不良事件则因果关系尚未确定，尚需要进一步评估。为了最大限度地降低人群的用药风险，本着"可疑即报"的原则，对有重要意义的药物不良事件也要进行监测，并进一步探讨与药物的因果关系。

20 世纪 60 年代初期，震惊世界的"反应停"事件发生后，药物不良反应开始在全球受到广泛重视。当时一种对妊娠期的妇女有明显止吐效果的镇静药沙利度胺（thalidomide，又名反应停），被誉为"没有任何副作用的抗妊娠反应药物"，成为"孕妇的理想选择"。1956～1962 年间，全世界 30 多个国家和地区共报告海豹肢畸形 1 万余例，是世界性的药害大灾难。为此，世界卫生组织（World Health Organization，WHO）于 1968 年制定了一项国际药物监测合作实验计划，1970 年在日内瓦设立永久性组织 WHO 药物监测中心（WHO Drug Monitoring Centre），1978 年迁至瑞典乌普萨拉（Uppsala），称为 WHO 国际药物监测合作中心（WHO Collaborating Centre for International Drug Monitoring）。1997 年更名为乌普萨拉监测中心（Uppsala Monitoring Centre，UMC）。目前，全球主要国家均加入 WHO 国际药物监测合作计划，向 WHO 全球数据库提交药物不良反应报告。

我国 ADR 监测工作始于 20 世纪 80 年代初期。1983 年卫生部起草了《药品毒副反应报告制度》，1985 年我国《药品管理法》开始实施，2001 年新修订的《中华人民共和国药品管理法》开始实施，2004 年卫生部、国家食品药品监督管理局联合颁布《药品不良反应报告和监测管理办法》，2011 年卫生部修改并颁布新版《药品不良反应报告和监测管理办法》。这些法律法规的实施，为我国 ADR 监测工作奠定了重要的法律基础，明确了我国的 ADR 报告制度，使 ADR 监测工作进入正常轨道。2020 年 7 月，国家药品监督管理局下发《国家药监局关于进一步加强药品不良反应监测评价体系和能力建设的意见》，强调始终把确保人民群众健康权益放在首位，坚持科学化、法治化、国际化、现代化的发展方向和职业化、专业化的建设要求，持续加强药品不良反应监测评价体系建设，不断提高监测评价能力，全面促进公众用药安全。

二、药物不良反应（事件）的分类

药物不良反应（事件）有多种分类方法。

（一）传统分类

1. A 型不良反应 又称剂量相关性不良反应，通常具有明显的剂量相关性，其特点是可以预测。

2. B 型不良反应 又称剂量不相关性不良反应，通常与药物剂量无关，其特点是一般很难预测。

3. C 型不良反应 A 型和 B 型反应之外的异常反应称为 C 型不良反应。这类不良反应一般在长期用药后出现，潜伏期较长，没有明确的时间关系，难以预测。

（二）根据不良反应发生程度分类

根据药物不良反应的严重程度，将其分为轻度、中度、重度、严重四个等级。

1. 轻度（mild）不良反应 指有症状出现，但很轻微；不影响正常功能，一般不需要特殊处理。

2. 中度（moderate）不良反应 指症状稍重，有明显的不适，但能耐受，不影响日常活动，需要减量/撤药或作特殊处理。

3. 重度（severe）不良反应 指症状较重，影响正常生活，患者难以忍受，需要停药或对症处理。

4. 严重（serious）不良反应 指症状严重，危及患者生命，致死或致残，须即刻停药并紧急处理。

（三）根据不良反应发生的机制分类

新的不良反应分类方法把不良反应分为 9 类，即 A、B、C、D、E、F、G、H、U 类。

1. A 类（augmented）反应 即扩大的反应，是药物对人体呈剂量相关的反应，它可根据药物或赋形剂的药理学和作用模式来预知。

2. B 类（bugs）反应 即药物导致某些微生物生长引起的不良反应。

3. C 类（chemical）反应 即化学的反应，其不良反应取决于药物或赋形剂的化学性质而不是药理学性质。

4. D 类（delivery）反应 即给药反应，其不良反应是因药物特定的给药方式而引起的。

5. E 类（exit）反应 即撤药反应，通常所说的撤药反应是生理依赖的表现。

6. F 类（familial）反应 即家庭性反应，其不良反应仅发生在那些由遗传因子决定的代谢障碍的敏感个体中。

7. G 类（genotoxicity）反应 即基因毒性反应，表现为药物引起人类的基因损伤。

8. H 类（hypersensitivity）反应 即过敏反应，是 A 类反应后最常见的不良反应。

9. U 类（unclassified）反应 为机制不明的反应。

三、药物不良反应（事件）发生的原因

常见的药物不良反应诱发因素有药物因素、机体因素及用药因素三方面。

▌（一）药物因素

药物因素包括药物的药理作用、理化性质、药物的剂量、药物的剂型、药物的杂质、药物的制剂辅料、药物相互作用等因素。

> **案例 1-1-1**
>
> 患者，男性，50 岁，患 1 型糖尿病并发高血压、心房纤颤，每日使用胰岛素控制血糖，应用地高辛改善心室率（每次 0.25 mg，每日 2 次）。因对餐后高血糖、尿糖难以控制，增服阿卡波糖片（每次 50 mg，每日 3 次），3 个月后突发严重心动过速，急送医院。经查，血浆中地高辛浓度仅为 0.23 ng/ml，低于有效量（0.8～2.1 ng/ml）。经停用阿卡波糖片 7 天后，地高辛浓度升至 1.6 ng/ml。当再次服用阿卡波糖片后，血浆中地高辛浓度又再次下降至 0.25 ng/ml。最后确认阿卡波糖片会干扰地高辛的作用，于是不再服用。
>
> **请思考以下问题：**
> 阿卡波糖片影响地高辛血浆浓度的原理是什么？如何合理处理二者的关系？
>
> **案例 1-1-1 解析**
>
> 阿卡波糖片为一种口服降糖药，对小肠上皮细胞刷状缘的 α-葡萄糖苷酶的活性具有抑制作用，从而延缓肠道内多糖、寡糖或双糖的降解，使来自碳水化合物的葡萄糖的降解和吸收入血速度变缓，降低餐后血糖的升高。由于阿卡波糖片还会使碳水化合物的消化和吸收延缓，反向刺激胃肠加快蠕动，使得地高辛吸收减少；同时阿卡波糖片可吸附地高辛，也会影响后者吸收。如何处理阿卡波糖片与地高辛的关系，一般认为，治疗心力衰竭、快速心室率的房颤等时若使用地高辛，应不用或停用阿卡波糖片，如必须同时使用时，应在服用地高辛 6 小时后再服用阿卡波糖片或调整地高辛剂量。

▌（二）机体因素

机体因素包括患者的年龄、性别、种族、遗传、病理状态、心理状态等因素。

> **案例 1-1-2**
>
> 患者，女性，19 岁，因发热 6 天、腹痛腹泻 4 天就诊。就医前按上呼吸道感染处理，四环素，口服，0.5 g tid。第 3 天即感腹痛，并伴阵发性水样腹泻，粪便呈黄绿色蛋花样，有时含暗红色血水，1 日 10 余次，继续服四环素后病情加重。检查：T 38.4℃，P 102 次/分；无脱水病容，咽微红，扁桃体Ⅰ度肿大，皮肤无皮疹，全身淋巴结不大，心脏未见异常，两肺呼吸音粗糙；腹平软，肝脾未触及，右下腹轻度压痛，无反跳痛；白细胞计数 12.1×10⁹/L，中性粒细胞 72 %，淋巴细胞 28 %；镜检（大便样本）：红细胞（＋），偶见脂肪球。初步诊断为抗生素相关性腹泻。
>
> 嘱患者停用四环素改用甲硝唑 0.1 g tid，并给予支持、对症处理。5 天后患者腹泻症状明显减轻，继续服用甲硝唑 0.1 g bid，1 周后恢复正常。
>
> **请思考以下问题：**
> 抗生素相关性肠炎的概念及性质特点是什么？
>
> **案例 1-1-2 解析**
>
> 抗生素相关性肠炎是抗生素或磺胺类药物等引起肠道内菌群失调，或机体状态不佳时导致肠道内难辨梭状芽孢杆菌生长而引起的肠炎。此例停服四环素后症状逐日缓解直至痊愈，说明诊断正确。

（三）用药因素

用药因素包括给药方法和联合用药。

案例 1-1-3

患者，女性，54 岁。因发热 39.5℃、咽痛 4 天，诊断为化脓性扁桃体炎。用 5% 葡萄糖氯化钠 500 ml 加青霉素 960 万 U 加利巴韦林（病毒唑）0.4 g 联合静脉滴注。输入约 5 分钟后，发现患者面色苍白，头部大汗，呼吸急促，恶心呕吐（呕吐时呈喷射状），全身发颤，不能回答问题。立即停止输液，查体：脉搏弱、细，P 42 次/分，BP 37.5/22.5 mmHg，呼吸音粗。考虑为药物引起的过敏性休克。

给予肾上腺素 0.5 mg 肌内注射，0.9% 氯化钠 300 ml 加地塞米松 15 mg 静脉滴注，0.5 小时后患者逐渐好转。第 2 天同样的剂量分前、后两步使用，无不良反应，连续 4 天，痊愈。

请思考以下问题：

青霉素和利巴韦林为什么不能一起应用？

案例 1-1-3 解析

患者不是对青霉素或利巴韦林发生反应，而是抗生素和抗病毒药联合使用后所致。从药物配伍方面讲没有提倡青霉素同利巴韦林一起应用，但是在临床，大部分医生都喜欢抗生素与抗病毒药联合使用，认为这样可以对细菌和病毒同时起到抑制或杀灭作用，达到治疗目的。本案例提醒广大医务人员在用药上须谨慎、仔细，对药物的配伍禁忌不能忽视，更不能盲目配伍。

思 考 题

1. 药物不良反应分类方法有哪几种？
2. 常见的药物不良反应诱发因素有哪些？

（丁选胜）

第二节　药源性疾病

药源性疾病（drug-induced disease，DID）是医源性损害的重要组成部分，现已成为主要的致死性疾病之一，仅次于心脏病、癌症、慢性肺病和脑卒中，严重威胁人类的健康，成为全球性的公共安全问题。人们对药源性疾病的认识经历了漫长的过程。19 世纪，人们通过调查氯仿麻醉引起猝死的原因，认识到氯仿可以增强心肌对儿茶酚胺的敏感性，从而引起严重的心律失常进而致死；20 世纪 50 年代欧洲有几百万人死于解热镇痛药非那西丁导致的肾衰竭；60 年代震惊世界的沙利度胺（反应停）致海豹肢畸形灾难，受其影响的婴儿达 1 万余人；在我国，也有上千万的聋哑人是由于不合理使用链霉素、庆大霉素等抗生素所致。因此，预防药源性疾病的发生，实现早期诊断并建立行之有效的疾病风险防控措施是解决药源性疾病的关键。

一、药源性疾病的概念及分类

药源性疾病，是指药物用于预防、诊断、治疗疾病过程中，因药物本身的固有作用、药物之间的相互作用及药物的不合理使用，引起人体功能或组织结构损害而导致的疾病，也被称为药物诱发性疾病。它既包括合格药品在正常用法用量下产生的药品不良反应，也包括因误服或错用等不正确使用药物，以及药品质量问题所引起的疾病。

药源性疾病按照病因可以分为可预期的药源性疾病和不可预期的药源性疾病。前者是由药物本身和（或）其代谢物引起，是药物的固有作用增强和持续发展的结果，具有剂量依赖性、能够预测、发生率较高但死亡率较低的特点。后者主要与人体的特异质以及药物的添加剂和生产、贮存、运输过程中产生的杂质等有关，是与药物常规药理作用无关的异常反应，具有与用药剂量无关、难以预测、发生率低、死亡率高的特点。

二、药源性疾病发生原因

（一）药物因素

1. 药物的化学结构和理化性质 化学结构决定了药物的某些不良反应，如20世纪70年代开发的噻唑烷二酮类化合物（胰岛素增敏剂）曲格列酮，因严重肝毒性在上市后3年即在全球撤出市场，而经过对化学结构修饰的罗格列酮和吡格列酮，肝毒性有了显著改善。药物的脂溶性会影响药物吸收和消除的速率以及分布，因此可以影响药物不良反应的性质和程度。

2. 药物添加剂、杂质和制剂质量等 药物的添加剂（稳定剂、赋形剂、乳化剂、增溶剂、着色剂等），原辅料中及生产过程中产生的杂质都可能成为药源性疾病的潜在危险因素。药物变质、污染、过期或生产和贮存条件不符合规定导致产生有害产物等，也常是引起药源性疾病的原因。

3. 药物相互作用 不良的药物相互作用可能导致药物治疗作用减弱，并导致病情加重，也可能导致治疗作用过度增强超出机体耐受而造成损害或毒性增强等。

4. 药物的使用 药物使用方法不当也会引起DID，用药剂量过大、疗程过长、滴注速度过快、用药途径错误、重复用药等，均可诱发DID。例如，顺铂具有肾毒性，应用时患者须进行水化利尿，否则可引起急性肾衰竭。

（二）患者因素

1. 遗传因素 多数药物进入体内后会被代谢转化，代谢过程和产物与药物的一系列药理毒理作用密切相关，许多药物代谢酶存在种族和个体差异。此外，药物转运蛋白的遗传多态性也通过影响药物的体内过程而与药物的毒性反应相关联，如多药耐药基因编码的P-糖蛋白在骨髓组织的低水平表达是化疗药产生骨髓毒性的主要原因。

> **案例 1-2-1**
> 东方人和爱斯基摩人，使用异烟肼易产生肝损害；而埃及人和以色列人，使用异烟肼易产生周围神经炎。
> **请思考以下问题：**
> 为什么不同地区的结核病患者服用异烟肼，会诱发不同的药源性疾病？
> **案例 1-2-1 解析**
> 遗传是影响药源性疾病发生的重要因素之一。药物代谢的乙酰化速度由遗传决定，具有很大的种族差异。抗结核药异烟肼在体内经乙酰化途径代谢，白种人多为慢乙酰化者，异烟肼药物浓度蓄积，易产生周围神经炎；而黄种人多为快乙酰化者，使用异烟肼易产生肝损害。

2. 生理因素 年龄是诱发DID的重要因素之一。小儿特别是新生儿系统器官功能不全，肝脏对药物的解毒作用及肾脏对药物的排泄能力低下，肝酶系统及血脑屏障发育尚未完善，易发生药物毒性反应；老年人的肝肾功能减退，易产生药物蓄积中毒。

3. 病理因素 病理状态会改变药物的药效学和药动学性质，患者的病理状态与药源性疾病的发生发展密切相关。例如，地西泮半衰期约为46.6小时，在肝硬化患者中可达105.6小时，肝硬化患者使用该药后，很容易诱发肝性脑病；多黏菌素的神经系统毒性反应在肾功能正常者中发生率为7%，而在肾功能不全患者中可达80%。

三、药源性疾病的诊断

患者的病史和用药史、临床表现、生化检验、病理学检查等资料都是诊断药源性疾病的基础。对疑似药源性疾病的病例要有详细的记录，出现DID要设法从多种用药中找到致病药物。

1. 追溯用药史　药源性疾病诊断的关键在于患者用药史。在怀疑病例中，不仅要详细询问患者曾经服用药品的各项基本信息如种类、剂量、疗程、给药方法、联合用药等，还要追问患者用药前是否有过类似反应和不适症状，并做详细记录。

2. 确定用药时间、用药剂量和临床症状发生的关系　可通过 DID 发病的时间和症状来推测致病药物：一些药源性疾病的病情严重程度随药物用量改变而发生变化，增加药物使用剂量时病症加剧，相反降低剂量时症状随之减轻。

3. 询问既往过敏史和家族史　部分患者在遗传、酶系统、新陈代谢方面存在一些异常和缺陷，可能对多种药物存在不良反应，甚至家族成员也曾出现过类似反应，因此了解患者的既往史和家族史有助于诊断药源性疾病。

4. 排除药物以外的因素　应通过各种诊疗方法排除原发疾病和其所致的并发症、继发症，以及患者的环境因素和营养状况造成的影响后，才能确诊药源性疾病。

5. 致病药物的确认　应根据用药顺序确定最可疑的致病药物，然后有意识地停用最可疑药物或引起相互作用的药物，根据停药后症状的变化情况来诊断药源性疾病。

6. 必要的实验室检查和辅助检查　根据药源性疾病的临床特征进行患者的血药浓度监测和药物不良反应的激发试验、嗜酸性粒细胞计数、致敏药物的免疫学检查等。根据病情进行体格检查、心电图检查、超声检查、X 线检查、CT、磁共振检查、器官系统的功能性检查等辅助检查。

7. 流行病学调查　我国现有的药品不良反应监测报告系统有利于对 DID 进行流行病学调研，根据有关数据信息，可以采用各种流行病学方法尽早对 DID 作出诊断。例如，霍乱患者使用庆大霉素后出现急性肾衰竭，由于霍乱本身就容易导致肾衰竭，所以难以确定肾衰竭的发生是否与庆大霉素有关。流行病学调查显示，使用过庆大霉素的患者肾衰竭的发病率为未用患者的 5 倍，从而确定了霍乱患者使用庆大霉素可导致急性肾衰竭。

四、药源性疾病的治疗

药源性疾病的治疗手段主要包括以下几个方面。

1. 停用致病药物　致病药物是药源性疾病的起因，多数药源性疾病在停用致病药物后可自愈或缓解。但有部分药源性疾病所致的器质性损伤，停药后不一定能立刻恢复，甚至是不可逆的，对器质性损伤的治疗可按常规方法处理。

2. 清除致病药物　停药中止了致病药物继续进入体内，但体内仍会残留部分致病药物。可以应用多种方法，如输液、利尿、导泻、洗胃、催吐、吸附、血液透析等，清除体内残留药物。

3. 拮抗致病药物　有些药物的作用可被另外一些药物拮抗。例如，鱼精蛋白可拮抗肝素的抗凝活性，如果存在致病药物的拮抗剂，及时使用拮抗剂可治疗药源性疾病或缓解相应症状。

4. 调整治疗方案　根据患者具体情况，必须继续用药时，宜权衡利弊，调整治疗方案，如延长给药间隔时间、减少给药剂量等，最大限度地减少药源性疾病的发生。

5. 对症治疗　症状严重时，应注意对症治疗。例如，皮肤过敏可用抗过敏药治疗，发热则用解热镇痛药治疗，过敏性休克则应按过敏性休克抢救治疗等。

思 考 题

1. 药源性疾病的概念是什么？举例说明药源性疾病的致病因素。

2. 药源性疾病的治疗方法有哪些？

（赵　瑛）

第二章 神经系统药物典型不良反应案例与分析

学习要求

记忆：神经系统药物典型不良反应案例涉及的相关药物及其不良反应的防范原则。

理解：神经系统药物引起严重不良反应的发病机制。

运用：神经系统药物典型不良反应的识别及处理。

第一节 抗癫痫药物引发的严重皮肤不良反应

药物治疗是癫痫患者最基本的首选治疗方法，而且需要长期用药。抗癫痫药物引起的严重皮肤不良反应尽管发生率不高，但是死亡率很高。对于有遗传风险人群、有药物过敏史等高敏型患者用药前进行基因型监测，可避免和预测上述严重皮肤不良反应。

一、抗癫痫药相关的严重皮肤不良反应类型及临床表现

抗癫痫药物的常见不良反应是皮肤不良反应，包括轻度的斑丘疹（maculopapule，MP）及严重危及生命的皮肤反应，如 Stevens-Johnson 综合征（Stevens-Johnson syndrome，SJS）、中毒性表皮坏死松解症（toxic epidermal necrolysis，TEN）和药物超敏综合征（drug induced hypersensitivity syndrome，DIHS）等。

（一）Stevens-Johnson 综合征与中毒性表皮坏死松解症

Stevens-Johnson 综合征（SJS）与中毒性表皮坏死松解症（TEN）是一种严重的皮肤-黏膜反应，绝大多数由药物引起，以水疱及泛发性表皮松解为特征，可伴发一系列系统症状，包括多器官功能衰竭综合征等，具有较高死亡风险。

（二）药物超敏综合征

药物超敏综合征（DIHS）又称伴嗜酸性粒细胞增多和系统症状的药物反应（drug reaction with eosinophilia and systemic symptoms，DRESS），是一种少见且可危及患者生命的药物不良反应，其特征是潜伏期较长，伴发热、严重皮疹、面部肿胀、全身大面积的皮肤脱落、血液系统异常和内脏损害等，这些反应大多发生在开始治疗的 30 天内。

案例 2-1-1

患儿，女性，8 岁，38 kg，1 年前确诊癫痫，服用丙戊酸钠 200 mg q8h po。1 个月前发作逐渐频繁，故停用丙戊酸钠，于 3 周前换用卡马西平 200 mg bid po。入院 4 天前，患者出现喉咙痛、非间歇性发热，全身散在红疹。患儿父母认为普通感冒，自行给患儿服用阿莫西林克拉维酸钾，经过 3 天的治疗，患儿仍高热，并出现广泛的大疱性瘙痒性皮疹，皮疹从躯干向四肢蔓延，发红，并伴双侧结膜炎、多发性糜烂和嘴唇出血性结痂，于发病第 4 天入院。

入院查体：体温 39℃，血压 125/75 mmHg，心率 115 次/分，毛细血管充盈时间<2 秒，血氧饱和度为 100%（无吸氧）。广泛的表皮脱落（图 2-1-1）。尼氏征阳性，口腔黏膜、舌头、软腭、口底、生殖器的多发溃疡，嘴唇出血性结痂。眼科检查发现结膜炎和中央角膜上皮脱落，荧光素染色阳性。肠鸣音正常，腹部柔软，无肿胀。其他检查未见异常。父母否认患儿有

任何药物过敏史。

入院诊断为卡马西平引起的中毒性表皮坏死松解症。

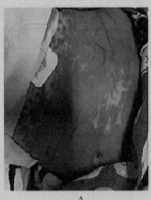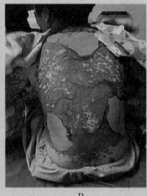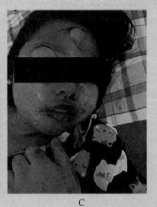

图 2-1-1　A、B.入院时（发病第4天），腹部和背部广泛的表皮脱落。C.嘴唇出血性结痂和皮肤脱皮

请思考以下问题：

该患者SJS/TEN的临床表现包括哪些？

SJS/TEN临床表现包括前驱症状、皮肤病变和黏膜病变。

前驱症状在皮肤黏膜病变发生前可能存在发热常超过39℃。黏膜受累的早期症状包括畏光、结膜瘙痒或灼烧感、吞咽时疼痛、肌痛和关节痛等。

大多数SJS/TEN病例的皮肤病变可能表现为弥漫性红斑（图2-1-1A、B）。病变从面部和胸部开始，后扩散到其他部位，呈对称性分布。尼氏征可能为阳性，即轻轻侧向推压外观正常部位皮肤的表面，可以使浅表剥脱区延伸。

约90%的SJS/TEN病例会发生黏膜受累。任何黏膜表面均可发生疼痛性结痂及糜烂。口腔黏膜和唇红缘几乎均会受累（图2-1-1C），表现为疼痛的出血性糜烂，其上附有灰白色膜。

案例 2-1-1 解析

药物是SJS/TEN的主要触发因素。结合患者发病3周前开始服用卡马西平，无其他药物暴露，考虑为卡马西平诱发的TEN。

二、容易引发严重皮肤不良反应的抗癫痫药物及基因多态性

与严重和危及生命的药疹包括DRESS、SJS和TEN高度相关的一类药物是抗癫痫药物。

案例 2-1-2

案例2-1-1患儿在服用卡马西平3周后出现喉咙痛、非间歇性发热、全身散在红疹，入院前4天出现广泛的大疱性瘙痒性皮疹，皮疹从躯干向四肢蔓延，发红，并伴双侧结膜炎、多发性糜烂和嘴唇出血性结痂。

请思考以下问题：

SJS/TEN一般在服药后多长时间出现？还有哪些抗癫痫药物会造成SJS/TEN？

芳香族抗癫痫药物（卡马西平、奥卡西平、苯妥英钠、苯巴比妥）和拉莫三嗪更容易引起SJS/TEN。SJS/TEN通常在最初持续用药4日至4周后发病。

案例 2-1-2 解析

案例 2-1-1 患儿服用卡马西平 200 mg bid po 3 周后开始出现发热、皮疹等前驱症状。从服用时间顺序、SJS/TEN 发生时间、临床表现等方面来看，是一例比较明确的卡马西平引起的中毒性表皮坏死松解症的病例。

案例 2-1-3

案例 2-1-1 患儿入院后，完善实验室相关检查。未进行基因检测。

请思考以下问题：

该患儿最关键的检查是什么，以帮助明确病因？

严重皮肤不良反应主要与人类白细胞抗原（human leukocyte antigen，HLA）基因多态性相关。HLA 等位基因多态性造成不同个体对疾病的易感性、药物反应性不同（表 2-1-1）。

表 2-1-1 基因多态性与抗癫痫药物诱发皮肤不良反应的类型

导致 SJS/TEN 的药物	HLA 类型	皮肤不良反应类型
卡马西平	*HLA-B*1502*[a]，*HLA-B*1511*，*HLA-A*3101*[b]，*HLA-A*2402*	SJS/TEN
奥卡西平	*HLA-B*1502*[a]	SJS/TEN
	HLA-B*0402，*HLA-DRBI*0403*	MP
苯妥英钠	*HLA-B*1502*，*CYP2C9*3*	SJS/TEN
苯巴比妥	*HLA-B*1502*	SJS/TEN
拉莫三嗪	*HLA-A*2402*	SJS/TEN

a. *HLA-B*1502* 基因几乎只见于亚裔，美国 FDA 建议亚洲人群在使用卡马西平和奥卡西平前进行 *HLA-B*1502* 等位基因筛查

b. 某共识小组推荐，对于所有未使用过卡马西平的患者，无论是何种族或族裔，开始治疗前均应筛查 *HLA-A*3101*，因为多数族群存在该等位基因

案例 2-1-3 解析

对案例 2-1-1 患儿进行基因检测后发现，HLA-B*1502 呈阳性。对于该患儿，若能在使用卡马西平前进行 HLA-B*1502 基因检测，或许可以避免 SJS/TEN 的发生。

三、抗癫痫药物严重皮肤不良反应的治疗

案例 2-1-4

案例 2-1-1 患儿最初的治疗包括立即停用卡马西平和进行晶体液置换。并使用甲泼尼龙、静脉注射免疫球蛋白。因疑似感染接受了美罗培南和利奈唑胺的广谱抗生素治疗。眼部受累采用妥布霉素和人工泪液外用抗感染治疗。对皮肤黏膜、泌尿生殖系统损伤进行支持性治疗，并给予抗酸剂和补充营养。

请思考以下问题：

如何对该患儿的 SJS/TEN 进行治疗？

（一）病情评估

疑似 SJS/TEN 的患者可采用 SCORTEN 评分量表对疾病严重程度进行评分。并根据皮肤受累情况及 SCORTEN 评分转至最合适的医疗保健环境。

表 2-1-2　Stevens-Johnson 综合征/中毒性表皮坏死松解症 SCORTEN 评分表

因素		分值
年龄	≥40 岁	1
恶性肿瘤：癌症进展和血液系统恶性肿瘤		1
体表面积脱落	≥10%	1
心动过速	≥120 次/分	1
血肌酐（Cr）	>10 mmol/L	1
血糖	>14 mmol/L	1
血碳酸氢盐	<20 mmol/L	1
总分		7

（二）立即停用可疑药物

对于疑似药物诱导的 SJS 和 TEN 患者（表 2-1-2），尽早确定和停用致病药物可能改善预后。

（三）支持治疗

支持治疗的主要原则同严重烧伤一样，包括创面治疗、液体和电解质管理、营养支持、体温管理、疼痛控制，以及二重感染的监测或治疗。

（四）辅助治疗

除了支持治疗外，目前并没有针对 SJS 和 TEN 的明确疗法。几种免疫抑制或免疫调节疗法已在临床实践中得到应用。

案例 2-1-4 解析

住院第 3 天（皮肤损害出现后 7 天），患儿出现吐血和腹泻，每天出现 15～20 次水样血便。仍然高热，并进展到皮肤病变的广泛脱落。体检显示体温为 38.8℃，心动过速（128次/分），无创血压监测（NIBP）为 115/72 mmHg，脉搏血氧饱和度为 97%。腹部柔软，无腹胀，无腹痛。粪便样本的诊断检查显示白细胞和红细胞呈强阳性。然而，粪便实时 PCR 未能检测到 24 种感染性病原体，包括创伤弧菌等。粪便培养也呈阴性。SCORTEN 评分为 3 分（心动过速 >120 次/分，血肌酐 >10 mmol/L，初始脱落 >10%），住院死亡率为 35.3%。在 30分钟内补充 20 ml/kg 晶体液和每日补充 2.5 L 液体后，心动过速症状缓解。考虑到出血和穿孔的高风险，医生决定推迟消化道内镜检查和活检程序。继续服用 2 mg/(kg·d) 的甲泼尼龙 6 天。此外，连续 2 天需要额外静脉注射 1 g/(kg·d) 的静脉注射免疫球蛋白（IVIG），并通过全胃肠外营养（TPN）补充营养。

入院后第 9 天，患儿的腹泻减少到每天 <10 次水样大便，无便血。皮肤黏膜和眼部病变有所改善，甲泼尼松龙剂量在住院第 10 天逐渐减少。第 12 天给予部分肠内营养，患儿反应良好。入院 18 天后出院，继续逐渐减量口服甲泼尼龙治疗，门诊进行长期随访。

四、抗癫痫药严重皮肤不良反应的防范

案例 2-1-5

案例 2-1-4 患儿未来在使用奥卡西平、苯巴比妥、苯妥英钠或拉莫三嗪时应格外慎重。

请思考以下问题：

对于该患者，作为药师，应如何对患者进行用药教育？

案例 2-1-5 解析

在开始卡马西平、奥卡西平前进行 *HLA-B*1502* 基因检测。该患儿基因型为 *HLA-B*1502* 阳性，且已发生了卡马西平诱导的 TEN，故在后续抗癫痫药物选择方面，在使用奥卡西平、苯巴比妥、苯妥英钠或拉莫三嗪时应格外慎重。若出现包括发热（超过39℃）、皮疹、畏光、结膜瘙痒或灼烧感、吞咽时疼痛、肌痛和关节痛等前驱症状，应及时就诊。同时患者也应尽量避免使用别嘌醇、磺胺类抗生素（包括柳氮磺吡啶）、奈韦拉平、昔康类非甾体抗炎药，防止严重皮肤不良反应的发生。

思 考 题

1. 哪些抗癫痫药物容易发生 SJS/TEN？一般在服药后多长时间发生？
2. 亚洲人群在使用卡马西平或奥卡西平前需要进行哪些检查？
3. 服用卡马西平、奥卡西平后可以做哪些药学监护？

（苏　甦　闫素英）

第二节　抗抑郁药引发的 5-羟色胺综合征

抑郁症是一种常见的精神类疾病，发病率逐年上升，现已成为世界公认的重大公共卫生问题。药物疗法是治疗中、重度抑郁及持续性抑郁的主要手段，由于此类药物具有增加中枢 5-羟色胺（5-hydroxytryptamine，5-HT，又称 serotonin）神经递质的作用，大多数患者在治疗剂量时会出现不同程度的 5-羟色胺综合征（serotonin syndrome，SS），这是一种罕见的、较严重的、由抗抑郁药引发的特异性药物并发症，因此了解 SS 的临床表现、诊断标准以及治疗和预防措施，可以进一步减少病残率和自杀率，提高生存质量，恢复社会功能。

一、抑郁症及抗抑郁药物简介

（一）抑郁症的定义

抑郁症又称抑郁障碍，是一种常见的情感或心境障碍，以心境低落、思维迟缓和意志活动减退（三低症状）为主要症状，且有强烈自杀倾向。多种因素参与了其发病过程，如生物、心理、社会环境等。治疗抑郁症有药物治疗、电休克疗法、光疗法、运动疗法和心理疗法等，其中药物治疗是中度以上抑郁发作的主要治疗措施。

（二）抑郁症的分类

①按病因分为反应性抑郁症（外因引起）和内源性抑郁症（无明显外因）；②按发作类型分为单相型抑郁症和双相型躁狂-抑郁症；③按发病年龄分为更年期抑郁症和老年性抑郁症。

（三）抗抑郁药物

目前临床上使用的药物均是基于单胺假说动物模型，按作用机制可分为：①非选择性单胺再摄取抑制药（亦称作三环类抗抑郁药，tricyclic antidepressant，TCA）：对于去甲肾上腺素（norepinephrine，NE）、5-HT 再摄取抑制作用无选择性。②选择性 NE 再摄取抑制药（亦称作四环类抗抑郁药）：可选择性抑制 NE 再摄取，对 5-HT 再摄取无作用，是第二代的抗抑郁药物。③选择性 5-HT 再摄取抑制药（selective serotonin reuptake inhibitor，SSRI）：可选择性抑制 5-HT 再摄取，也属于第二代抗抑郁药物。④单胺氧化酶抑制药（monoamine oxidase inhibitor，MAOI）：单胺氧化酶（monoamine oxidase，MAO）是一种可催化单胺类物质氧化脱氨的酶，参与 NE 和 5-HT 的代谢。此类药物通过抑制 MAO 功能提高神经系统中 NE 和 5-HT 的浓度，发挥抗抑郁作用，是最早发现的非环类抗抑郁药。⑤NE 受体拮抗药：可通过作用于中枢神经突触前膜的 α2 受体，发挥抗抑郁作用。⑥其他：选择性 5-HT 及 NE 再摄取抑制剂（selective serotonin and norepinephrine reuptake inhibitor，SNRI）、NE 及 DA 再摄取抑制剂等。

二、5-羟色胺综合征概述

（一）5-羟色胺综合征

5-HT 是一种中枢神经系统的神经递质，参与调节睡眠、情感活动、体温、呕吐等，另外在周围神经系统中具有调节心血管系统和胃肠道平滑肌的作用。SS 是由药物或药物相互作用引起 5-HT 在中枢和外周神经系统中蓄积，导致 5-HT 能神经元亢进，从而出现精神障碍、自主神经功能增强和神经肌肉功能异常等严重的、危及生命的毒性反应。

在抗抑郁药分类中，三环类、SSRI 类、MAOI 类、SNRI 类以及 5-HT 受体激动药等能够增加 5-HT 功能的药物均能不同程度地引发 SS，大多数病例在治疗剂量时已发生，抗抑郁药的超剂量使用、药物联用等无疑会增加 SS 的发生概率和严重程度。常见的联合应用易导致中枢和周围神经系统中 5-HT 堆积的药物及对应作用强度总结如表 2-2-1 所示。

诱发 SS 的抗抑郁药类别总结如下。

（1）三环类抗抑郁药：氯米帕明、阿米替林、丙米嗪、多塞平及其他三环类抗抑郁药。

（2）SSRI 类抗抑郁药：氟伏沙明、氟西汀、舍曲林、帕罗西汀、西酞普兰。

（3）MAOI 类抗抑郁药：苯乙肼、吗氯贝胺、氯吉兰、异卡波肼。

（4）其他抗抑郁药：曲唑酮、奈法唑酮、文拉法辛。

上述药物中，氯米帕明、氟伏沙明、舍曲林、吗氯贝胺单药即可引发 SS。

表 2-2-1　抗抑郁药引发 5-羟色胺综合征的强度总结

作用强度	药物
强效类	阿米替林，西酞普兰，氯米帕明，氟西汀，氟伏沙明，丙米嗪，异卡波肼，5-羟色氨酸，吗氯贝胺，苯乙肼，舍曲林，反苯环丙胺，帕罗西汀
中效类	苯丙胺，地昔帕明，多塞平，米氮平，奈法唑酮，曲唑酮，去甲替林，圣·约翰草

（二）5-羟色胺综合征的临床表现

SS 的临床表现主要分为三种：精神障碍、自主神经功能异常亢进和神经肌肉功能异常（即锥体外系体征）。但所有的症状并非同时发生，SS 症状较轻的患者进展较为缓慢且仅表现出轻微的心慌、容易激动等。

精神障碍：又称作认知和行为的改变，患者会不同程度地出现精神紊乱、激越、昏迷、焦虑、轻狂躁、嗜睡、抽搐、失眠、幻觉、眩晕。

自主神经功能异常：表现为高热、出汗、窦性心动过速、高血压、呼吸增快、瞳孔扩大、皮肤潮红、低血压、腹泻、腹绞痛、流涎。

神经肌肉功能异常：表现为肌阵挛、反射亢进、肌强直、震颤、功能亢进、共济失调、巴宾斯基征、眼球震颤、磨牙、角弓反张、牙关紧闭。

（三）5-羟色胺综合征临床诊断标准

案例 2-2-1

患者，女性，28 岁，身高 165 cm，体重 46 kg，因发热于 2022 年 3 月 5 日入住本院，表现为表情呆滞、幻视、高热、大汗淋漓、颈项强直、四肢僵直、下肢阵发性痉挛、肌张力显著增高，血压 122/82 mmHg，心率 125 次/分。辅助检查：脑部 CT 均未见异常，脑电图出现广泛中度异常，传染病、肿瘤指标、甲状腺功能 8 项也未见异常，体温高达 40℃。初步诊断为中枢神经系统感染，入院第 2 天遵医嘱服用阿昔洛韦抗病毒，甲泼尼龙治疗神经系统炎症合并物理降温护理，体温仅下降至 38.5℃，其余症状无好转。追问病史，患者 2 个月前诊断为抑郁症，在当地医院就诊后服用帕罗西汀 20 mg/d，服用 1 个月后未见起效，自行购买氟西汀 20 mg 与帕罗西汀 20 mg 共服 7 天，出现高热不退。诊断为 5-羟色胺综合征。

请思考以下问题：

如何判断患者出现 5-羟色胺综合征？

目前 Dunkley 等提出的 SS 诊断标准分为两项：一是 5 周内服用过 5-HT 能药物；二是至少出现以下症状中的 1 项：①震颤、反射亢进；②自发性阵挛；③肌肉僵直，体温 >38℃，眼震或诱导出现阵挛；④眼震、易激惹或出汗；⑤诱导阵挛、易激惹或出汗。同时满足以上两项可诊断为 SS。医师诊断应经鉴别并排除由感染、代谢、药物滥用及撤药反应等引起的类似症状，如抗胆碱能药物或毒物中毒、拟交感能综合征、抗精神病药恶性综合征、恶性高热等。

SS 诊断按照症状的严重程度可分为：①轻度，表现为心动过速、出汗、瞳孔扩大、肌阵挛、腱反射亢进、震颤；②中度，表现为心动过速、血压升高、高热（体温高达 40℃）、出汗、易激惹、瞳孔扩大、水平眼震、反射亢进、阵挛（下肢表现尤为显著）、肠鸣音亢进；③重度，表现为严重的血压升高、心动过速（可致休克）、高热（体温 >41.1℃）、谵妄、肌强直、肌张力增高，并可能出现横纹肌溶解症、癫痫性发作、代谢性酸中毒、肾衰竭等严重并发症。

案例 2-2-1 解析

首先，患者有明确 5-HT 能药物服用记录：患者在院外服用帕罗西汀 20 mg/d，服用 1 个月后未见起效，自行购买氟西汀 20 mg 与帕罗西汀 20 mg 联合用药 7 天，氟西汀与帕罗西汀均属于选择性 5-HT 再摄取抑制剂，且帕罗西汀为强效、高选择性 5-HT 再摄取抑制剂，两种同类型 5-HT 能药物同时服用易导致 5-HT 堆积，功能亢进。

其次，患者症状与 5-羟色胺综合征相符：患者入院出现表情呆滞、幻视、高热、大汗淋漓、颈项强直、四肢僵直、下肢阵发性痉挛、肌张力显著增高，血压 122/82 mmHg，心率 125 次/分。且体温骤升至 40℃，即符合 5-羟色胺综合征的 1 种以上症状。

综上所述，可判断患者入院出现的症状为 5-羟色胺综合征。

三、5-羟色胺综合征的治疗与预防

（一）5-羟色胺综合征的治疗

SS 的临床治疗包括停药、密切观察并控制激越行为、给予 5-HT 拮抗剂、针对症状的支持治疗。具体如下：

停药：停用所有的 5-HT 能药物以及所有潜在或间接地增强 5-HT 神经元功能的药物。

拮抗剂：5-HT 拮抗剂中赛庚啶、氯丙嗪、苯二氮䓬类、美西麦角被认为对 SS 具有较好的治疗效果。其中赛庚啶疗效最佳，是临床常用药物，起始剂量为 4～8 mg，口服，若效果不明显，2 小时内可重复使用，当服用总量达 16 mg 后若有效，可在 48 小时内每 6 小时 4 mg 持续治疗防止复发。若症状仍未缓解，则停药。

对症支持治疗：①高热症状：当体温 >40℃ 时，给予硝苯呋海因治疗，或积极选用物理降温。注意禁用人工冬眠合剂，因合剂中含有 5-HT 能药物哌替啶；②精神障碍症状：苯二氮䓬类药物，如地西泮，缓解激越症状效果显著，同时有利于缓解肌张力升高，防止体温继续升高；③血压升高伴心动过速症状：可使用短效艾司洛尔或硝普钠等进行控制；④神经肌肉功能异常症状：地西泮可有效缓解肌张力增高现象，患者出现此种症状时需密切监测有无横纹肌溶解和酸中毒，便于及时预防与治疗。其他多种症状如肝脏损害、肾功能受损、电解质紊乱等均应合理对症治疗，切忌使用直接或间接 5-HT 能药物。

（二）5-羟色胺综合征预防措施

抗抑郁药引发的 SS 与药物剂量、不规范换药、危险药物的联合应用等密切相关，因此在诊治临床患者时，应严格遵循药物使用方式，具体预防措施如下所述。

（1）药物剂量：严格遵循抗抑郁药在临床应用中由小剂量开始逐渐加量的治疗策略，即尽可能使用最小的有效剂量，减少不良反应发生概率，增加患者依从性，提高生活质量。

（2）换药：此类药物具有起效缓慢特征，一般 4~6 周见效，因此应充分评估治疗效果及药物代谢情况后再换药。换药一般应采用清洗后换药、加药后再减药、交叉换药、直接换药等方式，值得注意的是 MAOI 最易与其他药物相互作用而引发 SS，且其药物作用可持续 2~3 周，因此应重点监控患者用药情况。

（3）联合用药：临床中应尽可能使用单药治疗，仅在十分必要时联合用药。联合用药应将潜在的危险药物考虑在内，如利奈唑胺、异烟肼、呋喃唑酮等具有潜在刺激 5-HT 功能亢进的药物。

思 考 题

1. 5-羟色胺综合征的临床表现包括哪些？
2. 5-羟色胺综合征的治疗方法有哪些？

（胡　敏　王婉玉）

第三节　抗精神病药引发的恶性综合征

抗精神病药引发的恶性综合征——神经阻滞剂恶性综合征（neuroleptic malignant syndrome，NMS），是一种很少见但存在致命风险的药物不良反应，所有年龄均有可能发病。临床治疗中往往因诊断不及时、误诊或处理方法不当导致患者出现更加严重的并发症、永久性认知障碍，甚至死亡等严重后果。因此，熟悉并掌握抗精神病药物使用原则和 NMS 的发病机制、临床表现、诊断标准、治疗策略及预防措施十分重要。

一、精神病性障碍简介

（一）精神病性障碍

精神病性障碍（psychotic disorder）或称精神病，多以幻觉、妄想、思维和行为与现实相脱离为突出表现。常见的精神病性障碍有精神分裂症、急性短暂性精神病性障碍和妄想性障碍等。此类疾病的治疗仍以药物治疗为主，其他还有心理治疗、物理治疗、康复治疗等。

（二）抗精神病药

抗精神病药是主要用于治疗精神分裂症及其他精神病性障碍的一类药物。按照药物的药理作用可分为：①典型抗精神病药（typical antipsychotics）：是传统的第一代抗精神病药，主要通过阻断中枢多巴胺 D_2 受体发挥效应，对阳性症状治疗效果佳，对阴性症状效果较弱，但副作用较多，目前临床较少用，代表药为氯丙嗪；②非典型抗精神病药（atypical antipsychotics）：属于第二代抗精神病药，此类药物既可阻断中枢多巴胺的 D_2 受体，又可阻断 5-羟色胺2A（$5-HT_{2A}$）受体，对阳性和阴性症状均有较好的治疗效果，代表药为氯氮平。两类抗精神病药总结如下：

（1）典型抗精神病药：氯丙嗪、氟哌啶醇、奋乃静、舒必利、硫利达嗪、五氟利多。

（2）非典型抗精神病药：① 5-羟色胺和多巴胺受体拮抗剂：利培酮、帕利哌酮、齐拉西酮、鲁拉西酮；②多受体作用药：氯氮平、奥氮平、喹硫平；③选择性 D_2/D_3 受体拮抗剂：氨磺必利；

④ D_2、5-羟色胺 1A（5-HT_{1A}）受体部分激动剂和 5-HT_{2A} 受体拮抗剂：阿立哌唑、哌罗匹隆。

二、抗精神病药恶性综合征概述

案例 2-3-1

患者，男性，28 岁，2 年前诊断为精神分裂症，服用氯丙嗪和氟哌啶醇等药物治疗，病情得到明显好转，6 个月前自行停药。15 天前症状复发入住某医院的精神科病区，服用氯丙嗪 150 mg/d，肌内注射氟哌啶醇 10 mg/d，治疗第 10 天出现食欲下降、肢体肌张力升高，第 11 天出现高热（达 40℃）、尿失禁、呕吐、大汗、浅昏迷。实验室检查显示：血红蛋白 92 g/L，白细胞 $19.7×10^9$/L，大便隐血，尿常规正常，血糖正常，血清谷丙转氨酶、谷草转氨酶、乳酸脱氢酶均比正常水平高，肌酸激酶显著升高（445 U/L），颅内 CT 检查正常，心电图显示窦性心动过速。

请思考以下问题：

请问患者出现上述症状最可能的诊断是什么？为什么？

（一）定义

神经阻滞剂恶性综合征（neuroleptic malignant syndrome，NMS）是抗精神病药引发的少见但严重的不良反应，主要表现为高热、肌强直、意识不清、自主神经功能紊乱等。几乎所有的抗精神病药均可能引起 NMS，其中应用典型抗精神病药发生概率较大，如氟哌啶醇。

（二）发病机制

NMS 的发病机制尚不清楚，目前存在以下假说：①黑质-纹状体通路：抗精神病药阻断黑质-纹状体通路上的 D_2 受体，引起严重的锥体外系反应，包括运动不能性缄默、肌强直和吞咽困难。当骨骼肌持续强直时，升高肌酸激酶，破坏肌细胞，肌红蛋白游出，引起伴肌红蛋白尿的肾功能减退，肌红蛋白可堵塞肾小管，引起急性肾衰竭。②下丘脑-脊髓交感通路：抗精神病药阻断下丘脑体温中枢的受体→产热和高热，阻断下丘脑-脊髓交感通路上的 D_2 受体，引起交感神经节前神经元脱抑制性兴奋，表现为颤抖→产热-高热-大汗，高热时代谢增加，器官兴奋性增强，兴奋中枢引起意识障碍；兴奋心血管引起心率和血压升高；兴奋骨髓引起白细胞释放；脱水可降血压，引起循环衰竭、呼吸困难和死亡，残亡率高达 20%～30%。③抗精神病药可能通过阻断外周的肾上腺素能和胆碱能受体，影响自主神经功能失调。

案例 2-3-1 解析

患者出现上述症状最可能的诊断为 NMS。原因分析：① NMS 是抗精神病药引发的较为少见的不良反应，但十分严重，致死率高。患者患有精神病史 2 年，症状改善自行停药后复发，入院继续使用氯丙嗪 150 mg/d 并肌内注射氟哌啶醇 10 mg/d，氯丙嗪和氟哌啶醇属于典型抗精神病药，尤其是氟哌啶醇属于高效价多巴胺受体拮抗药，引发 NMS 概率较大。②患者第 10、11 天出现症状和实验室检查结果十分符合 NMS 临床表现。综上，可以诊断为 NMS。

（三）临床表现

通常患者在使用抗精神病药治疗 1～2 周内出现 NMS，也可能出现在刚开始使用一种新的抗精神病药或增加原药物的使用剂量时，大多数患者发生在 1 周内，少见超过 30 天出现 NMS 的患者。

NMS 的临床表现主要集中在高热、意识模糊、锥体外系紊乱（肌强直、震颤、吞咽困难等）、自主神经功能紊乱（多汗、心率加速、呼吸加快、血压升高、流涎等），另外也会出现横纹肌溶解、血清肌酸激酶（CK）升高、尿失禁、白细胞增高、血和尿肌红蛋白升高等。

（四）临床诊断标准

1. 诊断标准 目前 NMS 有四种常见的诊断标准，分别是 Levenson（1985 年）标准、Adityanjee（1988 年）标准、《美国精神疾病诊断手册》第 4 版的标准（DSM-Ⅳ）和第 5 版的标准（DSM-Ⅴ）。

DSM-Ⅴ 诊断标准目前是临床判断 NMS 的常用标准，包括临床表现和实验室检测。临床表现：①高热；②肌强直；③精神状态改变（如意识模糊）；④自主神经紊乱，表现为多汗、血压不稳、呼吸加快、大小便失禁、面色发白、心率加快。实验室检测：①肌酸激酶大于上限值的 4 倍；②白细胞增多；③电解质紊乱。

但值得注意的是，并非所有的 NMS 都会出现高热、肌肉强直，部分轻症患者可能不满足上述的诊断标准，导致误诊为抗精神病药的副作用，因此临床医师和药师对于服用抗精神病药的患者需时刻警惕 NMS 的发生。

2. 鉴别诊断 诊断 NMS 时，应注意排除中枢神经系统感染、恶性高热、5-羟色胺综合征、碳酸锂中毒、外伤或服用如阿托伐他汀药物所致的横纹肌溶解、其他原因导致的精神改变等。

（1）中枢神经系统感染：由病毒引起的脑炎易与 NMS 混淆，但病毒性脑炎会出现病毒感染的前期症状，如癫痫发作、头痛以及脑脊液与神经影像学的改变。此外，也要注意区分不伴有惊厥的癫痫持续状态。

（2）5-羟色胺综合征（SS）：与 NMS 类似，均具有高热、血压升高、多汗等症状，但 SS 是由 5-HT 能药物诱发的。

（3）碳酸锂中毒：与 NMS 类似，均具有高热、多汗等症状。主要鉴别点是患者最近是否服用过锂盐，如果是急性锂中毒，应有复发性呕吐或粗震颤的中毒前驱症状，通常血锂浓度已达中毒水平。

（4）恶性高热：恶性高热是以高代谢为特征的遗传性疾病，患者使用麻醉药物后突然发作的一种症状，与 NMS 多数症状类似，但恶性高热易引起心电图变化和出现血红蛋白尿，且一般出现在手术室或复苏室，此外询问患者一般有术中恶性高热的家族史。

（5）其他：致命性肌紧张、中毒性高热、癫痫持续状态、其他疾病或用药导致的横纹肌溶解等。

3. NMS 的分级 Strawn 等根据体温、意识、肌强直程度、心率四种临床表现将 NMS 分为轻度、中度、重度，见表 2-3-1。

表 2-3-1　NMS 的分级

NMS 分级	体温	意识	肌强直	心率
轻度	≤38℃	模糊	轻度	≤100 次/分
中度	38~40℃	模糊	中度	100~120 次/分
重度	≥40℃	昏迷	重度	≥120 次/分

三、抗精神病药恶性综合征的治疗和预防

（一）抗精神病药恶性综合征的治疗

目前，临床治疗 NMS 的措施是：①停药：停止使用正在服用的抗精神病药，防止 NMS 恶性程度的进一步加重；②对症及支持治疗：如调节水电解质平衡和酸碱平衡、物理降温处理、抗生素预防感染、肌松药物缓解肌肉强直等；③对因治疗：使用多巴胺的激动剂，如金刚烷胺、溴隐亭，可加快逆转 NMS 的帕金森样症状，缩短恢复时间，降低死亡率。

（二）抗精神病药恶性综合征的预防

NMS 的致死率较高，熟悉其发病的危险因素、增加对 NMS 症状的认知、重视预防和及时治疗十分必要。

服用抗精神病药的患者中，约有 0.01%～0.02% 出现 NMS，其中男性比女性更容易发生，年轻患者比老年患者也更容易发生。如果使用长效抗精神病药，死亡率会达到 10%～20%，甚至更高。

恶性综合征的易感因素有：①第一代抗精神病药诱发 NMS 的概率明显大于第二代抗精神病药，大幅快速增减剂量、多种药物联用、注射用抗精神病药易诱发 NMS。②多巴胺能低下：原本多巴胺活性不足（如帕金森病）或缺铁（铁是酪氨酸羟化酶的辅酶，酪氨酸羟化酶是合成多巴胺的限速酶，缺铁会导致多巴胺合成不足），再用抗精神病药者易诱发 NMS。③机体状态：因激越、谵妄、对躯体约束的挣扎、环境温度高均可引起出汗，而出汗引起脱水，脱水、乙醇中毒、营养不良等因素都是 NMS 的易感因素。④其他：具有拮抗多巴胺 D_2 受体或其他影响多种神经递质作用的药物也可能引发 NMS，如甲氧氯普胺、锂剂。

因此，医师和药师在精神病患者用药过程中，应注意以下几点：①应密切注意服用抗精神病药的高风险人群，以及药物使用的剂量、种类、联合应用等危险因素，如对高龄患者，合并有体质弱者，增加体温监测、用药后询问的次数；②非精神科医师要注重 NMS 症状，掌握诊断的标准，便于早发现早治疗，降低致死率；③患者就诊时需认真询问患者的病史、用药史、病情、家族遗传病史等重要信息，为早期预防和鉴别 NMS 提供依据；④做好抗精神病患者用药指导，切忌自行换药、加药、停药等，尤其在治疗初期阶段，应从小剂量开始服用，并增加随访频次。

思　考　题

1. 抗精神病药恶性综合征（NMS）的临床表现包括哪些？
2. 抗精神病药恶性综合征（NMS）的治疗方法有哪些？

（胡　　敏　王婉玉）

第四节　抗精神病药引发的高血糖

精神疾病患者常常需要长期服用抗精神病药（antipsychotics，APS）。他们伴发糖尿病的比率大大超过普通人群，这引起了精神科医生的注意。国内上海精神卫生中心的资料显示，237 例精神病患者中，37 例伴有糖尿病，占 13.6%，同期上海 15 岁以上的普通人群中，糖尿病发生率为 9.17%。尽管各家报道的数据不一，但与普通人群相比，精神病患者中糖尿病的发生率相对较高。为改善临床结局，人们尝试了解 APS 导致高血糖的原因及防治的办法。

一、抗精神病药物引发糖尿病的临床表现与机制

与 APS 有关的葡萄糖调节功能异常包括诱发糖尿病，引起高血糖危象，加重原有的糖尿病及导致糖尿病酮症酸中毒（diabetic ketoacidosis，DKA）。APS 诱导糖代谢异常可能的机制主要包括：① APS 能抑制靶细胞的胰岛素信号转导通路，从而引起胰岛素抵抗；② APS 能导致肥胖，进而引起糖尿病；③ APS 能直接损伤胰岛 β 细胞，导致功能异常及凋亡。APS 引发糖尿病的机制复杂，目前尚未完全阐明，特别是 APS 对胰岛 β 细胞的损伤方面还处于初始研究阶段。针对各个通路的药物研究是重点方向。尽管已有学者取得了一些成果，但均为动物试验及小样本临床试验，尚需大样本的临床随机对照研究进一步确认。

案例 2-4-1

患者，女性，30 岁。因睡眠不好、幻觉、妄想、自语、胆怯惧怕及行为怪异，于 1996 年 5 月首次住院。入院体检无异常。血常规、尿常规、血液生化检验均正常，诊断为精神分裂症，服用奋乃静片治疗。于 1998 年 6 月底病情复发再次住院。入院体检及各项辅助检查均正常。因服奋乃静效果不佳，改用氯氮平片，每次服用 300 mg，中午及晚上各一次。三个月后病情好转。但患者出现严重便秘，于是又改用盐酸氯丙嗪片口服，每次服用 375 mg，中午及晚上各一次。服用后数月患者精神症状基本稳定，但出现越来越明显的口渴、多饮、多尿。于 1999 年 2 月 25 日检查血糖 14.8 mmol/L，尿糖（++++），经检查除外其他可能致血糖尿糖升高的疾病因素后，考虑患者血糖及尿糖的升高与服用氯丙嗪有关，于是将患者氯丙嗪的每日服用剂量减至 25 mg/片，共 14 片。同时进行饮食控制并且监测血糖及尿糖。在此期间患者未服用任何治疗糖尿病的药物。减少氯丙嗪服用量，控制饮食行之有效。曾试停用氯丙嗪观察，无奈患者不能配合。后期随访患者，精神症状基本稳定，空腹血糖控制在 7～8 mmol/L。

请思考以下问题：

该患者的血糖升高是否与氯丙嗪有关？

案例 2-4-1 解析

患者系年轻女性，既往体健。无糖尿病及其他家族遗传病史。服用氯丙嗪半年多后出现了明显的口渴、多饮及多尿。长期多次监测，控制饮食后，血糖接近正常范围。在排除其他可导致血糖升高的疾病基础上，提示服用盐酸氯丙嗪可能引发糖尿病。

二、引发高血糖的抗精神病药

文献报道，APS 的使用可导致许多潜在的代谢紊乱。这些代谢紊乱主要包括体重增加、高血糖和脂代谢紊乱。APS 的使用和 2 型糖尿病发展之间关联的证据多来自回顾性流行病学研究和药物上市后的监测。APS 诱导糖尿病的发病率，和有精神分裂症及其他精神障碍疾病患者本来的糖尿病发病率的识别，可能受到多种因素的干扰。例如，许多研究的数据都包括了正在接受 APS 治疗的精神分裂症患者，而在这个人群中确定使用 APS 治疗前糖尿病发病率的基线情况是非常困难的。下面分别介绍既往报道过引起糖代谢异常的抗精神病常用药物。

（一）氯丙嗪

氯丙嗪可用于精神分裂症、躁狂症或其他精神病性障碍的治疗。从 20 世纪 50 年代开始，就有数起个案报道了氯丙嗪能引起糖尿病，甚至有报道认为使用氯丙嗪后，糖尿病的发生率从 4.2% 升高到 17.2%。70 年代，有关氯丙嗪对健康志愿者和隐性糖尿病患者胰岛素和血糖影响的研究中，两组分别予以小剂量（50 mg、75 mg）氯丙嗪口服 7 天，或 50 mg 氯丙嗪静脉滴注（60 分钟内滴完）。结果，多次小剂量氯丙嗪口服对健康人及隐性糖尿病患者的糖耐量和葡萄糖刺激的胰岛反应未见明显影响，而一次大量滴入氯丙嗪可诱发高血糖，并抑制胰岛素分泌。

（二）氟哌啶醇

氟哌啶醇可用于治疗精神分裂症。迄今为止，尚无氟哌啶醇致糖尿病或酮症酸中毒的报道。林建荣等对服用氯氮平（89 例，氯氮平组）、服用氟哌啶醇（87 例，氟哌啶醇组）及服用氯丙嗪（83 例，氯丙嗪组）治疗的慢性精神分裂症患者于治疗前后的不同时间进行血糖、胰岛素、血脂及体重测定，氟哌啶醇组无明显变化。

（三）氯氮平

氯氮平适用于急性与慢性精神分裂症的各个亚型。近些年来，人们对氯氮平与糖尿病的关系比较关注，已有数十例有关氯氮平诱发糖尿病或酮症酸中毒的个案报道。Kovat 报道 1 例 34 岁的女性黑人在服用氯氮平后出现酮症酸中毒。宋惠芬等通过回顾性调查，发现服用氯氮平的 74 例患者中，糖尿病发病率为 12%；氯丙嗪和氟哌啶醇组 52 例，糖尿病发生率为 0。Henderson 等对 82 例服用氯氮平的精神分裂症患者进行了 5 年的随访，结果发现 36.6% 患者诊断了糖尿病。研究者认为长期使用氯氮平可使患者体重增加，血脂异常，增加了糖尿病的风险。

（四）奥氮平

奥氮平可用于治疗精神分裂症及中、重度躁狂发作。它可以导致血糖升高。Ramaswamy 等的研究评估了 1997 年 7 月至 2000 年 9 月期间接受非典型 APS 治疗的患者是否存在 DKA 中毒医院索赔的案例。在研究期间，首次使用利培酮的有 51 330 人，其中 31 例患者出现了 DKA。首次使用奥氮平有 51 302 人，其中 55 例患者出现 DKA。对于服用利培酮的患者，DKA 风险在前 90 天后趋于稳定；对于服用奥氮平的患者，DKA 风险持续增加，直至 360 天（研究持续时间）。

（五）喹硫平

喹硫平用于治疗精神分裂症和治疗双相情感障碍的躁狂发作。王云红使用喹硫平治疗 70 例老年精神分裂症患者，在治疗 42 天后，所有患者的血糖、甘油三酯、总胆固醇与治疗前有显著性差异（$p < 0.05$）。诱发糖尿病的个案较少。Sobel 报道 1 例情感性精神病患者加用喹硫平后 1 个月出现 DKA，用胰岛素治疗，在停用喹硫平后胰岛素用量即减少，5 个月后可以停用胰岛素。

（六）利培酮

有关利培酮的个案不多。黄有严报道了某 37 岁女性患者既往血糖正常，因精神分裂症服用利培酮（每日最高剂量 3 mg），出现口干、多饮、多尿及乏力。2 日检查空腹血糖分别为 6.9 mmol/L 及 8.1 mmol/L。

APS 的使用需要在缓解精神病症状的益处和令人不安的风险之间进行艰难的权衡。较新的第二代 APS，尤其是氯氮平和奥氮平，通常会引起更多与代谢综合征有关的问题，如肥胖和 2 型糖尿病。此外，较老的第一代 APS 更有可能与运动障碍相关，但这主要指能与多巴胺神经受体紧密结合的药物，如氟哌啶醇，而与受体弱结合的药物，如氯丙嗪，则不太适用。

不同药物导致糖尿病的风险存在差异，第二代 APS 的风险高于第一代 APS。

三、抗精神病药物引发的高血糖的治疗

（一）病情评估

APS 可导致广泛的血糖异常，从轻度胰岛素抵抗到 DKA，以及既往糖尿病患者血糖控制恶化。

对疑似 APS 引发的血糖升高患者需要立即评估，参考世界卫生组织 1999 年标准，评判患者是空腹血糖受损、糖耐量受损还是糖尿病。

（二）根据风险-效益，调整治疗方案

由于精神病性障碍治疗的特殊性，对于疑似引起糖代谢异常是否调整 APS 应由医生决定。

（三）降糖治疗

对于出现糖尿病的患者需要向患者或家属介绍病情，以使其更好地配合后续的诊疗工作，并进行糖尿病综合治疗，主要工作包括五个方面，即糖尿病教育、医学营养治疗、运动治疗、药物治疗和血糖监测。当饮食和运动不能使血糖控制达标时，应及时采用包括口服药治疗在内的药物治疗。

四、抗精神病药物致高血糖的防范

精神分裂症患者在接受抗精神病治疗时引发血糖升高，甚至糖尿病，已引起广泛关注。上述

疾病可极大地加剧治疗的风险及经济负担。从预防的角度出发，对其早期识别和有效监控是非常重要的。

（一）了解患者的危险因素

在未使用 APS 前了解患者是否存在危险因素，如糖尿病家族史、年龄、种族、生活方式、肥胖相关的疾病，对体重、血糖（空腹血糖）、糖化血红蛋白、血脂及血压进行检测及评估。精神分裂症本身就是糖尿病的一个危险因素。某些对照研究显示，患者在接受抗精神病药治疗之前，糖代谢异常率已高于正常人。

（二）识别血糖异常的症状

在开始使用 APS 治疗时，应告知患者定期检测血生化及糖化血红蛋白。告知患者若出现上述检查结果异常或出现排尿增多（多尿）、口渴（多饮）、异常饥饿（多食）、恶心及乏力等症状时要及时就诊，以防严重不良反应的发生。

（三）若已发生血糖升高或糖尿病，则应及时治疗

因精神疾病治疗的需要，部分患者服用 APS 后出现血糖升高或糖尿病。由主诊医师考虑是否继续使用原方案，并进行降糖治疗。应教育患者不要擅自停药或换药，以防病情恶化。

思 考 题

1. 哪些抗精神病药可引起血糖异常？
2. 如何对使用抗精神病药物的患者进行用药教育？

（纪立伟）

第五节　苯二氮䓬类药物的撤药反应

随着社会和经济的发展，人们的生活、学习和工作压力逐渐加大，失眠及焦虑的发病率也慢慢增高。据调查，我国失眠患者占普通人群的 43.4% 左右。对失眠或焦虑的患者进行早期干预和治疗是有益的。慢性失眠或焦虑的患者常常需要长期服用药物。苯二氮䓬类药物（benzodiazepine，BZD）在缓解和治疗情绪焦虑、过激反应、失眠等疾病方面发挥着重要作用，并且也是目前治疗失眠药物中应用范围最广、使用时间最长的一类药物。该类药物短期用于镇静、催眠、抗焦虑是快速、有效和相对安全的，长期、广泛应用可致药物的耐受性和依赖性，撤药不当会引起撤药反应。撤药反应是指长期使用某种药物，机体对药物产生了适应性，一旦停药或减量过快使机体调节功能失调，从而导致的功能紊乱，病情或症状反跳、回升，疾病加重等现象。2021 年，美国食品药品监督管理局（FDA）提出，持续使用苯二氮䓬类药物可导致临床显著的生理依赖性。为了加强医务人员对应用苯二氮类药物撤药反应的理解，本节对相关内容进行详细介绍。

一、苯二氮䓬类药物撤药反应的临床表现

黄丽婷等利用美国食品药品监督管理局不良事件报告系统（FAERS）数据库 2004 年 3 月 1 日至 2020 年 9 月 30 日的数据，挖掘与使用 BZD 相关的潜在不良事件的信号进行筛选分析。研究者发现与阿普唑仑、氯巴占、氯硝西泮、二钾氯氮、地西泮、艾司唑仑、氟西泮、劳拉西泮、奥沙西泮、夸西泮、替马西泮、三唑仑相关的居前十位的事件大多已在 FDA 或我国的药品说明书中载明。上述药物需要重点关注的信号依次是情绪异常、妊娠过程中胎儿暴露、病情恶化、异常行为、情绪异常、跌倒、乏力、谵妄、血清素综合征、故意的自我损伤、意识状态改变、低血糖、发热、意识丧失及体重降低。

相关研究结果显示，BZD 对入睡困难、易醒早醒有较为显著的疗效，可增加患者的睡眠时间，但持续使用 BZD 超过 2 个月产生依赖的风险会加大。使用常规剂量的 BZD 治疗停药时，最常见的撤药反应类型是出现短期的焦虑或失眠症状，一般在停药的 1～4 天发生，具体出现时间取决于所用药物的半衰期（$T_{1/2}$）。第二种类型是完全戒断综合征，通常持续 10～14 天。第三种类型是焦虑症状的复发，一直持续到开始新的治疗为止。撤药反应可能包括以下任何症状和体征：震颤、焦虑、知觉障碍、情绪不良、精神病性症状、癫痫发作或自主神经紊乱。

撤药反应的出现及发生时间与以下因素有关：所用药物的药理学特性、剂量、使用时长、减量至停药的时间。一般来说，较大剂量 BZD 使用较长一段时间，可增加出现撤药反应的风险。但尚不确定具体使用多少剂量或服用多长时间会增加耐受患者发生戒断的风险。

撤药反应的发作可因所用 BZD 的 $T_{1/2}$ 而异。长 $T_{1/2}$ BZD 使用者的撤药反应症状可能会延迟至撤药 3 周后才出现，而短 $T_{1/2}$ BZD 使用者的症状可在停药 24～48 小时后出现。

二、引发撤药反应的苯二氮䓬类药物

有研究阐述了此类药物产生撤药反应的机制：BZD 激动 α_4 受体作用不明显，故通常不引起 γ-氨基丁酸 A（gamma-aminobutyric acid A，$GABA_A$）受体功能向下调节。只有在长期大量服用 BZD 时，$GABA_A$ 受体才会向下调节。当 BZD 快速停药时，会引起反跳和撤药反应。下面分别介绍既往报道过引起撤药反应的 BZD。

（一）地西泮

地西泮主要用于抗焦虑、镇静催眠，还可以用于抗癫痫和抗惊厥。它的 $T_{1/2}$ 为 20～70 小时，长期用药有蓄积作用，停药后消除较慢。王志民在研究中观察了长期使用地西泮的撤药症状。观察组患者采用地西泮治疗，对照组患者采用非苯二氮䓬类药物（右佐匹克隆）治疗。两组均持续治疗 6 个月的时间。观察组患者的撤药症状有失眠（占 76.67%）、烦躁（93.33%）、内感性不适（66.67%）、胃肠道反应（63.33%）、谵妄发生率（40.00%）、癫痫（26.67%），发生率均高于对照组，组间差异有统计学意义（$P<0.05$）。

（二）氯硝西泮

氯硝西泮主要用于控制各型癫痫，尤其适用于失神发作、肌阵挛性、运动不能性发作等。$T_{1/2}$ 为 26～49 小时。

案例 2-5-1

患者，男性，37 岁，有发作性濒死感，易发火 3 年，诊断为惊恐障碍。氯硝西泮中午服用 1 mg，晚上服用 2 mg；碳酸锂 0.25 g，3 次/天，维持近 2 年。2008 年 1 月 9 日病历记录已停止服用氯硝西泮数天，医生让他服用氯硝西泮片 0.5 mg，2 次/天，碳酸锂片 0.25 g，3 次/天。患者自述当晚走路手脚好像不是自己的，飘飘然，像在踩棉花，像在月球上飘（人格解体），一转身好像要晕倒（头晕），伴恶心、焦虑，持续 7 天无改善而复诊，再次服用氯硝西泮片中午服用 1 mg，晚上服用 2 mg。患者自述用药第 1 天转身就要晕倒的症状消失，第 2 天踩棉花感好转，第 3 天感觉正常。

请思考以下问题：

根据上述案例，考虑患者自述的症状与哪种药物关联性更强？

案例 2-5-1 解析

该患者虽然同时服用碳酸锂片 0.25 g，3 次/天，但碳酸锂剂量一直未变，人格解体、头晕和恶心等症状的出现和消失与碳酸锂片无时间关系，故这些症状与碳酸锂无关。患者近 2 年长期服用氯硝西泮片偏高剂量（3 mg/d），突然停药，数天后才出现上述症状。因为氯硝西泮片 $T_{1/2}$ 为 30～60 小时，故在几天以后才可能出现撤药症状。这些症状都是新发症状，且原焦虑并未发作，故判断为撤药症状。氯硝西泮片因属长 $T_{1/2}$ 药物，一般不易出现撤药反应，但因为该患者服药量偏高，持续服药时间长，又突然停药，才会出现撤药症状。医生让他服用氯硝西泮片的量为原剂量的 1/3，不能控制撤药症状，持续 7 天症状无改善，再服氯硝西泮片 3 mg/d 后，当天头晕好转，次日人格解体见效，3 日感觉恢复正常，支持诊断为氯硝西泮撤药综合征。

（三）阿普唑仑

阿普唑仑的 $T_{1/2}$ 一般为 12～15 小时，停药后血浆浓度下降较快，因而易产生撤药反应，且撤药反应较长 $T_{1/2}$ 的 BZD 如地西泮更明显和严重。临床表现为严重的焦虑、惊恐发作、烦躁、坐立不安、紧张感、心率加快、睡眠障碍等。个别患者出现人格解体和知觉障碍，如肢体分解感、眼球突出感、声音变得遥远感等。此外，尚有撤药导致谵妄、癫痫发作、偏执症状及腹痛的报道。

（四）三唑仑

三唑仑属于 BZD，较其他镇静催眠药安全，但易成瘾。不良反应以头晕、头痛、困倦多见，恶心、头昏、眼花、语言模糊、动作失调则较少。逆行性遗忘较其他 BZD 更易发生。有报道连续应用本药 10 天后白昼焦虑增多的病例。如发生这种现象应换药。突然停用该药可能发生撤药反应，多数患者为长期单次夜间服用该药后发生。

三、苯二氮䓬类药物引起撤药反应的治疗

（一）病情评估

长期或大剂量使用 BZD 的患者可导致治疗失眠或抑郁的作用减弱。过快减量或停用，部分患者可能出现撤药反应，有时可危及生命，因此必须快速识别，需要判断患者相关症状的诱因及严重程度并治疗。

（二）根据风险-效益，调整治疗方案

由于抗失眠及抗焦虑治疗具有特殊性，对于疑似引起撤药反应的药物是否调整应由医生决定。可用长 $T_{1/2}$ 的 BZD 替换同类短 $T_{1/2}$ 的药物以减轻撤药时的反应。有研究介绍，治疗 BZD 撤药反应的方法为静脉给予地西泮等 $T_{1/2}$ 长的药物，逐步调整剂量至起效。治疗目标是消除不良临床症状而不引起过度镇静和呼吸抑制。症状得到控制后即应在数月期间逐渐减少 BZD 剂量直至停用。扎来普隆的 $T_{1/2}$ 大约有 1 小时。长期服用反跳和撤药症状也不明显，可以尝试进行 BZD 的替换。

四、苯二氮䓬类药物引起撤药反应的防范

防范 BZD 引起撤药反应的具体方法如下：撤药时，须注意撤药的速度和药物的替换。①缓慢撤药优于快速撤药，主要采用逐渐减少剂量的办法，持续时间 6～8 周，甚至更长。②对于已经长期或大剂量使用 BZD 的患者，需要制订其他药物替代的方案，并征得患者的同意。③对于长期或大剂量使用 BZD 的患者需要向患者或家属介绍潜在的风险，以使其更好地配合后续的诊疗工作。

思 考 题

1. 文献已报告哪些苯二氮䓬类药物可以引起撤药反应？

2. 如何对长期使用苯二氮䓬类药物的患者进行用药教育？

（纪立伟）

第三章　心血管系统药物典型不良反应案例与分析

学习要求

记忆：心血管系统药物典型不良反应案例涉及的相关药物及其不良反应的防范原则。

理解：心血管系统药物引起严重不良反应的发病机制。

运用：神经系统药物典型不良反应的识别及处理。

第一节　血管紧张素转换酶抑制剂引发的致畸作用

妊娠期高血压疾病包括妊娠期高血压、子痫前期、子痫、慢性高血压并发子痫前期和慢性高血压合并妊娠，发病率为5%～12%。孕妇服用血管紧张素转化酶抑制剂（ACEI）治疗妊娠期高血压疾病会导致先天性畸形、死胎和新生儿死亡。常见的胎儿畸形报告包括低血压、肾发育不良、无尿/少尿、少水、宫内发育迟缓、肺发育不良、动脉导管未闭和头骨不完全骨化。

一、血管紧张素转化酶抑制剂的作用机制

（一）血压调节机制

肾素-血管紧张素-醛固酮系统（RAAS）是主要的血压调节机制，通过增加身体保留的盐和水的量来增加血压（图3-1-1）。当机体出现如低血压等相关表现时，会触发肾小球旁细胞释放肾素，肾素可以激活血管紧张素原转变为血管紧张素Ⅰ。血管紧张素转化酶（ACE）存在于肺循环和许多血管的内皮中，可将血管紧张素Ⅰ（ATⅠ）转化为血管紧张素Ⅱ（ATⅡ）。

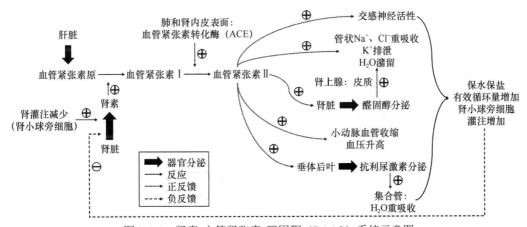

图 3-1-1　肾素-血管紧张素-醛固酮（RAAS）系统示意图

ACEI 通过阻断 ATⅠ 向 ATⅡ 的转化，从而降低小动脉阻力并增加静脉容量；降低心排出量、心脏指数、每搏功及容量；降低肾脏血管的阻力；并导致尿钠排泄增加。此外，通过负反馈，肾素在血液中的浓度增加，ATⅠ 增加，而 ATⅡ 和醛固酮减少，发挥保钾排钠的作用，减少血流量，从而降低血压。

（二）对胎儿产生不良影响的可能机制

1. ATⅡ 在胎儿的生长和发育中发挥直接作用，特别是胎儿肾脏。RAAS 抑制剂可能通过干扰

胎儿肾血流动力学发挥不良影响，如 ACEI 可以迅速降低 ATⅡ 水平，从而降低肾小球内压力并诱导肾小球滤过率下降，导致羊水过少，从而导致胎儿发育不全和骨骼畸形。

2. 实验证据表明，ATⅡ 可能参与子宫胎盘血流的调节，可能通过刺激血管扩张剂前列腺素的血管生成，导致胎儿生长受限。

3. 母体的高血压疾病也与胎儿/婴儿的不良事件有关。研究表明，慢性孕产妇高血压可能增加出生缺陷、低出生体重、早产、死产和新生儿死亡的风险，且与母体高血压的持续时间和严重程度相关。未经治疗的慢性高血压还可能增加不良孕产妇结局的风险，包括妊娠糖尿病、先兆子痫、分娩并发症、卒中和心肌梗死。

二、血管紧张素转化酶抑制剂的致畸作用

（一）妊娠分级

常用 ACEI 类药物的妊娠分级见表 3-1-1。

表 3-1-1　常见血管紧张素转化酶抑制剂的妊娠分级

血管紧张素转化酶抑制剂	妊娠等级	
卡托普利	C 级	可能有害
	D 级	孕妇慎用
依那普利	D 级	孕妇慎用
贝那普利	D 级	孕妇慎用
赖诺普利	C 级	可能有害
	D 级	孕妇慎用
雷米普利	C 级	可能有害
	D 级	孕妇慎用
福辛普利	C 级	可能有害
	D 级	孕妇慎用
西拉普利	暂无	
培哚普利	D 级	孕妇慎用
咪达普利	暂无	
群多普利	D 级	孕妇慎用
莫昔普利	D 级	孕妇慎用
喹那普利	C 级	可能有害
	D 级	孕妇慎用

C 级（可能有害）：动物繁殖性研究证明该药品对胎儿有毒副作用，但尚未对孕妇进行充分严格的对照研究，并且孕妇使用该药品的治疗获益可能胜于其潜在危害；或者，该药品尚未进行动物实验，也没有对孕妇进行充分严格的对照研究

D 级（孕妇慎用）：调查或市场经验等研究显示，该药品有危害人类胎儿的明确证据；但在某些情况（如孕妇存在严重的、危及生命的疾病，没有更安全的药物可供使用，或药物虽安全但使用无效），孕妇用药的获益大于危害

（二）不同妊娠时期的致畸作用

1. 妊娠早期　在妊娠前三个月内暴露于 ACEI 的影响尚未完全明确。最新的荟萃分析研究表明，将 6234 例在妊娠前三个月内暴露于 ACEI/ARB（血管紧张素 Ⅱ 受体阻滞剂）的妊娠期妇女与 4104 例暴露于其他口服抗高血压药物和 180 多万例未暴露药物的妊娠期妇女进行对比，结果显示：与未暴露药物对照组相比，暴露组严重先天畸形、心血管畸形的发生风险显著升高；而与暴露于其他口服抗高血压药物对照组相比，两组先天畸形的发生风险未显示出明显差异。

2. 妊娠中、晚期 在妊娠的中间三个月、最后三个月暴露于 ACEI 的影响最常与胎儿/新生儿肾功能受损相关。由于妊娠中、晚期羊水主要来自胎儿肾脏，若胎儿肾功能受损后可能会导致受孕期间羊水过少，以及分娩后无尿症和肾衰竭。羊水过少会增加脐带压迫的风险，也会导致胎儿肺部发育不良及肢体挛缩和骨骼发育变形。但很难进行评估，因为通常母体的疾病（如高血压、肾功能不全、心力衰竭等）也会与这些不良结果相关。2012 年的一项系统评价报道了 186 例在妊娠三个月后暴露于 ACEI/ARB 的妊娠期妇女中，9% 胎儿肺部发育不全、17% 胎儿存在肢体缺陷、29% 胎儿存在生长限制，且 ARB 引起胎儿不良结局的风险高于 ACEI。最近，一项根据欧洲数据库的研究报道了在 89 例暴露于 ACEI 和 101 例暴露于 ARB 的妊娠期妇女中，在 59 例出现不良结局的胎儿中有 11 例出现肺部发育不全，其中，8 例发生新生儿死亡。

（三）临床使用建议及患者教育

1. 在育龄女性中避免使用 ACEI，可使用合理的抗高血压替代药物如拉贝洛尔、硝苯地平等，这些药物对控制血压有效，且对胎儿更安全。

2. 当没有明确有效的替代药物（如预防蛋白尿或慢性肾脏疾病的进展）时，应向患者明确、详细说明 ACEI 相关胎儿毒性及有效避孕措施。

3. 如果继续服用 ACEI，受孕不是绝对禁忌的。对于继续使用 ACEI 受孕的患者来说，及早发现受孕对于尽量减少胚胎暴露很重要。如果月经延迟超过 2 天，患者应立即停止使用 ACEI，进行妊娠测试并及时就诊。ACEI 的突然停用不会导致反弹的高血压，鉴于月经周期长度的正常变化和月经周期不规则的频率，早孕的诊断具有不确定性，如果月经没有恢复，应在几天内重复进行妊娠测试。

4. 在整个妊娠期间（即孕早期、孕中期及孕晚期），都应避免使用 ACEI。

案例 3-1-1

孕妇，21 岁，孕 22+ 周，孕 1 产 0，无其他传染病及遗传病史。

用药史：患者高血压约 1 年，自测家庭血压 145/95 mmHg，自行口服卡托普利片 12.5 mg bid，血压控制良好，约 130/75 mmHg。服药约 8 个月后，确认妊娠，立即停药，后遵医嘱更换为盐酸拉贝洛尔片 100 mg bid po。

超声表现：胎心率 140 次/分，胎儿头部、脊柱、胸腔、腹腔未见明显异常。四肢：右前臂仅见一根长骨回声，右手形态异常，拇指未见显示。

超声结果提示：

1. 单胎妊娠。

2. 胎儿左前臂发育异常，考虑先天性桡骨缺如。

1 周后药物引产为一畸形女婴，右前臂发育异常，较左前臂明显缩短，右侧掌关节屈曲，右侧拇指缺如，诊断为右侧桡骨缺如。

请思考以下问题：

（1）卡托普利属于哪个妊娠分级，在临床上使用注意事项有什么？

（2）对于育龄期妇女使用 ACEI 如何进行患者教育？

案例 3-1-1 解析

（1）卡托普利属于 C/D 级妊娠分级，动物繁殖性研究证明该药品对胎儿有毒副作用，但尚未对孕妇进行充分严格的对照研究，并且孕妇使用该药品的治疗获益可能胜于其潜在危害。研究显示，该药品有危害人类胎儿的明确证据；但在某些情况（如孕妇存在严重的、危及生命的疾病，没有更安全的药物可供使用，或药物虽安全但使用无效），孕妇用药的获益大于危害。当发现妊娠时，应尽快停用卡托普利。

（2）在育龄期女性中避免使用 ACEI，使用合理的抗高血压替代药物如拉贝洛尔、硝苯地平等，这些药物对控制血压有效，且对胎儿更安全。如果继续服用 ACEI，受孕不是绝对禁忌的。对于继续使用 ACEI 怀孕的患者来说，及早发现怀孕对于尽量减少胚胎暴露很重要。如果月经延迟超过 2 天，患者应立即停止使用 ACEI，进行妊娠测试并及时就诊。ACEI 的突然停用不会导致反弹的高血压，鉴于月经周期长度的正常变化和月经周期不规则的频率，早孕的诊断具有不确定性，如果月经没有恢复，应在几天内重复进行妊娠测试。在整个妊娠期间（即孕早期、孕中期及孕晚期），都应避免使用 ACEI。

思 考 题

1. 卡托普利可能对胎儿的影响有哪些？
2. 备孕期妇女可选用什么药物替代 ACEI 来控制血压？

（冯 欣 张 伊 杜博冉）

第二节 他汀类药物引发的横纹肌溶解

他汀类药物是目前治疗心脑血管疾病的基础药物之一。他汀类药物不良反应主要发生在皮肤、胃肠道、神经系统、肝脏和肌肉等组织。他汀类药物相关性肌病（statin-associated muscle disease，SAMS）是使用他汀类药物一段时间后出现的轻重不一的肌肉不良反应。患者可有肌酸激酶（CK）升高、肌肉酸痛、肌无力、肌肉僵硬或肌痉挛等多种不同的临床表现，甚至引发横纹肌溶解（rhabdomyolysis，RM）。SAMS 早期识别停药后患者预后一般较好，如一旦发展成 RM，可出现肌红蛋白尿或急性肾衰竭，严重者甚至导致死亡。

一、横纹肌溶解概述

（一）定义

RM 是由于各种原因导致的横纹肌细胞破坏和溶解，细胞内物质如血肌红蛋白（MYO）、CK、电解质等大量释放入血，漏至细胞外液，导致严重内环境紊乱、急性肾功能损伤等组织器官功能损伤的临床综合征。他汀类药物所致的肌肉损害通常发生在用药后 8～25 周。

（二）流行病学

他汀类药物致死性 RM 发生率由高到低依次为西立伐他汀＞洛伐他汀＞辛伐他汀＞阿托伐他汀/普伐他汀＞氟伐他汀，致死性 RM 的总发生率为 0.1%～0.5%。

二、横纹肌溶解的临床表现及诊断

（一）临床表现

RM 典型的"三联征"：肌痛、乏力和深色尿。

1. 局部表现 肌肉无力是最常见的肌病症状，可单独出现，也可伴发肌肉疼痛或肌肉痉挛，症状多数发生在肢体近端肌肉，如大腿、背部、臀部、小腿的大肌群，表现呈对称性；而肌肉痉挛则不对称地影响手和脚的小肌肉群。但临床上有超过半数患者肌肉症状并不突出。

2. 全身表现 全身乏力、发热、心动过速、恶心、呕吐等。

3. 急性肾衰竭表现 患者常出现浓茶色尿（肌红蛋白尿），尿液的颜色深浅与坏死肌肉范围的大小、肾脏的滤过功能情况有关。严重患者可能出现急性肾损伤，临床症状上可表现为少尿、无尿、水肿，如果诊治不及时可能会导致肾功能最终无法恢复。

（二）辅助检查

1. 血清学检查　CK 是反映肌细胞损伤最敏感的指标，不仅用于诊断，还可以反映预后。CK>1000 U/L，提示肌肉损伤；CK>20 000 U/L，出现肌红蛋白尿。

2. 肌红蛋白　当大量肌肉组织被破坏时，血、尿肌红蛋白浓度明显升高，出现深红棕色的肌红蛋白尿，尿隐血试验阳性而镜检可无明显红细胞，尿沉渣检查可见棕色色素管型和肾小管上皮细胞。

3. 肾功能指标　RM 相关急性肾损伤（acute kidney injury，AKI）中肌酐（Cr）上升速度比其他类型 AKI 快；正常情况下血尿素氮与肌酐的比例约为 10:1，横纹肌溶解时会降至 6:1 或更低。

4. 肌电图　SAM 患者肌电图检查表现为肌源性损害，可出现肌强直电位，伴纤颤电位、正锐波，以及肌病的运动单位、动作电位等。

5. 肌活检　SAM 患者肌肉活检可见坏死性肌纤维伴或不伴炎症细胞浸润。

（三）诊断

RM 的诊断依据主要有：①三联征：肌痛、乏力、深色尿；②血清 CK 水平超过参考范围上限值 10 倍；③肌电图显示肌源性损伤；④肌肉活检提示非特异性炎症表现；⑤血液和尿液中 MYO 明显升高；⑥尿隐血试验阳性而镜下未见红细胞。符合①②项即可诊断为 RM。

三、他汀类药物致横纹肌溶解的发生机制和危险因素

他汀类药物致 RM 的发生机制包括影响辅酶 Q10 及线粒体功能、影响细胞膜、影响离子通道信号、影响酶的异戊烯化和糖基化等。相关危险因素包括年龄、性别、剂量因素、联合用药。同时器官功能不全、基因等遗传因素、特殊状态、饮食因素等亦有一定影响。

四、预防与治疗

（一）预防

1. 减少药物剂量或间隔给药　患者出现乏力、肌痛等轻微肌肉不适症状时应注意辨别是否为 SAMS 的征兆，可减少他汀类药物用量或间断给药。瑞舒伐他汀和阿托伐他汀因为具有半衰期较长的特点，可考虑隔日或每周 2 次给药。

2. 更改他汀药物种类或换用非他汀类降脂药　根据肝脏细胞色素 P450（CYP450）酶系代谢途径改换不同代谢途径的药物，如之前应用辛伐他汀、阿托伐他汀、洛伐他汀可改换氟伐他汀和瑞舒伐他汀。

3. 停药　若患者已经有肌病进展趋势，则应及时停用他汀类药物，同时监测血清 CK、Cr、MYO 水平，适当予以补液、利尿以预防 RM 发生。

（二）治疗

如怀疑患者已发生 RM，则最重要的治疗目标是避免并发 AKI。一旦确诊为药源性 RM，则应立即停药去除诱因及危险因素，给予充分液体复苏、碱化尿液、增加尿量，应用辅酶 Q10 及保肝治疗。如出现持续性少尿、Cr 持续升高，或并发心功能不全、严重电解质紊乱（难治性高钾血症）、酸中毒，则应及时进行间歇性血液透析治疗，甚至进行持续性肾脏替代治疗。少数患者需用糖皮质激素或静脉注射免疫球蛋白治疗。

1. 补液治疗　尽早、尽快补液是 RM 最重要的治疗。开始以等渗盐水为主，容量不足的患者可以 1 L/h 的速度输入，液体复苏后给予一定量低渗葡萄糖盐水，保持足够的尿量（300 ml/h）。同时可用适量碳酸氢钠碱化尿液，促进肌红蛋白和代谢废物从尿中排出，也可用少量甘露醇利尿并减轻受损肌肉的肿胀。

2. 纠正电解质紊乱

（1）高钾血症：①拮抗钾的毒性：葡萄糖酸钙静脉推注；②促进钾的转移：葡萄糖、胰岛素可促进钾转移到细胞内；③增加钾的排泄：阳离子交换树脂聚苯乙烯磺酸钠口服，利尿，如无尿应积极透析清除血钾；④减少钾的摄入：避免输陈旧血、减少饮食钾。

（2）低钙血症：一般不需特殊处理，除非出现低钙症状。

3. 血液净化治疗　是肾衰竭的首选替代治疗，可以清除肌红蛋白、炎症因子等有害物质，有助于机体内环境的稳定。

4. 并发症或合并症的防治　抗感染、营养支持、其他器官损害的对症治疗。

案例 3-2-1

患者，女性，73 岁，因Ⅲ度房室传导阻滞、脑梗死而入院治疗。

入院时查体：神志清楚，四肢肌力 5 级，四肢张力正常，腱反射（＋）。体温 36.4℃，脉搏 60 次/分，血压 160/70 mmHg，一般情况可。入院时辅助检查：低密度脂蛋白胆固醇（LDL-C）3.75 mmol/L，CK 63.0 U/L，肌酸激酶同工酶（CK-MB）6.0 U/L，Cr 71.0 μmol/L，肝功能等指标均正常。入院后给予阿司匹林 100 mg qd po、辛伐他汀 40 mg qn po、左氧氟沙星注射液 0.4 g qd iv.gtt、苯磺酸氨氯地平片 5 mg qd po 等药物以抗血小板、调血脂、抗感染及降压治疗。

入院第 4 天患者因恶性、心律失常给予盐酸胺碘酮注射液 150 mg 静脉推注治疗。术后第 10 天，入院第 15 天，患者诉双下肢无力，大腿内侧肌肉疼痛，尿量逐渐减少。入院第 23 天，患者突现茶红色小便，查尿常规示：尿白细胞（＋＋），尿隐血（＋＋＋），疑为尿路感染，给予左氧氟沙星 0.4 g qd iv.gtt 抗感染治疗。入院第 24 天神经内科会诊示双下肢近端肌力 3 级，远端 5 级，腱反射消失，当日实验室检查示 ALT 606 U/L，AST 771 U/L，CK 12 725 U/L，CK-MB 176 U/L，MYO＞1000 μg/L。诊断为辛伐他汀致横纹肌溶解，遂停用辛伐他汀。停药 7 日后患者疼痛症状改善，尿液为清亮淡黄色，复查肝功能示 ALT 39 U/L，AST 27 U/L，CK 150 U/L。

请思考以下问题：

（1）该患者他汀类药物致横纹肌溶解的诊断依据是什么？

（2）该患者合并了他汀类药物致横纹肌溶解的哪些危险因素？

案例 3-2-1 解析

（1）该患者在服用辛伐他汀 15 天后出现肌无力、肌痛和尿量减少等症状，服用辛伐他汀 23 天后出现茶红色小便、尿隐血试验阳性。服用辛伐他汀第 24 天辅助检查 CK 为 12 725 U/L（＞10 000 U/L），MYO＞1000 μg/L，肌电图检查示四肢近端肌见肌源性损害，均符合辛伐他汀导致横纹肌溶解的表现。

（2）本例为老年女性患者，且合并基础疾病较多，有高血压 3 级、脑梗死、2 型糖尿病等，这些都是增加他汀类药物导致横纹肌溶解的危险因素，同时患者入院后辛伐他汀与 CYP3A4 酶抑制剂胺碘酮合并用药，二者联合用药有可能影响辛伐他汀经 CYP3A4 的代谢，进一步导致横纹肌溶解。患者入院时生化检查 LDL-C 为 3.75 mmol/L，属于轻度升高，但由于患者还合并了糖尿病、脑梗死、高血压等心血管疾病，因此推荐起始剂量为 20～40 mg qn，该患者辛伐他汀起始剂量为 40 mg qn，剂量较高，横纹肌溶解发生风险随之升高。

思　考　题

1. 他汀类药物引起横纹肌溶解的症状有哪些？

2. 使用他汀类药物期间应注意什么？

3. 横纹肌溶解治疗原则有哪些？

（冯　欣　汪宇纾　杜博冉）

第三节　利尿剂引发的高尿酸血症

利尿剂是治疗高血压和心力衰竭的重要药物之一，也是引起继发性高尿酸血症的重要原因之一。在临床应用中，袢利尿剂或者噻嗪类利尿剂引起高尿酸血症相对常见，可能导致新发痛风或者引起已有痛风复发。

一、利尿剂引发高尿酸血症的机制及临床表现

利尿剂是导致继发性高尿酸血症最常见的药物之一，其通过直接作用和间接作用增加尿酸盐的重吸收，从而引起血尿酸增高。

> **案例 3-3-1**
>
> 患者，男性，57 岁，70 kg，既往高血压 5 年，最高血压 153/85 mmHg，长期口服复方阿米洛利片控制血压。现因"双下肢水肿、关节疼痛"加重入院治疗。
>
> 入院查体：体温 36.4℃，心率 70 次/分，血压 160/100 mmHg，颜面轻度水肿，双下肢中度凹陷性水肿。双脚第一跖趾关节皮温升高、肿胀、活动受限。辅助检查，血肌酐 97 μmol/L，尿素氮 5.5 mmol/L，尿酸 678 μmol/L，其余检查未见明显异常。
>
> 入院后停用复方阿米洛利片，改服氯沙坦片降压，服用非布司他片 40 mg qd po 降尿酸。治疗 4 天后复查尿酸 525 μmol/L，继续原方案治疗 4 天后复查尿酸 405 μmol/L，水肿减轻。
>
> 入院诊断：高血压、高尿酸血症、水肿待诊。
>
> **请思考以下问题：**
>
> 该患者尿酸升高的病因及其临床表现是什么？

（一）利尿剂引发高尿酸血症的机制

1. 利尿剂促进近曲小管对尿酸盐重吸收的直接作用　袢利尿剂和噻嗪类利尿剂抑制基底外侧有机阴离子转运蛋白 OAT1 和 OAT3，通过这些转运蛋白从血液侧进入近端肾小管细胞，与尿酸交换导致血清尿酸浓度升高。同时袢利尿剂和噻嗪类利尿剂可抑制多药耐药相关蛋白 4（MRP4）介导的尿酸转运，从而减少尿酸盐分泌入小管液，导致高尿酸血症。

此外，噻嗪类利尿剂上调近曲小管的 Na^+-H^+ 交换蛋白，刺激有机阴离子转运蛋白 OAT4 的活性，显著增加尿酸摄取。

2. 利尿剂引起血容量不足的间接作用　利尿剂造成血容量收缩也是诱发高尿酸血症的重要原因，具体机制尚不明确，可能是近曲小管钠和尿酸盐的重吸收之间存在平行关系。低血容量会一定程度增加近曲小管对钠的重吸收，提高 Na^+-H^+ 交换蛋白活性，增加尿酸盐和羟基的交换，从而增加尿酸盐的重吸收。

3. 利尿剂的其他作用　袢利尿剂和噻嗪类利尿剂可抑制人体电压驱动的药物外排转运蛋白 NPT4，NPT4 位于肾近端小管的顶侧并诱导尿酸分泌，从而增加血清尿酸水平。此外，呋塞米可诱导高乳酸血症，抑制尿酸在肾小管的排泄。

（二）利尿剂引发高尿酸血症的临床表现

利尿剂通常表现为无症状的高尿酸血症，仅血清尿酸检查结果异常。但持续的尿酸盐沉积可诱发痛风、尿酸盐肾病和肾结石，其中痛风是高尿酸血症最常见的并发症。袢利尿剂和噻嗪类利尿剂所引起的痛风临床表现与其他原因引起的痛风一致。

> **案例 3-3-1 解析**
>
> 该患者高压血 5 年期间长期口服复方阿米洛利片，该药每片含盐酸阿米洛利 2.5 mg、氢氯

噻嗪 25 mg，氢氯噻嗪可增加尿酸盐在肾小管的重吸收，常导致高尿酸血症。患者出现脚趾关节疼痛、肿胀等典型的痛风症状，尿酸高达 678 μmol/L，考虑为高尿酸血症引发的痛风。入院后停用复方阿米洛利片，予以非布司他降尿酸，治疗后尿酸显著降低，病情得到控制。

二、利尿剂引发高尿酸血症的治疗

案例 3-3-2

　　患者，女性，69 岁，55 kg，既往高血压 13 年，长期服用厄贝沙坦片 150 mg qd po、硝苯地平控释片 30 mg qd po，记忆力下降超过 2 年。近半个月血压高达 180/116 mmHg，头晕头痛加剧，出现双下肢水肿，因"多发性脑梗死、高血压 3 级很高危"入院治疗。

　　入院查体：体温 36.3℃，心率 76 次/分，呼吸 22 次/分，右上肢血压 183/111 mmHg，左上肢血压 181/109 mmHg，体重指数 22.58 kg/m²，下肢及踝部轻度凹陷性水肿。辅助检查，尿素氮 6.8 mmol/L，肌酐 132 μmol/L，尿酸 364 μmol/L，钾 3.55 mmol/L，血糖 6.0 mmol/L。其余检查未见明显异常。

　　入院后硝苯地平控释片加至 60 mg qd po，加服氢氯噻嗪片 150 mg bid po，1 周后血压降至 148/102 mmHg，尿酸升至 475.7 μmol/L，未使用降尿酸药物治疗。10 天后尿素氮 7.5 mmol/L，尿酸 682.5 μmol/L，B 超见尿酸盐结晶，给予非布司他 20 mg qd po、碳酸氢钠 1.0 g tid po，治疗 1 周后血尿酸降至 389.4 μmol/L，尿酸盐结晶消失，血压 130/90 mmHg 左右。

　　出院诊断：多发性脑梗死、高血压 3 级很高危、高尿酸血症。

　　请思考以下问题：

　　如何对利尿剂引发的高尿酸血症进行治疗？

（一）利尿剂引发高尿酸血症的治疗目标

　　利尿剂引发高尿酸血症的治疗目标与其他原因导致的高尿酸血症一致。无合并症的无症状高尿酸血症患者控制起始目标是 540 μmol/L，后期控制目标是 420 μmol/L。伴合并症的无症状高尿酸血症患者控制起始目标是 480 μmol/L，后期目标值是 360 μmol/L，伴合并症的痛风患者尿酸控制起始目标是 420 μmol/L，后期目标值是 300 μmol/L。

（二）利尿剂引发高尿酸血症的治疗

　　1. 无症状高尿酸血症　利尿剂引起血尿酸升高是由尿酸盐排泄率降低所致，其尿酸沉积于肾小管的风险并不高，因此通常不需要预防性使用降尿酸盐药物，建议观察随诊。但对于血尿酸水平≥540 μmol/L，或≥480 μmol/L 且出现合并症的患者给予药物治疗。

　　2. 引发痛风风险的高尿酸血症　对于有引发痛风风险的高尿酸血症，需评估者使用利尿剂的必要性，如可使用替代药物则可停用利尿剂，尿酸水平通常在停用利尿剂几个月后恢复正常。如必须使用利尿剂，用药期间须监测血尿酸水平，若尿酸持续升高必要时可联合降尿酸盐药物治疗，使用最低有效剂量维持血尿酸在目标水平以下，常用降尿酸药物包括别嘌醇或非布司他。

案例 3-3-2 解析

　　该案例中，入院初始加用氢氯噻嗪片进行降压治疗，1 周后尿酸升至 475.7 μmol/L，患者未使用降尿酸药物治疗并继续使用氢氯噻嗪片。入院 10 天后，尿酸持续升高至 682.5 μmol/L，B 超下见尿酸盐结晶，诊断为高尿酸血症。患者联合使用降尿酸药物非布司他，并加用碳酸氢钠碱化尿液。在降尿酸治疗 1 周后尿酸盐结晶消失，尿酸降至 389.4 μmol/L，基本达到降尿酸治疗的目标范围。

三、利尿剂引发高尿酸血症的防范

案例 3-3-3

患者，男性，64 岁，既往 2 型糖尿病 2 年，未治疗，父亲患有高血压。半年前体检血压 146/93 mmHg，未治疗。近日感觉头晕头痛，劳累后加重，血压 162/94 mmHg 伴双下肢水肿。经入院治疗后血压平稳，出院后口服氨氯地平 5 mg qd po 和氢氯噻嗪 25 mg bid po。近期血尿酸 525 μmol/L，空腹血糖 7.53 mmol/L。因"体检时发现血尿酸、血糖增高 2 天"就诊。

查体，血压 140/90 mmHg，心率 82 次/分，双下肢轻度凹陷性水肿。辅助检查，尿酸 546 μmol/L，糖化血红蛋白 7.5%，肾素血管紧张素测定（立位）：肾素 9500 ng/(L·h)，血管紧张素 Ⅱ 163 ng/L，醛固酮 147.8 ng/L。其余检查未见明显异常。

诊疗措施：立即停服该药物，给予氯沙坦钾氢氯噻嗪片（50 mg/12.5 mg）1 片 qd po 控制血压和改善水肿。14 天后复诊，血压 131/84 mmHg，血尿酸 415 μmol/L，空腹血糖 5.53 mmol/L，双下肢水肿改善。

诊断：高血压、2 型糖尿病、高尿酸血症。

请思考以下问题：

作为药师，应如何对患者进行用药教育？

（一）高血压患者的联合用药

高血压患者联合使用血管紧张素转化酶抑制剂（ACEI）或血管紧张素 Ⅱ 受体阻滞剂（ARB）可使利尿剂引起的血清尿酸盐浓度升高程度最小化。尽管氯沙坦在用药起始阶段会导致尿酸排泄有所增加，然而其引发尿酸性肾病和痛风的风险却极低，通常 7 日内尿酸便会达到新的稳定状态。氯沙坦可抑制肾脏尿酸盐阴离子交换蛋白，更可能有直接促尿酸排泄作用，而其他 ARB 无此作用。因此，联合氯沙坦能够有效控制血压以及降低血清尿酸升高的风险，并且最大限度地减少低钾血症和高脂血症等其他代谢影响。

（二）避免使用其他引起尿酸升高及影响尿酸排泄的药物

服用利尿剂后若已出现高尿酸血症，则应避免使用其他易引起尿酸升高的药物，如抗结核药物（吡嗪酰胺、乙胺丁醇）、阿司匹林、细胞毒性药、其他利尿剂、免疫抑制剂（他克莫司、环孢素）、果糖、乳酸、睾酮等。禁用或少用影响尿酸排泄的药物，如青霉素、四环素等。

（三）生活方式指导

控制至理想体重，可降低高尿酸血症的发生概率，具体措施包括高蛋白膳食、严格限制高嘌呤的饮食、减少油脂摄入、避免饮酒和含糖饮料及规律锻炼。每天保证 2500～3000 ml 的饮水量，并告知患者规律服药的重要性。

案例 3-3-3 解析

该患者改服氯沙坦钾氢氯噻嗪片后血压控制尚可，水肿改善，降压方案选择合理并有效避免了尿酸升高的不良反应，后续治疗可继续使用该方案，定期监测血压及尿酸。避免使用其他易引起尿酸升高或影响尿酸排泄的药物，注意生活方式。

思 考 题

1. 利尿剂引发高尿酸血症的具体机制是什么？
2. 易引起高尿酸血症的利尿剂有哪些？
3. 利尿剂引发高尿酸血症应如何治疗？

（杨　勇　何元媛）

第四章 消化系统药物典型不良反应案例与分析

学习要求

记忆：消化系统药物典型不良反应案例涉及的相关药物及其不良反应的防范原则。

理解：消化系统药物引起严重不良反应的发病机制。

运用：消化系统药物典型不良反应的识别及处理。

第一节 胃肠道药物引发的 Q-T 间期延长

长 Q-T 间期综合征（long Q-T syndrome，LQTS）是常见的心律失常之一，可导致尖端扭转型室性心动过速（torsade de pointes，TdP）。获得性 LQTS 通常由药物、电解质紊乱、心脏疾病或内分泌代谢异常等诱发。

一、致长 Q-T 间期综合征的胃肠道药物

西沙必利、多潘立酮、昂丹司琼等药物可延缓心脏复极，使心肌动作电位时间和有效不应期延长，引起 LQTS。

> **案例 4-1-1**
>
> 患者，女性，55 岁，以发作性头昏 2 周入院。
>
> 第 6 日诉反酸、嗳气，加用多潘立酮 10 mg tid。第 8 日出现胸闷、心悸，心电图示 Q-T 间期 480 毫秒，停用多潘立酮，第 11 日好转出院。
>
> **请思考以下问题：**
>
> 如何评价胸闷、心悸及心电图异常与多潘立酮的关系？

多潘立酮为选择性外周多巴胺 D_2 受体拮抗剂，欧洲药品管理部门和美国 FDA 已限制其应用。2016 年国家食品药品监督管理局修订该药说明书，日剂量超过 30 mg 和（或）伴有心脏病、接受化疗的肿瘤患者、电解质紊乱等严重器质性疾病、年龄大于 60 岁的患者，发生严重室性心律失常甚至心源性猝死风险可能升高，建议连续用药不超过 1 周，并禁止与酮康唑口服制剂、红霉素或其他可能会延长校正 Q-T 间期（Q-T interval correction，QTc）的 CYP3A4 酶强效抑制剂合用。

西沙必利是一种 5-HT₄ 受体激动剂。美国 FDA 于 2000 年将该药撤市。2000 年国家食品药品监督管理局在《关于加强对胃肠动力药西沙必利管理的通知》（国药管安〔2000〕321 号）中明确：自 2000 年 9 月 1 日起，各零售药店停止销售西沙必利，可以在医院医生处方下由医院药房发售，并将其用于尝试其他所有促动力药治疗均无效的患者。西沙必利每日最高限定剂量为成人 30 mg，25～50 kg 的儿童 5 mg，25 kg 以下的儿童 0.2 mg/kg 体重。

昂丹司琼致 LQTS 呈剂量依赖性，输注速度越快，静脉给药剂量越大，Q-T 间期延长越严重。2011 年 FDA 推荐昂丹司琼单次静脉给药的剂量限制不大于 16 mg；先天性 LQTS 患者避免使用；对低钾血症或低镁血症、心力衰竭、缓慢性心律失常及正在使用可增加 QTc 间期延长风险的其他药物的患者，应监测心电图。

多拉司琼致 LQTS 与活性代谢物的血药浓度有关，随血药浓度降低而有自限性。禁用于预防

儿童和成人化疗诱导的恶心、呕吐。2010 年 FDA 对口服多拉司琼致心律失常发出警示。

红霉素可用于胃轻瘫的治疗，心源性猝死风险是未使用红霉素患者的 2 倍。该药经 CYP3A4 代谢，若使用抑制 CYP3A4 的药物，会增加心源性猝死风险。

> **案例 4-1-1 解析**
>
> 患者本次使用多潘立酮后出现胸闷、心悸及心电图异常，符合时间顺序。停用多潘立酮后症状得以缓解。既往有多潘立酮致心脏不良反应的证据，判断由多潘立酮致症状及心电图异常的不良反应关联性评价为可能。

二、药物引发长 Q-T 间期综合征的临床表现及危险因素

药物导致 LQTS 临床表现多变，疑似药物诱发 LQTS 时应进行完整病史（用药情况和近期用药变化）问诊、12 导联心电图和血液检查（电解质，尤其是钾和镁，以及毒理学筛查）。

（一）临床表现及诊断

多数患者可无症状，若有症状，主要表现为心悸、晕厥或晕厥前兆甚至心脏停搏。

我国目前采用 2011 年美国心脏协会/美国心脏病学会（American Heart Association/American College of Cardiology，AHA/ACC）关于医院环境中预防 TdP 的科学声明推荐：男性和青春期前女性 QTc＞470 毫秒，青春期后女性 QTc＞480 毫秒视为 QTc 间期延长。QTc＞500 毫秒为严重异常。若心电图检查发现 Q-T 间期延长，且存在与之相关的药物，则可诊断为药物诱发的 LQTS。

（二）危险因素

具有 1 个、2 个和 ≥3 个危险因素的患者与无危险因素相比，发生 Q-T 间期延长的风险分别为 3.2、7.3 和 9.2 倍。早期识别和发现危险因素有助于降低或避免药物诱发 LQTS。

> **案例 4-1-2**
>
> 患者，女性，71 岁，以双下肢水肿伴乏力 2 周入院。既往史有慢性心功能不全，NYHA Ⅱ级。
>
> 入院后给予呋塞米片 20 mg qd po，螺内酯片 20 mg qd po。第 3 日诉腹胀、纳差，予米曲菌胰酶片 220 mg tid po，西沙必利片 5 mg tid po。第 5 日 Q-T 间期 580 毫秒，多源性室性早搏 134 次。追问病史发现患者入院后每日均食用 1 个重量约 250 mg 的葡萄柚。停用西沙必利片，心电监护，建议停食葡萄柚。3 天后 Q-T 间期正常。
>
> **请思考以下问题：**
>
> 西沙必利导致患者 Q-T 间期延长的危险因素有哪些？

除遗传易感性因素以外，Q-T 间期延长的主要危险因素还包括以下几项。

（1）性别：女性比男性更易发生。

（2）年龄：65 岁以上老年患者易发生。

（3）心脏组织学或电生理异常：急性心肌梗死、射血分数减低的慢性心力衰竭、快速或缓慢型心律失常、治疗期间 QTc＞500 毫秒或较治疗前延长＞60 毫秒。

（4）代谢异常：低钾血症、低镁血症、低钙血症。

（5）全身系统疾病：糖尿病、肝肾功能不全、嗜铬细胞瘤。

（6）饮食及生活习惯：葡萄柚汁、酒精中毒。

（7）药物：大剂量使用延长 Q-T 间期的药物；快速输注延长 Q-T 间期的药物；延长 Q-T 间期的药物联用；利尿剂；药物相互作用。

（8）基因易感性、LQTS 基因突变或隐匿性 LQTS。

案例 4-1-2 解析

患者使用西沙必利 2 天后出现心律失常，有明确的时间关系，考虑为西沙必利诱发 LQTS。

年龄（71 岁）、性别（女性）、基础疾病（慢性心力衰竭）及利尿剂呋塞米均为危险因素。葡萄柚为 CYP3A4 抑制剂，可导致西沙必利浓度升高。

三、药物致长 Q-T 间期综合征的治疗

案例 4-1-3

患者，男性，79 岁，以间断发作性胸痛 2 周入院。

入院诊断为冠心病、急性前壁心肌梗死；心律失常、左前分支传导阻滞；慢性心力衰竭，NYHA Ⅳ 级。第 4 日因大便秘结，给予西沙必利片 10 mg tid po。第 7 日于静卧时突然出现四肢抽搐、双眼上吊、口吐白沫，发作 2～3 分钟后醒来，心电图示 TdP。

请思考以下问题：

如何对该患者进行治疗？

一旦出现药物诱发的 LQTS，初始治疗取决于血流动力学稳定性。不稳定者需要紧急处理，稳定者可能需要确定病因，处理诱发因素。病情稳定后，根据初始血流动力学和初始疗法来指导后续治疗。

（一）病情评估

血流动力学不稳定、有严重症状或无脉搏，需立即进行电复律/除颤，不需要给予抗心律失常药物。

（二）立即停用可疑药物

检查医嘱中可能造成 LQTS 的药物并立即停用或用替代药物治疗；无法判断时，尽量停用暂时不十分必需的药物。

（三）药物治疗

无论血镁水平如何，应静脉注射硫酸镁 1～2 g，用 5% 葡萄糖稀释至 10 ml，5～20 分钟内注入。如果 TdP 仍发作，可重复静脉注射 2 g，继之持续静脉滴注（2 g 硫酸镁加入 100～250 ml 液体），直至 TdP 消失，过程中不需监测血镁水平。

（四）辅助支持治疗

对心动过缓和明显长间歇依赖者可考虑心房或心室临时起搏。维持血容量和电解质平衡，合并器质性心脏病时规范治疗。抗心律失常药的治疗价值有限。

（五）无症状长 Q-T 间期综合征的治疗

Q-T 间期延长伴晕厥（无 TdP）或心电图表现不稳定，应停用毒性药物并接受遥测，必要时治疗心律失常。若 QTc＞500 毫秒，或与基线比增加至少 60 毫秒，建议入院监测。轻度延长（QTc＜500 毫秒且与基线相比增幅＜60 毫秒）不伴 TdP 和晕厥，并且归因于患者所需治疗药物，建议间歇性开展心电图和 Holter 监测，特别是药物剂量变化时。

案例 4-1-3 解析

西沙必利可能诱发了急性心肌梗死患者室性心律失常发作。对该患者心电除颤，硫酸镁 2 g 静脉推注；改善患者心功能，维持血压、心率等。

四、药师参与药物致长 Q-T 间期综合征防范

案例 4-1-4

患者，女性，74 岁，以头晕，剑突下不适 5 天入院。

患者自述 5 天前无明显诱因出现头晕，剑突下胀痛不适，感反酸、厌食，自行服用多潘立酮 10 mg tid 3 天，自觉头晕症状缓解，余无明显改善。入院后心电图示 QTc 567 毫秒，电解质、肝肾功能等无明显异常。考虑为多潘立酮致 Q-T 间期延长，入院 3 天后复查 QTc 423 毫秒。

请思考以下问题：

药师应如何对患者进行用药教育？

（一）评估药物风险/获益

存在危险因素的患者需分析风险获益或考虑替代药物。尽量避免联用致 LQTS 药物。

（二）加强药学监护

药师在审核医嘱时须注意致 LQTS 药物剂量及输注速度、药物-药物及药物-疾病的相互作用。

（三）药物宣教

记录诱发药物，嘱患者及时报告新发症状如心悸、晕厥或晕厥前兆。

案例 4-1-4 解析

告知患者若出现前驱症状，及时就诊，避免使用多潘立酮、西沙必利等可能诱发 LQTS 的药物。

思 考 题

1. Q-T 间期严重异常的标准是什么？
2. 请列举易致 LQTS 的三种胃肠道药物。

（赵　美　黄　琳　封宇飞）

第二节　抑酸药物引发的急性肾损伤

抑酸药物主要用于治疗各种酸消化性疾病，如胃食管反流、胃及十二指肠溃疡、糜烂性食管炎、佐林格-埃利森（Zollinger-Ellison）综合征等，同时也可用于预防及治疗糖皮质激素、非甾体抗炎药、抗血小板药物等的胃肠道不良反应。常用抑酸药物主要包括 H_2 受体阻断剂和质子泵抑制剂。随着应用增多，研究人员发现此类药物可导致多个系统的不良反应，其中急性肾损伤是少见但严重的不良反应。

一、急性肾损伤定义

急性肾损伤诊断标准：48 小时内血肌酐上升 $\geq$ 0.3 mg/dl（26.5 μmol/L）或 7 天内血肌酐较原先水平增高 $\geq$ 50%；和（或）尿量减少至 <0.5 ml/(kg·h)×6 小时（排除梗阻性肾病或脱水状态）。

案例 4-2-1

患者，女性，49 岁，55 kg，诊断为消化性疾病。口服奥美拉唑治疗，8 周后，患者主诉吞咽困难和心脏灼烧 4 天收住入院。入院查血压 140/80 mmHg，尿常规检查显示蛋白（+），4~6

WBC/HPF。尿素氮为 45 mg/dl，血清肌酐 185.5 μmol/L。48 小时后，患者出现少尿，肾衰竭加重。肾脏彩超显示肾增大。行肾穿刺活检示肾间质可见弥漫性淋巴细胞浸润。患者既往肾功能正常。

停用奥美拉唑，给予甲泼尼龙 10 mg/kg 静脉滴注冲击治疗 3 天，序贯泼尼松龙 1 mg/kg 口服，逐渐减至 0.5 mg/kg 持续治疗 3 个月。患者肾功能指标逐渐好转，但未完全恢复。

请思考以下问题：

该患者的诊断是什么，依据是什么？

案例 4-2-1 解析

该患者既往肾功能正常，入院后查血清肌酐 185.5 μmol/L，符合急性肾损伤诊断标准。

二、抑酸药物相关急性肾损伤的类型及发病机制

抑酸药物引起的急性肾损伤主要为急性间质性肾炎。急性间质性肾炎是一种免疫变态反应，是在一定免疫介质诱导下在肾小管及肾间质出现大量炎症因子和炎症细胞聚集，导致肾小管间质炎症损伤。到目前为止，抑酸药物相关急性间质性肾炎的发病机制尚不明确。目前认为抑酸药物和（或）其代谢产物沉积在肾小管及肾间质中，或者作为半抗原与肾小管基底膜的正常成分相结合，诱导针对该抗原的免疫反应，从而导致肾小管及间质的损伤。

三、抑酸药物相关急性肾损伤的临床表现

案例 4-2-2

患者，男性，36 岁，69 kg。因频繁恶心、呕吐 5 周，体重下降 7 kg，乏力入院。患者因胃灼热感服用奥美拉唑（20 mg/d）3 个月。患者有偏头痛史，入院前约每月服用 1 次阿司匹林或对乙酰氨基酚，最近一次用药是在 1 个月前。无其他药物服用史。既往肾功能正常。查体：血压 100/70 mmHg，余无特殊。

血液生化检查：尿素氮 17.9 mmol/L，肌酐 519 μmol/L。尿常规：血尿，蛋白尿（660 mg/d）。血常规：血红蛋白 88 g/L，余正常。入院后停用奥美拉唑，给予输液治疗，但 1 周内血肌酐仍升高至 676 μmol/L。肾脏超声示双肾肿大，肾皮质正常，无尿路梗阻表现，血沉加快（58 mm/h）。入院第 8 天血肌酐升至 932 μmol/L，行肾活检提示符合急性间质性肾炎表现。予泼尼松 1 mg/(kg·d)治疗 4 天，血肌酐降至 785 μmol/L，4 周后降至 111 μmol/L。

请思考以下问题：

引起该患者急性肾损伤的药物是什么？

（一）肾脏损伤表现

抑酸药引起的急性间质性肾炎从服用药物到出现症状的时间间隔个体差异明显，从 7 天到 9 个月不等，平均时间为 9.9 周。实验室检查往往无明显特异性表现，部分仅表现为血肌酐水平升高，这些特点增加了诊断难度，因此如果患者在应用抑酸药物后出现血清肌酐升高应警惕本病。

（二）全身其他表现

药物相关急性间质性肾炎的全身表现常与药物过敏有关，常见全身表现有药物性发热、药物性皮疹、外周血嗜酸性粒细胞增高。某些药物引起急性间质性肾炎的同时还可伴有其他系统或器官受累，如血液循环系统或肝脏等。抑酸药引起的急性间质性肾炎多不伴有发热、皮疹等典型的系统性过敏表现，仅出现一些疲劳、乏力、恶心、呕吐、食欲缺乏等非特异性症状。

（三）肾脏病理表现

抑酸药引起的急性间质性肾炎肾脏病理检查可见肾间质炎症细胞浸润、水肿，肾小管肾间质可见嗜酸性粒细胞和单核细胞。炎细胞呈局灶性分布，皮髓质交界区最为显著，环绕肾小管周围，肾小管上皮可见不同程度受损。肾小球和血管无嗜酸性粒细胞浸润。

案例 4-2-2 解析

该患者因胃灼热感服用奥美拉唑 3 个月出现血肌酐升高，用药与不良反应发生具有合理时间关系。奥美拉唑说明书中明确说明该药可能引起肌酐升高、血尿、蛋白尿、间质性肾炎等不良反应，属于该药已知不良反应类型。停药并给予相应治疗后患者血肌酐呈下降趋势。患者服用过阿司匹林，但已经超过 1 个月，且仅服用 1 次，且阿司匹林引起的间质性肾炎常有特征性的电子显微镜下表现，本例患者没有。综合考虑为奥美拉唑引起的急性间质性肾炎。

案例 4-2-3

患者，男性，43 岁，68 kg。因消化不良及食管裂孔疝服用西咪替丁 300 mg qid。患者既往无肾脏病史，尿素氮及血肌酐正常。服药 4 周后，患者出现乏力、发热、头疼及盗汗。青霉素治疗 5 天无好转。出现腹部绞痛、恶心、呕吐、腹泻，体重减少 20 kg。

入院查血压 130/80 mmHg，实验室检查示尿素氮 16.4 mmol/L，血肌酐 433.2 μmol/L，尿沉渣中白细胞增多，血红蛋白 93 g/L。肾穿刺病理结果提示符合急性间质性肾炎表现。停用西咪替丁后，患者症状好转，7 周后血肌酐降至 150.2 μmol/L，尿素氮降至 8.6 mmol/L。

请思考以下问题：

该患者急性肾损伤的临床表现有哪些？

案例 4-2-3 解析

该患者急性肾损伤的类型为急性间质性肾炎。肾脏方面表现为血肌酐及尿素氮升高，尿沉渣中白细胞增多。全身其他表现有乏力、发热、头疼、盗汗，腹部绞痛、恶心、呕吐、腹泻，体重减少，贫血。肾脏病理提示急性间质性肾炎表现。

四、抑酸药物相关急性肾损伤的治疗

案例 4-2-4

案例 4-2-2，患者，男性，36 岁，69 kg，服用奥美拉唑后肌酐升高，病理显示符合急性间质性肾炎表现。

请思考以下问题：

该患者的治疗是否合理？

治疗原则包括去除病因、支持治疗及防治并发症及促进肾功能恢复。

（一）一般治疗

根据药物药理作用特点、患者临床表现特征及不良反应/事件关联性评价标准判断可疑药物，停药后观察患者病情变化。当患者使用多种药物进行治疗时，在致病药物未明确时应尽量根据治疗需要减少用药种类。急性肾损伤较轻微时可以依次停用可疑药物，但急性肾损伤较严重时应同时停用。

（二）特殊治疗

药物引起的急性间质性肾炎的发病机制以细胞免疫介导为主。理论上免疫抑制剂治疗是有效的。然而，目前对药物相关急性间质性肾炎是否需要应用糖皮质激素或细胞毒类药物进行治疗，且药物剂量、疗程及最终获益尚无定论。目前基本共识意见为，此类药物应用应尽可能在肾活检病理基础上确定，并根据患者治疗反应、发生不良反应情况等权衡利弊后综合评价并进行个体化治疗。

案例 4-2-4 解析

　　患者入院后停用奥美拉唑，给予输液治疗，但 1 周内血肌酐仍继续升高，行肾活检穿刺符合急性间质性肾炎表现。予以泼尼松 1 mg/(kg·d) 治疗 4 天后，血肌酐降至 785 μmol/L，4 周后降至 111 μmol/L，治疗合理。

五、抑酸药物相关急性肾损伤的预后

案例 4-2-5

　　案例 4-2-3 患者，男性，43 岁，68 kg。服用西咪替丁后肌酐升高，病理显示符合急性间质性肾炎表现。

　　请思考以下问题：

　　该患者预后如何？

　　一般来讲，药物相关急性肾损伤，若诊断停药及时，急性间质性肾炎可能自发缓解，肾功能可逐渐恢复。一般肾功能恢复包括两个阶段，即快速恢复期及缓慢恢复期。通常快速恢复期为 6～8 周，缓慢恢复期可能需要数月甚至 1 年。

案例 4-2-5 解析

　　患者入院后停用西咪替丁，患者症状好转，未给予其他治疗，病理提示符合急性间质性肾炎表现，7 周后血肌酐降至 150.2 μmol/L，未能降至正常范围。虽然患者比较年轻，但肌酐恢复较慢，预后有可能恢复到正常范围，也有可能不能完全恢复至正常水平。患者今后应慎用具有肾毒性药物。

思 考 题

　　1. 抑酸药物引发的急性肾损伤的类型及机制是什么？

　　2. 抑酸药物引发的急性间质性肾炎的肾脏表现特点是什么（包括发病时间、实验室检查）？

　　3. 抑酸药物引发的急性肾损伤的治疗原则及措施是什么？

（张春燕　黄　琳　封宇飞）

第五章　代谢及内分泌系统药物典型不良反应案例与分析

学习要求

记忆：代谢及内分泌系统药物典型不良反应案例涉及的相关药物及其不良反应的防范原则。

理解：代谢及内分泌系统药物引起严重不良反应的发病机制。

运用：代谢及内分泌系统药物典型不良反应的识别及处理。

第一节　治疗糖尿病药物引发的严重低血糖

一、流行病学、定义、分层与危险因素

（一）治疗糖尿病药物引发严重低血糖的流行病学

低血糖是由多种原因引起的血糖浓度过低的状态，是糖尿病患者降糖治疗过程中最常见的不良反应，可反复发生，有时可危及生命，是糖尿病患者长期维持正常血糖水平的制约因素。在糖尿病的治疗药物中，低血糖事件几乎完全发生在使用胰岛素和胰岛素促分泌药如磺酰脲类和格列奈类降糖药物的患者中，其他种类的降糖药如二甲双胍、α-葡萄糖苷酶抑制剂、噻唑烷二酮类、二肽基肽酶Ⅳ（DPP-4）抑制剂、胰高血糖素样肽-1（GLP-1）受体激动剂和钠-葡萄糖共转运蛋白-2（SGLT-2）抑制剂单独使用时一般不会导致低血糖，但与胰岛素及胰岛素促泌剂联合治疗时则可引起低血糖。1型糖尿病患者通常需要使用胰岛素治疗，因此低血糖发生率更高。胰岛素治疗的2型糖尿病患者发生严重低血糖事件的频率低于1型糖尿病患者。

（二）低血糖的定义、临床表现、分层

> **案例 5-1-1**
>
> 患者，男性，62岁，身高167 cm，体重70 kg。因"发作性心慌2月余，加重5天"入院。2个多月前患者夜间因低血糖出现心慌，伴大汗淋漓，摔倒在地，无胸闷、憋气、心前区压榨样疼痛，在当地医院就诊，诊断"冠心病、急性下壁非ST段抬高型心肌梗死、Killip Ⅱ级"。行急诊冠状动脉支架植入术并给予"阿司匹林、氯吡格雷、酒石酸美托洛尔、单硝酸异山梨酯、他汀、缬沙坦"治疗后好转出院，近5天患者反复出现阵发性心慌，多在午饭、晚饭前出现，与劳累和情绪激动无关，休息1～2分钟可缓解，门诊以"冠心病、不稳定型心绞痛"收入院。既往2型糖尿病史10余年，平素应用"门冬胰岛素30注射液早餐前26 IU，晚餐前15 IU"，糖尿病低盐低脂饮食，每日摄入碳水化合物（米饭、馒头等）约300 g。有肾功能不全病史，入院血肌酐：132 μmol/L，糖化血红蛋白6.4%，空腹血糖4.66 mmol/L，夜间凌晨3:00血糖在2.9～4.2 mmol/L。尿蛋白阴性。
>
> **请思考以下问题：**
>
> 该患者低血糖分层是什么？

《中国2型糖尿病防治指南（2020年版）》中认为接受药物治疗的糖尿病患者只要血糖水平≤3.9 mmol/L就属于低血糖范畴。低血糖发生时会出现交感神经兴奋的症状（如心悸、焦虑、出汗、头晕、手抖、饥饿感等）和中枢神经症状（如神志改变、认知障碍、抽搐和昏迷），老年患者可表现为行为异常或其他非典型症状。有些患者可出现无症状性低血糖。有些患者屡发低血

糖后，可表现为无先兆症状的低血糖昏迷。根据血糖水平和临床症状，低血糖分层如下：① 1 级低血糖：血糖≤3.9 mmol/L，需要服用速效碳水化合物和调整降糖方案剂量；② 2 级低血糖：血糖<3.0 mmol/L；③ 3 级低血糖：需要他人帮助治疗的严重事件，伴有意识和（或）躯体）改变，但没有特定血糖界限。复发性 2 级低血糖和（或）3 级低血糖更为严重，需要尽快通过医疗方案调整、行为干预进行干预。

> **案例 5-1-1 解析**
>
> 　　患者曾因夜间低血糖摔倒在地，发生 3 级低血糖。住院期间血糖最低<3.0 mmol/L，分层为 2 级低血糖。且反复发生，需要尽快通过医疗方案调整、行为干预进行干预。

二、预　后

> **案例 5-1-2**
>
> 　　患者入院后进行冠状动脉造影检查，术中左主干未见狭窄；左前降支近中段弥漫性钙化性病变；左回旋支粗大，近段偏心性斑块，钝缘支发出后原支架通畅，远段狭窄约 85%，右冠发育细小，近段狭窄约 75%。
>
> **请思考以下问题：**
>
> 　　患者冠状动脉造影显示存在严重的冠状动脉粥样硬化，既往急性心肌梗死的发作以及目前不稳定性心绞痛的症状是否与低血糖有关？

　　低血糖会影响日常活动，导致患者不适，并对患者情绪产生负面影响。大多数轻度的低血糖症状能通过自我治疗很快恢复。如果低血糖导致轻度到中度的神经性低血糖症状，会损害认知功能，进而出现行为异常，影响视力和平衡力，从而导致摔倒和事故，有时还会产生更严重的神经后遗症，影响患者的工作和生活。严重的低血糖会导致昏迷、癫痫和卒中。低血糖时交感神经激活，增加心脏负荷，对已有心血管疾病患者可能引发心肌缺血或心力衰竭甚至心律失常。反复发生的低血糖会影响大脑血流分布，增加脑缺血的风险。

> **案例 5-1-2 解析**
>
> 　　患者本身存在严重的冠状动脉粥样硬化性病变，在低血糖应激状态下，机体反应性增加肾上腺能神经系统功能，交感神经活性增强，诱发血管痉挛、内皮细胞损伤、血管活性物质如儿茶酚胺释放而促发心血管事件。患者在心肌梗死前出现低血糖症状，很可能是诱发心肌梗死的重要原因。住院后血糖监测显示患者长期频发夜间低血糖，症状容易被忽略，从而更容易导致严重的心血管事件。

三、预防和治疗

> **案例 5-1-3**
>
> 　　患者入院后又进行了糖耐量测定：血糖（空腹）4.93 mmol/L，血糖（1 小时）8.63 mmol/L，血糖（2 小时）11.39 mmol/L，血糖（3 小时）11.91 mmol/L，胰岛素（空腹）25.70 μIU/ml，胰岛素（1 小时）90.15 μIU/ml，胰岛素（2 小时）151.10 μIU/ml，胰岛素（3 小时）152.70 μIU/ml，C 肽（空腹）1.74 ng/ml，C 肽（1 小时）4.55 ng/ml，C 肽（2 小时）8.40 ng/ml，C 肽（3 小时）9.93 ng/ml。
>
> **请思考以下问题：**
>
> 　　应采取哪些治疗方案调整和干预措施预防患者再次发生低血糖？

（一）低血糖的危险因素及预防

《中国糖尿病防治指南》对降糖药物引起低血糖的诱因及管理做出如下建议。

1. 未按时进食，或进食过少：患者应定时定量进餐，根据进餐量调整降糖药物剂量，为延误餐食等情况提前做好准备。

2. 呕吐、腹泻：及时治疗并调整降糖药的剂量，同时加强血糖监测。

3. 酒精：能直接导致低血糖，应避免酗酒和空腹饮酒。

4. 运动量增加：选择合适的运动方式，运动前应增加额外的碳水化合物摄入。

5. 自主神经功能障碍：自主神经功能障碍会影响机体对低血糖的调节能力，增加发生严重低血糖的风险，同时低血糖也可能诱发或加重自主神经功能障碍，形成恶性循环。

6. 肝肾功能不全：肝肾功能不全可能引起纳差及糖异生能力降低。

7. 胰岛素或胰岛素促泌剂：应从小剂量开始，逐渐增加剂量，谨慎地调整剂量。

8. 血糖控制目标过严：对低血糖尤其是严重低血糖或反复发生低血糖的患者，应调整糖尿病的治疗方案，并适当放宽血糖控制目标。

9. 糖尿病患者应常规备用碳水化合物类食品，一旦发生低血糖，立即食用。

10. 自我血糖监测（SMG）和持续葡萄糖监测（CGM）是评估疗效和早期识别低血糖的重要工具。夜间低血糖常因难以发现而得不到及时处理，此类患者需加强 SMG 和 CGM。

> **案例 5-1-3 解析**
>
> 该患者使用胰岛素频发低血糖，应积极寻找发生低血糖的原因。糖耐量检查显示患者胰岛功能良好，且给予胰岛素治疗后，空腹胰岛素过高。同时患者餐后血糖控制不佳，肌酐清除率＞45 ml/min，建议选择低血糖发生率低，对餐后血糖控制更好的二甲双胍、阿卡波糖、DPP-4 抑制剂和 GLP-1 受体激动剂。因患者合并心、肾功能不全，目前证据显示对心功能不全、肾功能不全患者获益更大的 SGLT-2 抑制剂可能更佳。应对患者及其家属进行低血糖的用药教育，如低血糖的症状、低血糖时的处理方法、携带速效碳水化合物的重要性，因患者低血糖多发生于夜间，需加强 SMG，可考虑 CGM。

（二）治疗

《中国糖尿病防治指南》建议糖尿病患者血糖≤3.9 mmol/L，即需要补充葡萄糖或含糖食物。严重的低血糖需要根据患者的意识和血糖情况给予相应的治疗和监护（图 5-1-1）。低血糖是糖尿病患者长期维持正常血糖水平的制约因素，严重低血糖发作会给患者带来巨大危害。预防和及时治疗低血糖可以帮助患者达到最适血糖水平，延缓并减少并发症的发生。

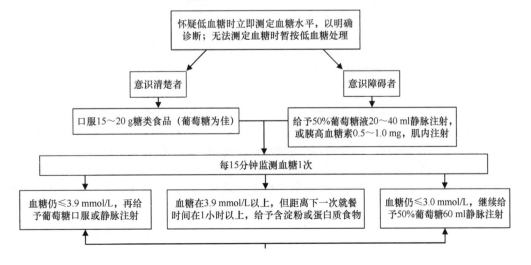

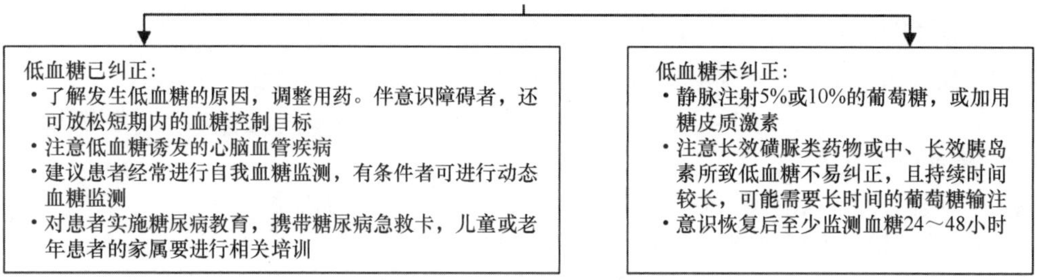

低血糖已纠正：	低血糖未纠正：
·了解发生低血糖的原因，调整用药。伴意识障碍者，还可放松短期内的血糖控制目标	·静脉注射5%或10%的葡萄糖，或加用糖皮质激素
·注意低血糖诱发的心脑血管疾病	·注意长效磺脲类药物或中、长效胰岛素所致低血糖不易纠正，且持续时间较长，可能需要长时间的葡萄糖输注
·建议患者经常进行自我血糖监测，有条件者可进行动态血糖监测	·意识恢复后至少监测血糖24～48小时
·对患者实施糖尿病教育，携带糖尿病急救卡，儿童或老年患者的家属要进行相关培训	

图 5-1-1　低血糖的诊治过程

思 考 题

1. 哪些治疗糖尿病药物更容易出现低血糖？
2. 接受药物治疗的糖尿病患者低血糖的定义。
3. 低血糖的分层。

（韩　毅　黄　欣）

第二节　噻唑烷二酮类药物引发的心力衰竭

一、流行病学、临床表现和危险因素

> **案例 5-2-1**
>
> 患者，男性，74 岁，糖尿病 40 余年，患者有冠心病、心力衰竭（超声心动图测定左室射血分数 23%，NYHA Ⅱ～Ⅲ级）、外周血管疾病、痛风、高胆固醇血症和慢性肾功能不全（血清肌酐 126 μmol/L）。继往 6 个月服用格列美脲 2 mg po bid，阿司匹林肠溶片 100 mg po qd，布美他尼 2 mg po qd，地高辛 0.125 mg po qd，辛伐他汀 20 mg po qd，美托洛尔缓释片 47.5 mg po bid，糖化血红蛋白（HbA1c）范围为 8.7%。因血糖控制不佳加用罗格列酮片 4 mg po qd，5 天后因空腹血糖不达标，罗格列酮加至 8 mg/d，9 天后患者门诊复查时体重增加 3.6 kg，无心力衰竭的症状。在服用罗格列酮 6 周后，患者因呼吸困难就诊，体重增加 5 kg。查体见双侧肺啰音，S3 奔马律，颈静脉扩张，无下肢水肿。
>
> **请思考以下问题：**
>
> 患者目前症状考虑与服用哪种药物有关？其主要表现有哪些？

　　心力衰竭是多种原因导致心脏结构和（或）功能的异常改变，使心室收缩和（或）舒张功能发生障碍，从而引起的一组复杂临床综合征，主要表现为呼吸困难、疲乏和液体潴留（肺淤血、体循环淤血及外周水肿）等。缺血性心肌病，包括心肌梗死、冠状动脉病变、冠状动脉微循环异常、内皮功能障碍是引起心力衰竭最常见的病因。此外，由药物或毒物引起的心脏毒性损伤、免疫及炎症介导的心肌损害、心肌浸润性病变、内分泌代谢性疾病、心脏负荷异常、心律失常也可导致心力衰竭。

　　药源性心力衰竭的临床表现与其他因素导致的心力衰竭并无不同。症状可能会在开始服用致病药物后逐渐出现，包括无力、咳嗽、咯血、呼吸困难、阵发性夜间呼吸困难、端坐呼吸、恶心、腹痛、食欲减退等症状，以及肺部干湿啰音、胸腔积液、第三心音（S3）、奔马律、颈静脉充盈、肝颈静脉回流征、腹水、体重增加、下肢水肿等。抗心律失常药、蒽环类细胞毒剂、β 受体阻滞剂、地尔硫草、维拉帕米、非甾体抗炎药及可以引起高血压的药物，有可能引起或加重心力衰竭。

自 20 世纪 90 年代初以来，噻唑烷二酮类（TZD）一直用于 2 型糖尿病的治疗。西格列酮、曲格列酮因严重的肝毒性未能上市或退市。罗格列酮和吡格列酮均于 1999 年获得 FDA 批准，随后也在我国批准上市。罗格列酮因心血管安全问题自 2007 年以后使用显著减少。目前，吡格列酮是首选的 TZD，但因为对膀胱癌（主要是吡格列酮）、骨质疏松症、心力衰竭风险和体重增加的顾虑，以及其他新型口服降糖药如钠-葡萄糖共转运体-2（SGLT-2）抑制剂等的上市，TZD 的使用率逐年下降。

TZD 是过氧化物酶体增殖物激活受体 γ（PPARγ）的激动剂，可提高脂肪组织、肝脏和骨骼肌的胰岛素敏感性。此外 TZD 还可以通过增加 β 细胞的胰岛素分泌来降低血糖水平。2007 年对随机对照试验（RCT）的荟萃分析发现，罗格列酮与心肌梗死（MI）风险增加 43% 和心血管疾病死亡率增加 64% 相关。随后的另一项荟萃分析表明，罗格列酮与心肌梗死和心力衰竭（HF）的风险增加有关，但不会增加心血管死亡率。这导致 FDA 在 2010 年对罗格列酮的心血管安全性进行了黑框警告，2013 年 11 月，在经过重新审查和再评估后，FDA 取消了对罗格列酮的限制。此外，在一项纳入了 5000 多名 2 型糖尿病和已确定的血管疾病患者的前瞻性随机对照试验中，吡格列酮与安慰剂相比，虽然任何死亡、非致命性心肌梗死、卒中、急性冠脉综合征、冠状动脉或腿部动脉血运重建或脚踝以上截肢的主要结局的风险降低了 10%，但也增加了心力衰竭住院的风险。同样，在罗格列酮对糖尿病心脏结局和血糖调节的评估（rosiglitazone evaluated for cardiac outcomes and regulation of glycaemia in diabetes，RECORD）试验中，在二甲双胍或磺酰脲单药治疗的基础上随机接受罗格列酮治疗的患者与二甲双胍和磺酰脲联合治疗的患者相比，需要住院治疗或导致死亡的心力衰竭风险增加了 2.6 倍，而心血管死亡、心肌梗死和卒中风险没有差异。在最近的卒中后胰岛素抵抗干预（insulin resistance intervention after stroke，IRIS）试验和基于大量人群的亚洲队列研究中，通过加强临床监测并调整吡格列酮治疗剂量，吡格列酮并未增加低心力衰竭风险人群的心力衰竭住院率。最近的一项荟萃分析证实，接受吡格列酮治疗的患者发生心力衰竭的风险增加（相对风险比：1.34；95% 置信区间：1.11～1.57），但似乎仅限于已确诊冠心病的患者。目前还没有专门比较罗格列酮和吡格列酮心血管安全性的随机临床试验，但对老年 2 型糖尿病患者的回顾性队列研究、多个荟萃分析显示，使用罗格列酮的患者较使用吡格列酮的患者心力衰竭、心肌梗死和死亡的风险增加 10%～30%。这些结果表明，TZD 对心力衰竭事件风险的类效应，可能是因为 TZD 激活过氧化物酶体增殖物激活受体 γ 引起水钠潴留，从而导致容量负荷过重，但 TZD 不会改变心功能或结构。具有多种心力衰竭的危险因素和（或）亚临床心力衰竭的患者使用 TZD 可能具有更高的心力衰竭风险。因此，目前中国、欧洲和美国关于心力衰竭的指南不建议使用 TZD 治疗伴有心力衰竭的 2 型糖尿病患者。TZD 诱发心力衰竭的高危因素包括左心室功能不全、心肌梗死病史、有症状的冠心病史、高血压、左心室肥厚、严重的主动脉瓣或二尖瓣疾病、高龄（＞70 岁）、糖尿病史＞10 年、继往存在水肿、正在使用袢利尿剂、水肿进展或体重增加、同时使用胰岛素、慢性肾脏病。慢性心力衰竭患者应避免使用 TZD，可以使用 SGLT-2 抑制剂、GLP-1 激动剂、胰岛素促泌剂、二甲双胍、α-葡萄糖苷酶抑制剂进行替代。合并其他高危因素的患者在无可替代的情况下使用 TZD 时应密切监测心力衰竭的体征。

案例 5-2-1 解析

患者使用罗格列酮后，出现了呼吸困难、双侧肺啰音、S3 奔马律、颈静脉扩张、体重增加的急性心力衰竭表现，患者合并冠心病、慢性心力衰竭的病史，正在使用袢利尿剂布美他尼，还具有高龄、慢性肾脏病、糖尿病史＞10 年这些高危因素。患者既往病情稳定，服用罗格列酮后出现体重增加，然后出现心力衰竭加重，应首先考虑 TZD 导致水钠潴留继而引起心力衰竭加重的可能。

二、预 后

> **案例 5-2-2**
> 患者增加布美他尼的剂量后，仍出现了下肢水肿、呼吸急促、体重增加 11.8 kg。
> **请思考以下问题：**
> 患者是否需要住院治疗？

心力衰竭的死亡率很高，年死亡率为 5%～10%，其中 30%～40% 的轻度疾病患者患有更严重的疾病。与心力衰竭相关的住院死亡率为 3.5%～15%。此外，20%～50% 的心力衰竭患者在随后的 6～12 个月内再次入院。目前，TZD 是否增加心血管疾病死亡率尚无定论，但会显著增加心力衰竭的住院风险。

> **案例 5-2-2 解析**
> 患者基础心功能差、体重显著增加，口服利尿剂效果不佳，考虑慢性心力衰竭急性加重，因为心力衰竭的高死亡率，应考虑立即停用罗格列酮，并住院治疗。

三、预防和治疗

> **案例 5-2-3**
> 患者入院后，布美他尼改为静脉注射 5 mg bid，停用罗格列酮，肾功能与基线检查值无显著差异，住院第 2 天，患者再次通过利尿减重 6.8 kg，且恢复了口服布美他尼方案，住院第 3 天，其心力衰竭症状已经缓解，体重逐渐稳定在基线水平。
> **请思考以下问题：**
> 如何治疗 TZD 引起的心力衰竭？

避免对合并心力衰竭的患者及有心力衰竭高危因素的患者使用 TZD 是预防 TZD 导致心力衰竭最好的方法。

TZD 诱导的新发心力衰竭和心力衰竭急性加重的治疗与其他因素导致的心力衰竭一样，需要积极使用利尿剂、支持治疗并停用可导致心力衰竭加重的药物。在急性期后，应当积极给予能够改善心力衰竭预后的治疗药物，包括 ACEI 或 ARB 或脑啡肽酶抑制剂、β 受体阻滞剂、SGLT-2 抑制剂、醛固酮受体阻滞剂。通常不建议患者再次使用导致心力衰竭加重的药物，在大多数情况下，可以选择相应的替代治疗方案。

> **案例 5-2-3 解析**
> TZD 导致的慢性心力衰竭急性加重主要特点为水钠潴留。利尿剂可消除水钠潴留，有效缓解心力衰竭患者的呼吸困难及水肿，改善运动耐量。有明显液体潴留的患者首选袢利尿剂。对存在利尿剂抵抗的患者，可采用将口服利尿剂换为静脉利尿剂、增加剂量、静脉推注联合持续静脉滴注、2 种及以上利尿剂联合使用等方法处理。该患者应考虑使用 ACEI/ARB 或脑啡肽酶抑制剂、螺内酯优化心力衰竭的治疗。此外，患者合并心力衰竭和肾功能不全，可应用 SGLT-2 抑制剂等药物替代罗格列酮。

思 考 题

1. 药源性心力衰竭可能出现哪些临床表现？
2. 噻唑烷二酮类药物诱发心力衰竭的危险因素有哪些？
3. 如何治疗噻唑烷二酮类药物导致的心力衰竭？

（韩 毅 黄 欣）

第三节　糖皮质激素引发的库欣综合征

库欣综合征（Cushing syndrome，CS），又称皮质醇增多症，是由各种原因导致的血皮质醇增多、作用于靶器官，引起向心性肥胖、高血压、糖代谢异常、低钾血症和骨质疏松为典型表现的一组综合征。

药源性库欣综合征是由于长期应用外源性肾上腺糖皮质激素引起的类似库欣综合征的临床表现，是库欣综合征的一个重要组成部分，目前发病率尚不明确。正常成年人在非应激状态下遵循昼夜节律每日可分泌 $10\sim20$ mg 皮质醇（氢化可的松），如外源性氢化可的松摄入 100 mg/d（等效剂量）或更多，持续 2 周即可出现库欣综合征的一系列临床表现，且发病率与药物剂量和患者的遗传背景有关。而使下丘脑-垂体-肾上腺轴（HPA）完全恢复正常可能需要 $6\sim9$ 个月。

一、药源性库欣综合征的诊断和治疗

（一）药源性库欣综合征的临床表现

一般情况下，药源性库欣综合征可与内源性库欣综合征表现为相同的临床症状和体征，但也会存在一些差异。大多数药源性库欣综合征有长时间大剂量糖皮质激素的用药史，因此临床表现可能比内源性库欣综合征更为明显。

与内源性库欣综合征相似的典型病例表现主要有向心性肥胖、满月脸、多血质、紫纹等。

区别于内源性库欣综合征的临床表现：

1. 高血压和低血钾的发生率主要取决于患者使用皮质类固醇激素的盐皮质激素活性。

2. 较少出现内源性库欣综合征患者雄激素分泌增多引发的男性化特征。

3. 青光眼和其他眼部疾病的发生率更高。

4. 脊髓硬膜外脂肪瘤病主要发生在外源性库欣综合征患者。

案例 5-3-1

患者，女性，41 岁。身高 150 cm，体重 92 kg，体重指数 40.9 kg/m²。主诉因"体重进行性增加半年，发现血糖升高 1 月余"入院。患者因结缔组织病持续口服甲泼尼龙治疗 2 年，最小剂量为 12 mg/d。期间体重进行性增加超过 10 kg。1 个月前发现血糖升高，空腹血糖 8.86 mmol/L，未给予药物治疗。高血压病史 1 年余，未规律用药。查体：血压 150/100 mmHg，向心性肥胖，满月脸，面部皮肤发红，双侧手背部皮肤菲薄，可见瘀斑。皮肤干燥伴脱屑。左侧臀部及右下肢可见数个散在红色皮疹，直径 $2\sim3$ cm，皮疹表面存在水疱及破溃，破溃感染有脓性分泌物流出。腹部两侧可见数条对称宽大紫纹。双下肢重度对称性指凹性水肿。

既往用药史：既往混合性结缔组织病，系统性红斑狼疮、肺纤维化病史 2 年，规律口服"硫酸羟氯喹片 0.2 g bid、甲泼尼龙片 22 mg qd、维生素 D 咀嚼片 2 片 qd、骨化三醇软胶囊 0.25 μg qd、百令胶囊 1 g bid"。

辅助检查：血钾 3.0 mmol/L；25-羟基维生素 D 16.96 ng/ml；骨钙素 9.21 ng/ml；总 I 型胶原氨基端延长肽 81.00 ng/ml；胸、腰椎核磁显示 T_9、T_{11}、T_{12} 椎体压缩性骨折，$L_1\sim L_2$ 椎间盘向右后突出，$L_4\sim L_5$ 椎间盘膨出。骨密度提示重度骨质疏松。

初步诊断：1. 库欣综合征？ 2. 糖尿病（待分型）；3. 左下肢皮肤感染；4. 高血压；5. 结缔组织病；6. 重度骨质疏松；7. T_9、T_{11}、T_{12} 椎体压缩性骨折；8. $L_4\sim L_5$ 椎间盘膨出。

请思考以下问题：

患者有哪些支持药源性库欣综合征的临床表现？

案例 5-3-1 解析

1. 患者有长期使用糖皮质激素的用药史。

2. 具有典型的临床症状：满月脸、向心性肥胖、双侧手背部皮肤菲薄伴瘀斑、腹部紫纹、重度水肿、低血钾以及与年龄不相符的骨质疏松。

（二）糖皮质激素引发库欣综合征停药的注意事项

患者发生糖皮质激素导致的药源性库欣综合征时，如果已经明确出现 HPA 轴的抑制反应，需要停药后给予补充糖皮质激素并逐渐减量以恢复 HPA 轴的正常功能。停药需考虑四个方面：①皮质类固醇激素治疗的原发疾病可能会复发。② HPA 轴抑制。短期（<4 周）以及低剂量（<5 mg 泼尼松或等效剂量）的糖皮质激素治疗即可抑制 HPA 轴。③患者长期使用激素的心理依赖性。④生理替代剂量的糖皮质激素也可能出现非特异性戒断综合征。因此，突然终止糖皮质激素治疗，患者可能会出现厌食、恶心、呕吐和体重减轻、疲劳、肌痛、关节痛和头痛、腹痛、嗜睡和直立性低血压、发热和皮肤脱屑等戒断综合征。戒断综合征的严重程度取决于糖皮质激素治疗的时间和程度。因此，减量过程中一定要注意缓慢减量，避免出现激素戒断综合征。

案例 5-3-2

案例 5-3-1 患者在治疗过程中出现严重的糖皮质激素不良反应。

请思考以下问题：

是否可以立即停用患者的甲泼尼龙？

案例 5-3-2 解析

目前患者已出现严重库欣综合征，疾病处于相对稳定期，应在严密观察疾病控制情况与激素撤药反应的前提下个体化减量。建议该患者甲泼尼龙每 2 周减 4 mg，减至 12 mg 时复查补体、血沉、C 反应蛋白和皮质醇水平，如果感染控制、HPA 轴功能恢复，可以加用环磷酰胺控制肺纤维化，帮助激素减量，最终减至最低维持量或停药。

二、药物相互作用导致的药源性库欣综合征

糖皮质激素的吸入或鼻内剂型可显著减小不良反应发生风险，为患者带来更多的临床获益。但是近年来，有报道其与肝药酶抑制剂合用，会发生相关的药源性库欣综合征。

10%～50% 的吸入性糖皮质激素和 30% 的鼻内用糖皮质激素可通过肺泡或鼻黏膜直接吸收进入体循环，但仍有大部分药物残留在鼻咽中，在胃肠道吸收后经肝药酶代谢。CYP450 在皮质类固醇激素生物合成和代谢清除过程中起关键作用，而皮质类固醇激素也可影响 CYP450 酶的表达及其代谢活性，二者之间的相互作用决定了疾病的治疗效果和药物的不良反应。

表 5-3-1　常用吸入性或鼻内用糖皮质激素的药代动力学特点

名称	受体亲和力	亲脂性	半衰期（小时）	蛋白结合率（%）	代谢	口服生物利用度（%）
丙酸倍氯米松	43	1.3	0.5	87	酯解/CYP3A4	0
布地奈德	855	1.9	2～3	85～90	CYP3A4	10
环索奈德	1212	4.08～5.32	0.36	99	CYP3A4、CYP2D6	<1
氟尼缩松	180	1.1	1～2	80	葡萄糖醛酸化、硫酸化	20
糠酸氟替卡松	2990	ND	15.3	99.4	CYP3A4	1.26
丙酸氟替卡松	1910	3.4～3.46	7.8	99	CYP3A4	<1
糠酸莫米松	2200	2.1～3.49	5	98～99	CYP3A4	<0.1

续表

名称	受体亲和力	亲脂性	半衰期（小时）	蛋白结合率（%）	代谢	口服生物利用度（%）
曲安奈德	233	0.2	3.6	68～71	6β-羟化	23

糖皮质激素全身不良反应的严重程度与其药代动力学特点密切相关。如表 5-3-1 所示，氟尼缩松受体亲和力和亲脂性均较低，消除半衰期较短，药物代谢对 CYP3A4 依赖性较低，这些特点可大大减少其全身不良反应的发生。而氟替卡松由于受体亲和力和亲脂性更高，消除半衰期更长，以及经由 CYP3A4 代谢等特点，更容易出现糖皮质激素引起的全身性不良反应。尤其需要注意经过肝药酶代谢的糖皮质激素，如倍氯米松、布地奈德、环索奈德、氟替卡松和糠酸莫米松，同 CYP3A4 强抑制剂，如红霉素、克拉霉素、伊曲康唑、利托那韦等联合用药发生的药物相互作用导致的不良反应。

案例 5-3-3

患者，女性，70 岁，因"左腿肿胀伴发红"入院。患者既往有高血压、哮喘病史，治疗方案：地尔硫草 240 mg/d，氢氯噻嗪 25 mg/d，吸入用布地奈德 400 μg tid。患者 3 个月前因小腿内侧皮肤软组织真菌感染，给予伊曲康唑口服液 200 mg bid 治疗，4 周后腿部感染好转，出院后继续伊曲康唑治疗。患者 3 天前因呼吸困难，考虑哮喘加重，将吸入用布地奈德的剂量增加至 800 μg bid。

患者入院后诊断为药源性库欣综合征，停用伊曲康唑和吸入用布地奈德，氢化可的松替代治疗继发性肾上腺皮质功能不全，并给予吸入性倍氯米松 250 μg bid。4 周后因局部复发感染给予伏立康唑 200 mg bid 治疗，持续 3 个月。伏立康唑与口服氢化可的松未发生相互作用。

请思考以下问题：

分析患者发生药源性库欣综合征的原因。

案例 5-3-3 解析

布地奈德是一种强效糖皮质激素，吸入制剂超过 60% 的药物剂量会沉积在口咽部，吞咽后经胃肠道吸收。药物经肝脏首过代谢后大约 10% 可进入全身血液循环。伊曲康唑可抑制 CYP450 介导的布地奈德代谢，增加布地奈德的血药浓度，造成患者库欣综合征。

此外，患者既往长期使用地尔硫草治疗高血压。地尔硫草和伊曲康唑相似，也是 CYP3A4 抑制剂，也可抑制糖皮质激素的代谢，造成后者血药浓度升高。

思 考 题

1. 糖皮质激素引发的库欣综合征有哪些临床表现？
2. 糖皮质激素引发的库欣综合征停药时需要注意哪些问题？

（董占军　朱晓冉）

第四节　糖皮质激素引发的骨质疏松

骨质疏松症（osteoporosis，OP）是以骨强度下降和骨折风险增高为特征的疾病，可分为原发性和继发性。后者可由影响骨代谢的任何疾病和（或）药物所致，其中药物以糖皮质激素最为常见。糖皮质激素性骨质疏松症（glucocorticoid-induced osteoporosis，GIOP）是临床上应用糖皮质激素最常见的不良反应之一，严重者可致椎体、肋骨和髋骨等部位骨折，严重影响患者生活质量。因此，了解糖皮质激素引起骨质疏松的发病机制，掌握其临床表现和疾病特点，在使用糖皮质激素治疗过程中及时采取预治措施，对于改善患者生活质量、降低医疗费用等方面具有重要的意义。

一、糖皮质激素性骨质疏松症的临床表现及特征

GIOP 的临床表现：①疼痛：患者可有腰背痛或骨骼痛，负重增加时疼痛加重或活动受限，严重者翻身、起坐或行走困难；②骨骼变形：骨质疏松严重者可有身高变矮、驼背、脊柱畸形和伸展受限；③脆性骨折：患者早期可无明显症状，在日常活动或者无明显暴力的情况下发生骨折。骨折常见部位为胸椎、腰椎、髋骨、桡尺骨远端和肱骨近端。发生一次脆性骨折后，再次骨折的风险会明显增加。

案例 5-4-1

患者，女性，23 岁。身高 165 cm，体重 53 kg。主诉因"左髋关节疼痛 1 年余，疼痛加重伴活动障碍"入院。患者 1 年前无明显诱因出现左侧髋部疼痛，疼痛程度不重，行走未明显受限，无髋部红肿，未予以重视。约 7 天前出现左髋部疼痛加重，疼痛剧烈，行走活动时明显受限。

既往"系统性红斑狼疮"病史 1 年余。初始使用甲泼尼龙片 500 mg 和免疫球蛋白 20 g 冲击治疗 3 天后，给予甲泼尼龙片 80 mg qd，来氟米特片 20 mg qd，白芍总苷胶囊 600 mg bid，维 D 钙咀嚼片 600 mg qd，骨化三醇软胶囊 0.25 μg qd，雷贝拉唑钠肠溶片 10 mg qd 治疗。出院后甲泼尼龙维持剂量为 12 mg qd。

辅助检查：骨代谢五项显示 25-羟基维生素 D 17.69 ng/ml；骨钙素 6.17 ng/ml；总 I 型胶原氨基端延长肽 14.93 ng/ml；骨密度，腰椎 L_1 T=-4.3，L_2 T=-2.4，L_3 T=-1.9，L_4 T=-2.7，总和 T=-2.3；左髋关节 Z 值，颈部 -2.3，转子 -2.9，内部 -2.1，总和 -3.2。Ward's-2.4。

入院诊断：1. 重度骨质疏松；2. 系统性红斑狼疮。

请思考以下问题：

该患者发生重度骨质疏松的原因是什么？

案例 5-4-1 解析

患者系青年女性，无引起原发性骨质疏松的高危因素。患者既往因系统性红斑狼疮使用糖皮质激素治疗 1 年余，随即出现左侧髋部疼痛并加重，活动受限。骨密度提示已出现骨质疏松。考虑为长期使用糖皮质激素引起的继发性骨质疏松。

GIOP 的特征：①激素对骨密度的影响与使用时长相关：激素使用初期即可诱发 GIOP，骨量丢失在治疗第 1 年最明显，丢失 12%～20%。②激素对骨密度的影响与使用剂量相关：激素相当于等效剂量泼尼松≤2.5 mg/d 为小剂量，2.5～7.5 mg/d 为中等剂量，≥7.5 mg/d 为大剂量。激素剂量越大骨量丢失越多，无论每日大剂量抑或累积大剂量均可增加骨折风险；同时需注意激素无安全阈值，即使小剂量激素亦可导致骨量丢失。③ GIOP 骨折风险增高的部位：激素对松质骨的影响大于皮质骨，因此椎体更易发生骨折。④停用激素后骨量可部分恢复：激素停用 6 个月后骨密度可部分恢复，骨折风险下降；但骨丢失量超过 10% 则不能完全恢复，椎体变形和腰背痛可持续存在。⑤骨折风险与骨密度不呈线性关系：激素不仅影响骨密度，更导致骨质量下降，故 GIOP 患者未出现骨质疏松时也可能发生脆性骨折。

二、糖皮质激素性骨质疏松症的评估

评估骨折风险是防治 GIOP 最为基础和关键的一步。建议在使用糖皮质激素治疗过程中充分收集患者临床资料，如人种、年龄、性别、绝经情况、低体重指数（<19 kg/m²）、既往脆性骨折、脆性骨折家族史、烟酒史、跌倒、激素使用情况及原发病控制情况等，并利用骨折风险预测工具（fracture risk assessment tool，FRAX）对患者进行骨折风险分层。

案例 5-4-2

5-4-1 患者长期使用糖皮质激素治疗系统性红斑狼疮，目前已出现重度骨质疏松。

请思考以下问题：

如何评估患者的骨折风险？

案例 5-4-2 解析

患者 23 岁，应在开始激素治疗的 6 个月内行骨密度检查，进行骨折风险的初始评估，每 12 个月进行 1 次骨折风险再评估。登录 https://www.sheffield.ac.uk/FRAX/tool.jsp 网站，使用 FRAX 工具对患者进行骨折风险分层。

三、糖皮质激素性骨质疏松症的防治

GIOP 初始治疗评估为低度骨折风险者，建议改善生活方式，补充钙剂和维生素 D。暂不推荐加用其他抗骨质疏松药物治疗。具体防治措施包括：①高钙、低盐、适量蛋白质的均衡饮食；②充足日照、控制体重、适量运动、防止跌倒；③戒烟、限酒、避免过量的咖啡和碳酸饮料；④激素疗程≥3 个月的患者，每日补充元素钙 1000～1200 mg、维生素 D 600～800 U 或活性维生素 D。

GIOP 初始治疗评估为中、高度骨折风险者，建议在改善生活方式、补充钙剂和维生素 D 的基础上，选择双膦酸盐、甲状旁腺素类似物、RANKL 抑制剂、选择性雌激素受体调节剂类、降钙素类等药物治疗。

1. 双膦酸盐　是目前治疗 GIOP 的一线用药，主要包括阿仑膦酸钠、唑来膦酸、利塞膦酸钠、伊班膦酸钠、依替膦酸二钠和氯膦酸二钠等。双膦酸盐类药物常见的不良反应：①胃肠道不适：包括上腹疼痛、反酸等症状。因此口服双膦酸盐后 30 分钟内应避免平卧，保持直立体位（站立或坐立）。②一过性"流感样"症状：首次使用含氮双膦酸盐可出现一过性发热、骨痛和肌痛等类流感样不良反应，多在用药 3 天内明显缓解。症状明显者可用非甾体抗炎药或其他解热镇痛药对症治疗。③肾毒性：双膦酸盐类药物约 60% 以原形从肾脏排泄，肾功能异常的患者慎用，肌酐清除率＜35 ml/min 的患者禁用。每次给药前应检测肾功能，充分水化，输注时间唑来膦酸不少于 15 分钟，伊班膦酸钠不少于 2 小时。④下颌骨坏死：发生率仅为 0.001%～0.01%，多见于静脉用双膦酸盐类药物。因此，用药过程中应注意口腔卫生，严重口腔疾病或需要接受牙科手术的患者不建议使用该类药物。⑤非典型股骨骨折（atypical femur fractures，AFF）：AFF 的发生可能与长期应用双膦酸盐类药物有关。因此，长期使用双膦酸盐患者（3 年以上）一旦出现大腿或者腹股沟部位疼痛，应进行相关检查明确是否存在 AFF。

2. 甲状旁腺素类似物　是当前促进骨形成的代表药物，国内上市的有特立帕肽，临床常见的不良反应为恶心、肢体疼痛、头痛和眩晕。特立帕肽治疗时间不宜超过 24 个月，停药后应序贯使用抗骨吸收药物，以维持或增加骨密度，持续降低骨折风险。

3. RANKL 抑制剂　代表药物为地舒单抗，主要不良反应是低钙血症，也可能引起严重感染、皮疹、肌痛、骨痛、下颌骨坏死和非典型股骨骨折。

4. 选择性雌激素受体调节剂类（SERMs）　代表药物是雷洛昔芬，药物总体安全性良好。有静脉栓塞病史及有血栓倾向者，如长期卧床和久坐者禁用。雷洛昔芬不适用于男性骨质疏松症患者，禁用于静脉血栓栓塞性疾病、肝功能减退、肌酐清除率＜35 ml/min 的患者及妊娠哺乳期妇女。

5. 降钙素类　目前应用于临床的降钙素类制剂有两种：鳗鱼降钙素类似物和鲑降钙素。降钙素总体安全性良好，少数患者使用后出现面部潮红、恶心等不良反应。鼻喷剂型鲑降钙素具有潜在增加肿瘤风险的可能。鲑降钙素连续使用时间一般不超过 3 个月。

案例5-4-3

案例5-4-1患者给予钙剂和骨化三醇的治疗方案效果欠佳，已出现骨质疏松和压缩性骨折，计划采用唑来膦酸钠5mg静脉滴注每年一次来治疗重度骨质疏松。

请思考以下问题：

唑来膦酸钠的用药监护有哪些？

案例5-4-3解析

唑来膦酸钠建议连续使用3年，尽量不要超过5年。滴注时间不少于15分钟。给药前后患者应充分饮水，日饮水量应大于2L。给药后观察患者有无发热、头痛、肌痛、感冒样不适症状。给药后1年内避免重复使用其他双膦酸盐类药物。建议长期配合服用钙剂及阿法骨化醇或骨化三醇，增强疗效。

思 考 题

1. 糖皮质激素性骨质疏松症的临床表现有哪些？

2. 简述糖皮质激素性骨质疏松症的特征。

3. 糖皮质激素性治疗过程中如何对骨折风险进行评估？

4. 简述糖皮质激素性骨质疏松症的治疗药物及其注意事项。

（董占军　朱晓冉）

第六章 抗感染药物典型不良反应案例与分析

学习要求

记忆：抗感染药物典型不良反应案例涉及的相关药物及其不良反应的防范原则。

理解：抗感染药物引起严重不良反应的发病机制。

运用：抗感染药物典型不良反应的识别及处理。

第一节 抗微生物药物引发的假膜性结肠炎

假膜性结肠炎（pseudomembranous colitis，PMC）又称抗生素相关性肠炎、难辨梭状芽孢杆菌性肠炎，是由艰难梭菌（*Clostridium difficile*，CD）引起的结肠及小肠的急性肠黏膜坏死、纤维素渗出性炎症，黏膜表面覆有黄白或黄绿色假膜。近来有研究报道，接近100%的PMC患者来源于此菌的作用。本病的发病机制为应用抗微生物药物后导致肠道菌群失调，难辨梭状芽孢杆菌大量繁殖，产生毒素而致病。该病起病突然，发展迅速，病情严重者可导致死亡。

一、抗微生物药物引发假膜性结肠炎的临床表现

抗菌药物的使用、住院时长和高龄（≥65岁）是抗微生物药物引发假膜性结肠炎的主要危险因素。一般多在抗微生物药物应用后4~10天内发生腹泻，也可在停药后2~6周内发生。患者大多有慢性消耗性疾病或近期大手术的病史。主要临床表现如下所述。

（一）腹泻

腹泻次数多少不一，轻症每日仅有2~3次稀便，重症可出现每日20~30次较严重的腹泻。腹泻初含粪质，后则多为水样便，少数患者可有肉眼血便，粪汁内可混有斑块状假膜，严重者可排出成条假膜管形。

（二）腹痛

腹痛多为阵发性绞痛，在腹泻前明显，腹泻后缓解。常有腹部压痛，严重者伴有腹胀、肌紧张及反跳痛而类似急腹症。

（三）发热

大多数患者有发热，一般为低热，但有时可高达40℃以上。血常规中白细胞计数常超过$10\times10^9/L$，有时可达$60\times10^9/L$以上，呈类白血病反应。

（四）并发症

少数患者可引起低蛋白血症、麻痹性肠梗阻、中毒性巨结肠、肠穿孔等表现；重症患者可出现谵妄、定向障碍等严重毒血症症状。

案例 6-1-1

患者，男性，75岁，主诉因"摔伤致左下肢疼痛伴活动障碍10天，发热伴稀便5天"于2021年6月16日入院。患者10天前曾于当地医院查左股骨正侧位片，结果显示：左股骨颈骨折。5天前出现发热，最高体温38.6℃，伴腹痛及排便次数增多，大便为糊状，无带血及带脓

液。全腹 CT 示：乙状结肠肠壁广泛增厚、水肿，炎性病变可能性大。当地医院予"左氧氟沙星"抗感染、补液等治疗后体温逐渐恢复正常，但仍间断解有稀便。以"1. 左股骨颈骨折；2. 肠道感染"收住我院骨科。

入院后查体：T 37.8℃，BP 135/65 mmHg。腹部平软，下腹部压痛，余未见明显异常。完善相关检查：血常规示白细胞计数 9.38×10^9/L，中性粒细胞百分比 67.8%，嗜酸性粒细胞计数 0.47×10^9/L，血红蛋白 107.0 g/L。粪便常规示稀便，粪便红细胞 $0\sim3$ 个/高倍视野，粪便脓细胞稀布，隐血试验（+）。

入院后依次单用注射用头孢哌酮钠舒巴坦钠、硫酸阿米卡星注射液、头孢克洛缓释片抗感染，同时给予调节肠道菌群、抑酸、补液等治疗，建议行肠镜检查，患者拒绝。直至 7 月 15日肠镜下见片状浅溃疡。7 月 23 日全麻下行骨折手术，术后卧床，出现腹泻不适。8 月 3 日出现腹痛、高热，最高达 39.2℃，消化内科会诊考虑腹腔感染，予注射用头孢哌酮钠舒巴坦钠抗感染治疗，患者腹痛、腹胀加重，体温及血常规进行性升高。8 月 4 日转入 ICU，换用注射用亚胺培南西司他丁钠抗感染，积极对症治疗，生命体征平稳。8 月 7 日转回骨科予肠外营养、注射用亚胺培南西司他丁钠抗感染，腹泻不能缓解。8 月 12 日转入消化内科，使用注射用亚胺培南西司他丁钠第 10 天，换为注射用哌拉西林钠他唑巴坦钠继续抗感染治疗。8 月 13 日完善艰难梭菌培养，初步鉴定为 CD。8 月 14 日肠镜下见广泛附着黄白色簇落样分泌物，局部黏膜糜烂，考虑假膜性结肠炎。

请思考以下问题：
该患者艰难梭状芽孢杆菌感染的危险因素及临床表现有哪些？

长期暴露于广谱抗菌药物，尤其是克林霉素、氟喹诺酮类和第三代头孢菌素的患者、具有严重基础疾病者、老年人、使用免疫抑制剂或免疫功能低下者、糖尿病、肾衰竭、胃肠手术、管饲、肠道准备、营养不良、炎症性肠病（尤其是溃疡性结肠炎）患者，以及长期使用质子泵抑制剂和抗组胺剂（如 H_2 受体阻滞剂）的患者容易发生艰难梭菌感染（*Clostridium difficile* infection，CDI），尤以胃肠术后合并使用广谱抗菌药物的患者发生风险最高。

CDI 的临床症状可从单一腹泻到中、重度感染，包括发热、腹痛、腹胀，腹泻初期为水样便，常多于 3 次/24 小时，后期可发展为脓血便。重症患者白细胞增多，还可表现为 PMC，PMC 早期为在结肠红肿充血区中央形成白色的假膜，中期出现散在的典型黄白色状假膜，晚期则形成更加密集的黄白色假膜；甚至出现威胁生命的全身中毒性巨结肠、结肠穿孔及脓毒血症等严重并发症。

案例 6-1-1 解析
该患者入院前 5 天即开始抗感染治疗，先后使用多种广谱抗菌药物，疗程 2 月余，且患者为 75 岁老年人，长期暴露于广谱抗菌药物，为高危易患人群。8 月 13 日艰难梭菌培养结果回报，初步鉴定为 CD；8 月 14 日肠镜下见广泛附着黄白色簇落样分泌物，局部黏膜糜烂，考虑假膜性结肠炎。结合患者症状、体征、实验室及辅助检查，明确诊断为假膜性结肠炎。

二、容易引发假膜性结肠炎的抗微生物药物

20 世纪 60 年代报道，林可霉素和克林霉素易致 PMC，发病率高达 10%。现研究发现，除静脉用氨基糖苷类外，几乎所有抗微生物药物都可能引起 PMC，甚至是对 PMC 有治疗作用的甲硝唑、万古霉素也可导致 PMC。

案例 6-1-2
案例 6-1-1 中，该患者入院后给予多种抗微生物药物进行治疗，用药疗程长，患者持续腹泻，并出现腹痛、高热、血常规升高。

请思考以下问题：

还有哪些抗微生物药物会造成PMC？

PMC一般多在抗微生物药物应用后4～10天内发生，也可在停药后2～6周内发生。导致PMC最重要的危险因素仍然是抗微生物药物的使用。较易引发此类疾病的抗微生物药物有克林霉素、头孢菌素类、氨苄西林、阿莫西林及氟喹诺酮类等。

（一）克林霉素

腹泻是PMC的主要症状，多发生在应用克林霉素后4～10天内，或在停药后1～2周内，或于手术预防用药后5～20天内发生。目前的研究发现，大多数抗菌药物可引起PMC，克林霉素发生率较高。FDA曾发出黑框警告：由于克林霉素治疗与严重的结肠炎有关，可能会导致致命的后果。所有在使用克林霉素后出现腹泻的患者都必须考虑艰难梭状芽孢杆菌相关腹泻（CDAD）。

（二）头孢菌素类

头孢菌素类药物引起PMC的发生率可达30%。多种头孢菌素类药品说明书中均提示，用药过程中可能发生伴有血便的假膜性结肠炎之类的严重结肠炎。当腹痛或腹泻频繁出现时，应及时采取适当治疗措施，如中断给药。

（三）青霉素类

青霉素家族中的氨苄西林、阿莫西林和阿莫西林/克拉维酸均可致腹泻和假膜性结肠炎。口服氨苄西林的患者，给药1周后腹泻的发生率可达11%。阿莫西林引起假膜性结肠炎的发生率高达35%。

案例 6-1-2 解析

该患者使用的氟喹诺酮类药物、头孢菌素类药物、碳青霉烯类药物均属于比较容易诱发PMC的药物。从抗微生物药物的使用及疗程、PMC的发生时间、临床表现等方面来看，是一例比较明确的抗微生物药物引起PMC的病例。

案例 6-1-3

案例6-1-1中，该患者入院后给予抗感染、调节肠道菌群、抑酸、补液等治疗，医生建议行肠镜检查，患者曾拒绝。

请思考以下问题：

该患者还可以完善哪些检查帮助明确诊断？

CDI的诊断标准为患者出现中至重度腹泻或肠梗阻，并满足以下任一条件：①粪便检测CD毒素或产毒素CD结果阳性；②内镜下或组织病理学检查显示假膜性结肠炎。目前CDI的实验室检测方法较多，但尚没有一个敏感性和特异性都是最好的方法或策略组合。

案例 6-1-3 解析

对该患者进行CD培养，在显色培养基上可见黑色、扁平、粗糙、边缘不整齐的菌落，可以直接鉴定为CD。厌氧培养敏感度较高，但不能区分菌株是否产生毒素，可作为CD筛查的有效方法之一。

三、抗微生物药物引发假膜性结肠炎的治疗

案例 6-1-4

案例 6-1-1 中，该患者有腹泻，且内镜发现假膜，为重症 CDI。

请思考以下问题：

如何对该患者的 PMC 进行治疗？

PMC 的治疗，主要是针对 CDI 病因的治疗。治疗的首要原则是尽可能停止正在使用的抗微生物药物；其次，口服有效治疗药物。根据患者感染的严重程度，给予不同的治疗方案。

1. 无症状 CD 携带者 无腹泻、肠梗阻、结肠炎等临床症状的患者，不推荐进行 CD 实验室检测及治疗。

2. 轻-中度感染 有腹泻等肠炎样症状，但没有重症感染表现，给予甲硝唑 500 mg（口服或胃管入），每 8 小时一次。

3. 重症感染 有腹泻且存在以下任何一项因 CDI 导致的异常：白细胞 $>15×10^9$/L，血肌酐较基线升高 $>50\%$，内镜发现假膜，给予万古霉素 125 mg 溶液（口服或胃管入），每 6 小时一次。

4. 重症感染伴并发症 首先需外科、感染内科医生会诊，评估结肠切除手术指征；给予万古霉素 500 mg 溶液（口服或胃管入），每 6 小时一次，配伍甲硝唑 500 mg（胃管入），每 8 小时一次；患者一旦病情稳定，万古霉素即应减量至 125 mg，每 6 小时一次，同时停用甲硝唑；口服给药受限或完全性肠梗阻的患者，可经 Foley 导管给予万古霉素 500 mg（溶于 100 ml 生理盐水）直肠保留灌肠，每 6 小时一次，配伍甲硝唑 500 mg，静脉输注，每 8 小时一次，但须注意该项治疗存在结肠穿孔的风险。

5. 复发性 CDI 第一次复发时仍可采用原治疗方案；第二次复发时应给予万古霉素并逐渐减量，配合脉冲式给药模式或粪便菌群移植。万古霉素减量方法：125 mg，qid，10～14 天；125 mg，bid，7 天；125 mg，qd，7 天；125 mg，1 次/（2～3）天，2～8 周。

案例 6-1-4 解析

8 月 15 日开始，给予该患者万古霉素 125 mg qid 口服抗感染治疗。用药至 8 月 23 日，患者体温、血常规、炎性指标及大便常规恢复正常，好转出院。

四、抗微生物药物引发假膜性结肠炎的防范

案例 6-1-5

案例 6-1-1 中，该患者假膜性结肠炎诊断明确，经万古霉素联合甲硝唑口服治疗，病情好转出院。

请思考以下问题：

作为药师，应如何对患者及家属进行教育？如何在以后的临床工作中预防 CDI？

（一）对患者及其家属开展艰难梭状芽孢杆菌防控知识的宣教

宣教内容可包括以下方面：①CD 的基础知识。②接触隔离的要素和理由、手卫生作为 CDI 预防措施的意义与必要性。③在院内及出院后对家庭成员和探视者造成 CD 传播的风险。④处于急性腹泻阶段的人员不宜探视院内患者。可以采用口头的语言培训，也可利用宣传彩页、视频等。

（二）识别高危患者

有以下特征的患者存在发生 CDI 的较高风险：①老年患者；②住院时间长；③患严重基础疾

病；④长期使用广谱抗菌药物（如广谱的二、三代头孢菌素、广谱青霉素、克林霉素、氟喹诺酮类）；⑤使用质子泵抑制剂或其他抑酸剂的患者；⑥机体存在免疫抑制（包括恶性肿瘤和器官移植等因素）等。对上述患者应该重点监护，及时识别腹痛、腹泻等前驱症状，及时处理，以防假膜性结肠炎的发生。

（三）抗菌药物的合理应用

研究证实，抗菌药物的蓄积剂量、使用抗菌药物数量、抗菌药物暴露天数均与 CDI 有关。因此，减少与 CDI 相关高危抗菌药物的使用数量、频率和持续时间，对于降低 CDI 风险十分重要。

> **案例 6 1 5 解析**
> 若以后该患者需要再次行抗感染治疗，应减少与艰难梭菌感染相关的高危抗菌药物的使用数量、频率和持续时间。如果不得不使用上述药品，应告知患者注意前驱症状的发生，若出现前驱症状，应及时处理。

思 考 题

1. 抗微生物药物引发的假膜性结肠炎的发病机制是什么？
2. 抗微生物药物引发的假膜性结肠炎的高危因素有哪些？
3. 如何对抗微生物药物引发的假膜性结肠炎进行治疗？

（张　峻　卢珊珊）

第二节　β-内酰胺类药物引发的癫痫

β-内酰胺类药物因共有的 β-内酰胺环而归于一类，是临床最常使用的一大类抗生素，包括青霉素类、头孢菌素类、头霉素类、碳青霉烯类、单环 β-内酰胺类、β-内酰胺酶抑制剂类。

神经递质 γ-氨基丁酸（γ-aminobutyric acid，GABA）能够阻止兴奋性皮质作用，而 β-内酰胺环的结构和 GABA 神经递质相似，能作用于 $GABA_A$ 受体，从而拮抗 GABA 的作用，导致癫痫暴发。经统计，约 6% 的首次癫痫发作和 9% 的持续性癫痫发作是药物引起的，抗生素中 β-内酰胺类药物相关的癫痫报道较多。大部分药物诱导的癫痫发作是自限性的，不会引起永久性后遗症。然而，反复或持续性的癫痫发作可能会导致不可逆的神经损伤及其他危及生命的并发症，如缺氧、低血压、肺吸入、高温和代谢性酸中毒等。

一、β-内酰胺类药物相关癫痫发作的临床表现

抗菌药物诱发的癫痫发作大多为全面性强直-阵挛发作或非惊厥性发作。前者也称为大发作，是一种表现最明显的发作形式，以意识丧失、双侧对称强直后紧跟有阵挛动作并通常伴有自主神经受累表现为主要临床特征。而非惊厥性发作指患者缺乏以上明显的惊厥性症状，但存在精神、意识或行为的异常，临床表现为轻微或者不明显的运动、情感、唤醒、认知、记忆、视觉或意识障碍。β-内酰胺类药物相关癫痫可表现为该类状态，易被临床忽视。

当一次癫痫发作持续时间大大超过了该型癫痫发作大多数患者发作的时间，或反复发作，在发作间期患者的意识状态不能恢复到基线状态，即为癫痫持续状态（status epilepticus，SE），急需终止发作。有研究发现，10% 的 SE 患者和抗生素的使用有时间相关性，15% 发生药物相关性癫痫的患者发生了 SE。

SE 可伴有突出的运动症状，也可不伴突出的运动症状（nonconvulsive status epilepticus，NCSE）。NCSE 可有多种多样的症状，没有特异性，临床上往往难以察觉，从而延误治疗。大多数患者会发生精神状态改变（约 82%），其中 49% 意识模糊、答非所问，22% 昏迷，21% 昏

睡或嗜睡，8% 记忆缺失。除了精神状态改变，还有言语错乱、肌阵挛、怪异行为、焦虑、易激惹、谵妄状态、锥体外系表现及幻觉。若怀疑 NCSE，必须借助脑电图检查，找到大脑持续痫性放电＞30 分钟的证据，才可以明确诊断。

二、容易引发癫痫的 β-内酰胺类药物及特点

案例 6-2-1

　　患者，女性，72 岁，77 kg，因意识模糊和失语从护理院转入急诊，既往有骶骨创伤和骨盆骨髓炎、1 型糖尿病和长期留置导尿管。护理院反映该患者至少 4 小时前就开始没有言语交流，并且难以完成指令。其在护理院进行康复锻炼，并接受静脉用头孢吡肟 2g iv.gtt q8h 治疗骨髓炎 3 天。既往没有痫杂，能够独立生活。

　　入院查体，体温 37℃，血压 175/67 mmHg，心率 72 次/分，呼吸 18 次/分，血氧饱和度为 97%（鼻导管吸氧）。患者清醒，四肢、双眼活动自如，无对答，不能遵循指令。格拉斯哥昏迷指数 10 分（眼睛 4 分，言语 2 分，运动 4 分）。患者无面部下垂，呈失语状态；肌力检查不配合，四肢遇疼痛有回缩反应，反射对称，巴宾斯基征阴性，无惊厥或肌阵挛。

　　实验室检验：血常规示 WBC 7200 个细胞/μl，Hb 112 g/L，PLT $541×10^3$ 个细胞/μl。尿常规：白细胞数 3+。肝功能：AST 75 U/L，ALT 90 U/L，余正常。肾功能：BUN 18.9 mmol/L，Cr 138 μmol/L，肌酐清除率为 45 ml/min，血钠、血糖及其他血电解质正常。头颅 CTA 和头颅 MRI 没有显示急性脑血管病，左额叶和颞叶也无异常。因患者不配合，未能做腰椎穿刺检查，因此未能进行颅内感染的评估。急诊医师诊断为谵妄状态收治入院。

　　患者入院 24 小时后，谵妄状态无好转，血培养、尿培养阴性，Cr 持续上升为 168 μmol/L。医师停用头孢吡肟，启动脑电图检查，发现在没有可观察到强直、痉挛或其他自发活动表现的情况下，脑电图呈现以双侧额叶为主出现 1.5～2.5 Hz 的有节律的尖波发放，因此该患者诊断为头孢吡肟引起的非惊厥性癫痫持续状态。

　　请思考以下问题：

　　头孢吡肟诱发该患者非惊厥性癫痫持续状态的证据有哪些？该患者有哪些危险因素？

（一）青霉素类

　　青霉素 G 初期在临床使用时，人们就发现其有致痫性，之后被广泛用于制造动物的癫痫模型。一项多中心研究纳入了 12 617 例住院患者，发现每 1000 名使用青霉素 G 和苯唑西林的患者中，有 3.2 名发生了癫痫。几乎所有研究和报道中的患者都使用了高剂量的青霉素、存在肾功能不全或两者兼有。大多数病例报道的青霉素剂量用到 4000～8000 万 IU/d，减量或停药后癫痫大多停止。另外，哌拉西林他唑巴坦引起的持续性癫痫发作也有少量病例报道。青霉素类药物在人体内由肾脏快速清除，其中 20% 由肾小球清除，60%～90% 由肾小管清除，肾功能受损患者青霉素的清除大幅减少。因此，肾功能受损和大剂量用药是发生急性癫痫的常见诱因。

（二）头孢菌素类

　　头孢唑林最常触发惊厥性癫痫，而其他头孢菌素如头孢替安、头孢克肟、头孢曲松、头孢他啶、头孢吡肟除诱发惊厥性发作，还可引发 NCSE，其中头孢吡肟相关研究较多。在一篇病例报道中，头孢吡肟引发了肌阵挛，与缺氧后昏迷状态类似，险些耽误治疗。在一项纳入 100 名使用头孢吡肟的患者研究中发现，15 名患者发生了神经毒性，表现为意识损害（13 名）、肌阵挛（11 名）、定位障碍（6 名）及 NCSE（1 名）。自 1996 年头孢吡肟批准使用以来至 2012 年，美国 FDA 确认了 59 例在给药过程中发生 NCSE，其中 56 例存在肾功能不全，并未按照说明书要求调整剂量。因此 FDA 发布黑框警告提示：在肾功能损伤时，头孢吡肟可能存在引发癫痫或癫痫持续状态的风险，建议及时调整剂量。

（三）碳青霉烯类

在碳青霉烯类的鼻祖亚胺培南早期用于临床时，人们就发现了其具有致痫性。相对其他碳青霉烯类，亚胺培南与 GABA$_A$ 受体有更高的亲和性，因此也更容易诱发癫痫发作。一项纳入 1754 例患者的研究显示，亚胺培南导致的癫痫发生率约为 0.93%。然而，有研究发现在肾功能不全的患者中调整亚胺培南剂量后，药物相关的癫痫发作仅为 0.2%。

美罗培南和厄他培南结构类似，相比亚胺培南致痫可能性较低。在一项超过 6000 例患者的综述研究中，美罗培南相关癫痫的发生率为 0.07%。

多利培南是较新的一类亲水性碳青霉烯类药物，因为和 GABA$_A$ 受体亲和力低，几乎没有其相关的癫痫报道，并且动物实验也表明即使采用脑内注射或脑室内注射，也无致痫性。

尤其值得注意的是，当碳青霉烯类药物和抗癫痫药物丙戊酸钠合用时，能大幅降低丙戊酸钠的血药浓度，即使增加丙戊酸钠剂量也达不到有效治疗浓度，可导致抗发作治疗失败。

案例 6-2-1 解析

首先，该患者有新发的失语和谵妄预警状态，包括没有言语交流，四肢活动自如但是不能遵旨活动等表现，符合 NCSE 表现。

其次，通过鉴别诊断可排除其他原因导致的 NCSE，进一步怀疑为药物引起。患者长期留置导尿管，尿常规检查显示有白细胞，但是其体温正常，血常规白细胞正常，在治疗中已使用头孢吡肟，存在新发感染的可能性较低；影像学检查也排除急性脑血管病和结构异常；血糖、血钠和其他血电解质正常，可排除代谢异常如低血糖和低钠血症引起的一些精神经症状；其未使用镇静药物或毒品，亦没有外伤。

再次，头孢吡肟诱发 NCSE 的病例报道较其他 β-内酰胺类药物多，它通过竞争性拮抗 GABA$_A$ 受体来降低癫痫发作的阈值。对于本案例患者，入院时发现 Cr 138 μmol/L，且入院后持续升高，诊断为急性肾功能损伤，结合患者高龄，头孢吡肟的剂量未降低等多种危险因素，可推断头孢吡肟在体内蓄积，诱发 NCSE。

最后，需要注意的是，在运用抗生素的病例中，颅内感染、败血症造成的器官衰竭、电解质紊乱等其他混杂因素同样会诱发癫痫样脑病，因此想要确定抗生素与癫痫的因果关系并不容易。只有仔细排除其他病因，并结合脑电图检查才可确诊抗生素相关性癫痫。

三、β-内酰胺类药物相关癫痫发作的治疗

案例 6-2-2

患者，男性，21 岁，体重 50 kg，因"重症肺炎、感染性休克"入 ICU 治疗。入 ICU 后经心脏彩超和实验室检查及结合患者临床表现，确诊为：①感染性心内膜炎；②重症肺炎；③感染性休克。立即予气管插管，呼吸机辅助通气，同时予咪达唑仑 4 ml/h 和吗啡 2 ml/h 静脉泵入镇静、镇痛。治疗上予亚胺培南西司他丁钠 1 g q8h iv.gtt ＋ 万古霉素 500 mg q8h iv.gtt，静脉输液（首剂加量）抗感染治疗。余以维持血压、镇静、祛痰、呼吸机辅助呼吸等对症支持治疗。6 天后，患者出现双眼上翻、四肢阵发性抽搐症状，且肌张力升高，临时医嘱予丙戊酸钠 0.8 g 静脉注射。次日，患者仍时有抽搐，将丙戊酸钠改为托吡酯片 25 mg bid 鼻饲对症治疗。2 天后，患者抽搐未见好转，但肺部感染较前好转，临床药师考虑到亚胺培南可诱发癫痫，导致患者反复发作，而目前感染已控制，因此建议停用亚胺培南西司他丁钠，降级为头孢哌酮钠舒巴坦钠 3 g q8h iv.gtt 静脉输液，医生采纳。次日，患者发作明显减少，第三日抽搐现象完全消失。

请思考以下问题：

如何对该患者的抗癫痫治疗进行评价？

（一）初始治疗

初始治疗应做好气道管理（吸氧或机械通气）、控制血压和心率以及床旁测血糖和中心体温。纠正血糖和电解质异常非常重要，因为这些因素本身也会诱发癫痫；高热是持续性癫痫发作的一个严重并发症，需要立即处理以预防死亡或者严重器官损害。另外，外周的惊厥症状之后，脑内可能还在持续放电，应当使用脑电图长程监测治疗效果。

停用可疑药品。必要时进行洗胃、透析。

（二）一线抗癫痫药物

苯二氮䓬类药物一般作为药物诱发癫痫的首选治疗。它通过增加氯通道的开放频率，使神经元超极化从而增强 $GABA_A$ 受体的活性。常见制剂有地西泮和咪达唑仑，可通过静脉注射停止癫痫，若静脉通路还未建立，咪达唑仑可用于肌内注射。但要注意大剂量的苯二氮䓬类药物可导致呼吸抑制。各药物常见剂量见表 6-2-1。

表 6-2-1　常用抗癫痫药物剂量

药品	初始剂量
地西泮	静脉注射：5～10 mg（儿童：0.2～0.5 mg/kg）持续 2～5 分钟，最高每次 10 mg；可在 5～20 分钟后重复注射
咪达唑仑	静脉注射：0.05～0.2 mg/kg（儿童：0.05～0.1 mg/kg，最高 4 mg）；可在 5～10 分钟后重复注射 肌内注射：0.1～0.2 mg/kg，最高 10 mg
苯巴比妥	肌内注射：100～200 mg，最高每天 400 mg 静脉注射：200～300 mg，最高 60 mg/min，最高每天 500 mg
丙戊酸钠	静脉注射：15 mg/kg 持续 5 分钟
左乙拉西坦	静脉注射：500 mg（儿童：10 mg/kg）
丙泊酚	静脉注射 1～2 mg/kg

（三）二线抗癫痫药物

若苯二氮䓬类药物治疗无效，苯巴比妥药物可用于下一步治疗，其可作用于 $GABA_A$ 受体复合物，延长氯通道开放时间使氯离子内流。

丙戊酸钠是广谱抗癫痫药，可用于全面性和局灶性癫痫，也是癫痫持续状态的二线治疗药物。但是由于其和碳青霉烯类存在相互作用，不适合用于碳青霉烯类药物引起的癫痫发作。

左乙拉西坦对 GABA 能系统的激动没有诱导作用，但是相互作用和不良反应少，在癫痫持续状态发生时也可作为二线药物选择。

当患者发展为难治性癫痫持续状态时，可以启用丙泊酚治疗。丙泊酚是一种静脉麻醉药物，它的抗惊厥作用机制还不清楚。其能促进 GABA 和受体结合，打开氯通道，在大剂量时也能直接打开氯通道。当与苯二氮䓬类和巴妥类药物同用时，能产生叠加或协同效应。治疗癫痫持续状态所用剂量一般大于镇静剂量，接近于全身麻醉所需剂量。患者需要在插管和机械通气情况下使用该药。使用丙泊酚需小心高甘油三酯血症和丙泊酚输注综合征。后者常发生于长时间大剂量输注丙泊酚的儿童和青少年，表现为心动过缓、低血压、横纹肌溶解和代谢性酸中毒。因此，儿科患者要避免长时间输注大于 5 mg/(kg·h) 的剂量。

> **案例 6-2-2 解析**
> 该案例中，亚胺培南引发的癫痫发作不适宜使用丙戊酸钠治疗，因为碳青霉烯类药物可与丙戊酸钠发生相互作用，导致丙戊酸钠浓度大幅下降。患者癫痫反复发作，考虑可能为癫痫持续状态，应当连脑电图监测，并且第一时间使用地西泮静脉注射。若病情允许，须及时停用亚胺培南，换用致痫性较低的美罗培南等药物。

四、β-内酰胺类药物相关癫痫发作的防范

（一）高危因素评估

β-内酰胺类药物引发的癫痫发作主要有两方面原因，大剂量药物输注及肾功能损伤。因此肾功能损伤的患者使用 β-内酰胺类药物时，务必减少剂量或频次。药物选择方面，尽量选择癫痫发作风险低的药物，如碳青霉烯类可选美罗培南、厄他培南或多利培南，避免亚胺培南。对于有癫痫病史的患者，若已经使用丙戊酸钠，则避免使用碳青霉烯类药物，防止因丙戊酸钠血药浓度下降导致的癫痫暴发。

（二）严密监护，早期识别

具有高危因素的患者在使用 β-内酰胺类药物时，需要严密监测肾功能，若肌酐清除率不断升高，则考虑进一步降低剂量或停药。若患者发生双眼上翻、肌强直、肌阵挛、抽搐等较明显症状，可直接疑似为癫痫发作。若患者发生精神状态改变、答非所问或昏睡的情况，应当及时检查脑电图，排查 NCSE。一般来说持续的脑电图监测可在 1 小时内发现 56% 的癫痫，在 48 小时内识别 93% 的癫痫。

（三）排除其他诱因，及时适当治疗

由于其他原因也可诱发癫痫，如感染性疾病（尤其中枢神经系统感染）、自身免疫性脑炎、电解质紊乱、低血糖、心律失常等，应当及时检查，对本治疗。同时给予一线治疗药物苯二氮䓬类，若无效或患者不耐受，可选二线药物苯巴比妥、丙戊酸钠（碳青霉烯类导致的癫痫不能选用）、左乙拉西坦等，若癫痫发作无法缓解，则需要在插管和机械通气的保护下使用丙泊酚进行治疗，并连接脑电图观察治疗效果。

思 考 题

1. 在诊断药物引发的癫痫前，需要排除哪些其他疾病？
2. β-内酰胺类药物引发的癫痫的危险因素有哪些？

（潘　雯　李晓宇）

第三节　头孢类抗菌药物引发的双硫仑反应

双硫仑反应（disulfiram-like reaction），又称戒酒硫样反应，是指使用含有与双硫仑结构或作用机制相似的药物前后，使用或接触乙醇或含有乙醇的制品，导致乙醇中间代谢产物乙醛的继续代谢被阻断，造成体内乙醛蓄积而产生的一系列反应。

头孢类抗菌药物是目前临床应用最广泛的抗菌药物之一。部分头孢菌素因具有双硫仑结构，患者用药前后接触乙醇或含乙醇制品，可能出现双硫仑反应，甚至有致死的病例报道。为保障头孢类抗菌药物的安全使用，医务人员应详细采集患者病史，同时给予充分的用药教育，预防双硫仑反应的发生。在发生疑似双硫仑反应时，应及时诊断，积极救治。

一、头孢类抗菌药物引发的双硫仑反应的发生机制

1948 年，Jacobsen 等发现，人体吸入微量双硫仑后会出现面部潮红、头痛、头晕、心悸、恶心、呕吐、胸闷、多汗、呼吸困难等症状，上述症状在饮酒后更严重。利用这一特点，双硫仑被用于慢性酗酒的辅助治疗。现有的研究虽尚未完全解释头孢类抗菌药物引起双硫仑反应的机制，但其中有部分假说已经得到证实。

乙醇进入人体后，经胃和小肠吸收，90% 在肝脏内由乙醇脱氢酶（alcohol dehydrogenase，

ADH）催化为乙醛，乙醛脱氢酶（acetaldehyde dehydrogenase，ALDH）将乙醛催化为乙酸，乙酸转化为乙酰辅酶 A 进入三羧酸循环，最终生成 CO_2 和 H_2O。有一部分头孢类抗菌药物母核 7-氨基头孢烷酸环的 C3 位上有一个 N-甲基硫代四唑（methyltetrazolethiol，MTT）基团，药物进入体内后，MTT 侧链从头孢菌素分子中脱离出来，被氧化后生成与双硫仑相似的双硫结构，与辅酶 I 竞争 ALDH 的活性中心，从而抑制乙醛代谢，造成体内乙醛蓄积，引发一系列临床症状。而使用不含有 MTT 侧链的头孢类抗菌药物期间接触乙醇或含乙醇制品罕有发生双硫仑反应的报道。具体药物品种分类见表 6-3-1。

表 6-3-1　常用含 MTT 基团与不含 MTT 基团的头孢类抗菌药物

含 MTT 基团	不含 MTT 基团
头孢哌酮、头孢孟多、头孢尼西、头孢甲肟、头孢替安、头孢匹胺、头孢美唑 *、头孢米诺 *、拉氧头孢 *	头孢唑啉 **、头孢噻吩、头孢拉定、头孢氨苄、头孢羟氨苄、头孢替唑、头孢克洛、头孢呋辛、头孢丙烯、头孢克肟、头孢噻肟、头孢他啶 ***、头孢唑肟、头孢曲松、头孢地尼、头孢他美、头孢妥仑匹酯、头孢特仑新戊酯、头孢地嗪、头孢泊肟酯、头孢卡品酯、头孢吡肟、头孢匹罗、头孢噻利、头孢西丁 *

　* 头霉素类抗菌药物；** 头孢唑啉含有类似 MTT 结构，可能引起双硫仑反应；*** 头孢他啶尽管不含 MTT 基团，也易引起双硫仑样反应

二、头孢类抗菌药物引发的双硫仑反应的临床表现及诊断

体内乙醛蓄积是导致双硫仑反应的重要原因之一。

（一）头孢类抗菌药物引发的双硫仑反应的临床表现

双硫仑反应可表现为乏力、面部及躯干潮红、头颈部血管剧烈搏动或搏动性头痛、头晕、恶心、呕吐、心动过速（可高达 180 次/分）、低血压或高血压、惊厥、昏迷、心肌梗死等症状，常伴有心电图 ST-T 改变，严重者可有意识丧失等，甚至是死亡。症状严重程度与用药剂量和饮酒量呈正比关系。

头孢类抗菌药物所致双硫仑反应一般发生在用药期间，患者接触乙醇或含乙醇制品后 5～60 分钟内出现，最迟可在 24 小时后出现。如果不再摄入乙醇，症状一般持续 30 分钟至数小时。

（二）头孢类抗菌药物引发的双硫仑反应的诊断

目前，头孢类抗菌药物引发的双硫仑反应没有统一的诊断标准，根据现有文献、资料，出现以下情况时可考虑诊断。

（1）有明确的头孢类抗菌药物用药史。

（2）在用药时及停药后 1 周内接触乙醇或含乙醇制品，或在接触乙醇或含乙醇制品数分钟或数小时后用药。

（3）接触乙醇或含乙醇制品 5～60 分钟内，出现双硫仑反应症状。

（4）除外急性酒精中毒、过敏性休克、解救药物过敏、心脑血管意外及乙醇和有关药物的过敏史等情况。

（5）经对症治疗后病情迅速好转。

诊断时要与急性冠脉综合征、乙醇过敏反应、急性酒精中毒、过敏反应、5-羟色胺综合征等做鉴别。

白酒、红酒、黄酒、啤酒以及含酒精的饮料都会引起双硫仑反应。患者接触乙醇和含乙醇制品的方式除了直接饮酒、食用添加乙醇辅料的食品，如醉虾（蟹、螺）、酒心巧克力、腐乳、发酵的食醋等之外，还有其他途径，如乙醇擦浴、滴耳，饮酒后哺乳，使用花露水，甚至是使用含啤酒的洗发水。此外，还有医源性及药源性的乙醇摄入，如肾动脉栓塞术中使用无水乙醇栓塞剂介入治疗。常用的含有乙醇的药物有藿香正气水、十滴水、细辛脑注射液、尼莫地平注射液、氢化

可的松注射液、血栓通注射液、康复新液、国产伏立康唑注射液（专用溶剂为乙醇和丙二醇的混合物）等。

案例 6-3-1

患者，男性，55 岁，因"胸闷，四肢乏力，头晕半小时"急诊入院。就诊前与友人聚餐时出现上述症状，席间曾饮白酒 3 两（注：150ml）左右。

入院查体：神清，面色潮红，气促，体温 37.1℃，血压 85/66 mmHg，双瞳孔等大等圆，对光反射正常。听诊双肺呼吸音粗，未闻及干湿啰音，心率 95 次/分，律齐，无杂音，余查体无特殊。血常规、IgE、肌钙蛋白正常，血钾 3.25 mmol/L，血氧饱和度（SpO_2）94%，随机血糖 8.4 mmol/L，心电图正常。患者既往有高血压病史 2 年余，口服硝苯地平控释片，血压控制良好。否认食物药物过敏史。追问病史，诉 1 周前因"胆囊炎发作"，接受过头孢哌酮钠舒巴坦钠静脉输注治疗，末次用药时间在 4 天前。

入院初步诊断为：双硫仑反应。

请思考以下问题：

该患者诊断为双硫仑反应的依据是什么？

诊断双硫仑反应需要全面采集患者的用药史、乙醇接触史、症状出现时间、患者临床表现，结合患者病史和实验室检查指标，完善鉴别诊断后，方可诊断。对于用药史的信息收集，可能要追溯到起病前 1 周甚至更早。

案例 6-3-1 解析

该患者在结束头孢哌酮钠舒巴坦钠治疗 1 周内（4 天），饮酒后约 30 分钟出现面色潮红、胸闷、四肢乏力、头晕等症状，有明确的可能导致双硫仑反应药物的用药史和乙醇接触史，症状及发生时间符合双硫仑反应的一般表现。患者血常规、IgE 正常，既往无乙醇过敏史，暂不考虑过敏性疾病。患者肌钙蛋白、心电图均正常，暂不考虑急性冠脉综合征。综上，入院后初步诊断为双硫仑反应。

三、头孢类抗菌药物引发的双硫仑反应的治疗

头孢类抗菌药物引发的双硫仑反应一旦发生需立即停药或停用乙醇和含乙醇制品，症状轻者可自行缓解，一般对症治疗和支持治疗后，绝大多数患者均能好转。对于重症的患者，需要积极治疗。

（一）重症患者治疗措施

对于重症的双硫仑反应患者，需要给予以下治疗。

1. 患者取平卧位，头偏向一侧，以防呕吐物进入气管，休克使患者即刻取"V"形平卧位（头足抬高 15°），以增加回心血量；保持呼吸道通畅，吸氧；立即建立静脉通路，保持补液通畅。

2. 在 3 小时内饮酒者，可催吐、洗胃以减少乙醇吸收。

3. 维持水、电解质、酸碱平衡，有休克症状者积极抗休克。

4. 对于恶心、呕吐等症状对症处理。

5. 注意老年人及冠心病、高血压、糖尿病等基础疾病的患者合并症的处理。

6. 密切监测生命体征。

（二）药物治疗

主要治疗药物有糖皮质激素、纳洛酮、水溶性维生素等。

1. 糖皮质激素 有抗炎、抗过敏、抗休克的作用。目前较常用的药物是地塞米松，一般使用

剂量为 5～10 mg，静脉注射。甲泼尼龙起效快，一般使用剂量为 40～80 mg，静脉注射。

2. 纳洛酮　对各型阿片受体均有竞争性拮抗作用，能快速通过血脑屏障，改善乙醛对中枢的抑制，具有良好的非特异性催醒作用和改善呼吸的作用。严重醉酒或重症患者，尤其是休克患者，建议立即给予纳洛酮注射液 0.8～1.2 mg，静脉推注。根据患者情况，可继续静脉滴注纳洛酮。

3. 维生素 C　大剂量应用维生素 C，能干扰双硫仑对乙醇的作用。一般用法用量为 2～3 g，静脉滴注。

4. 其他药物　某些中药注射剂对双硫仑反应有一定疗效。例如，生脉注射液，与地塞米松联合使用，一般使用剂量为 20～60 ml，5% 葡萄糖注射液 250～500 ml 稀释后静脉滴注。醒脑静注射液，一般使用剂量为 10～20 ml，5%～10% 葡萄糖注射液或氯化钠注射液 250～500 ml 稀释后静脉滴注。

5. 对症治疗。

案例 6-3-2

患者病史和临床症状同案例 6-3-1。

请思考以下问题：

如何对该患者进行治疗？

案例 6-3-2 解析

该案例中，患者双硫仑反应的主要临床症状有胸闷、气促，伴血压降低，血钾 3.25 mmol/L，血氧饱和度 94%。根据一般处理原则，入院后予以吸氧，静脉推注地塞米松 10 mg，同时给予纳洛酮 0.8 mg 静脉推注，5% 葡萄糖注射液 500 ml + 维生素 C 3 g + 氯化钾 1.5 g，静脉滴注。

四、头孢类抗菌药物引发的双硫仑反应的防范

案例 6-3-3

案例 6-3-1 中，患者经治疗 60 分钟后，气促、胸闷、头晕、乏力症状明显好转，可自行在诊室内行走，血压升至 120/85 mmHg。准备离院回家。

请思考以下问题：

作为药师，应如何对患者进行用药教育？

双硫仑反应是完全可预防的药物不良反应。临床药师可以在患者和普通民众中开展宣传教育。同时要加强医务工作者对双硫仑反应的认知程度，处方前详细了解患者用药史和生活习惯，尤其要注意医源性、药源性的乙醇接触史，提高医师对双硫仑反应的诊断意识，减少误诊。

开展双硫仑反应相关的患者教育普及时应考虑以下因素：①双硫仑反应可发生在不同年龄段，无性别之分；②出现症状的时间绝大多数集中在酒后用药或用药后饮酒的 60 分钟内；③乙醇的体内代谢半衰期约为 6 小时，ALDH 被抑制后，常需 4～5 天才能恢复，如果需要用药，一般要求患者用药前 3 天没有乙醇接触史。根据头孢类抗菌药物体内代谢时间，一般要求停药后至少 7 天，避免接触乙醇及含乙醇制品。

案例 6-3-3 解析

药师须告知患者如果今后需要使用可能导致双硫仑反应的药物，需要确保自己在用药前 3 天及用药后至少 1 周不接触乙醇或含乙醇制品。同时建议患者适度饮酒。

思 考 题

患者，男性，43 岁，受凉后出现咳嗽、咳黄痰，伴发热，体温最高 39.4℃。查血常规：WBC 10.48×10^9/L，中性粒细胞 80.12%。胸部 X 线：右肺下叶实变影。患者既往体健，职业为销售。

诊断为社区获得性肺炎，拟采用抗菌药物治疗，在启动药物治疗前，临床药师还有哪些病史需要采集？

（金知萍　李晓宇）

第四节　喹诺酮类药物引发的跟腱断裂

随着全民运动的普及，运动损伤的发生率越来越高，其中肌腱损伤较为常见，在专业运动员和体育爱好者中均有很高的比例。通常认为，肌腱损伤与准备活动不充分、运动负荷过大或技术动作不规范有关。然而，还有一个重要的原因不容忽视——药物相关性肌腱病。喹诺酮类药物是目前临床应用较为广泛的一类抗菌药物，抗菌谱较广，对革兰氏阴性菌的作用强于革兰氏阳性菌。喹诺酮类药物通过抑制细菌的 DNA 拓扑异构酶，干扰细菌 DNA 的复制，起到抗菌作用。在应用氟喹诺酮类药物后，肌腱可能会发生病理性改变，导致肌腱损伤，进而增加肌腱病的发生风险。由于下肢肌腱，尤其是跟腱，在身体运动和负重中受到的负荷更大，因此最常被累及。

一、喹诺酮类相关的肌腱损伤类型及临床表现

关于喹诺酮类抗菌药物引起肌腱病的报道最早出现于 20 世纪 80 年代。随着喹诺酮类药物在临床上的广泛应用，其相关不良反应的报道也逐渐增多，其中引起骨骼肌肉系统尤其是跟腱损伤的报道呈上升趋势。喹诺酮类药物的肌腱毒性属于一种急性改变，通常在用药数天内即可出现，有的病例甚至发生在用药后数小时内。肌腱病的发生与给药途径和剂量无关，有时应用单次剂量后也可发病。在既往的病例报道中，大约 90% 的病例累及跟腱，44.3% 的病例为双侧损伤。约 40% 的病例在用药后 2 周内发生肌腱断裂，而且停药 6 个月后仍有病例发生断裂。肌腱炎的早期临床表现为跟腱充血和（或）炎性水肿，其中半数以上患者出现双侧肌腱疼痛和肿胀。此阶段若未接受适当治疗，会发展成肌腱断裂。整个阶段持续几周或数月，最终导致明显的功能障碍。还可发生关节肿胀、肌肉僵硬或痉挛、患肢运动困难等，若长期发炎则腱鞘会有增厚现象，这类肌腱病损大多好发于跟腱。美国 FDA 2008 年 7 月 8 日提出，要加强氟喹诺酮类药物可能增加肌腱炎和肌腱断裂风险的警示，要求说明书增加黑框警告。2012 年 12 月 31 日，国家食品药品监督管理局（SFDA）也要求修改左氧氟沙星口服制剂与注射剂的说明书，对其引起的肌腱炎和肌腱断裂风险增加黑框警示。

案例 6-4-1

患者，女性，39 岁。自诉进食海鲜食品后出现胃部绞痛、呕吐、腹泻、大汗，就诊于肠道门诊，诊断为腹泻。给予输液治疗，5% 葡萄糖氯化钠注射液 500 ml + 盐酸左氧氟沙星注射液 0.4 g、5% 葡萄糖氯化钠注射液 500 ml + 维生素 B_6 0.2 g + 15% 氯化钾 10 ml，盐酸消旋山莨菪碱注射液 10 mg，即刻，并给予蒙脱石散、乳酸菌素片口服。输液后，患者症状缓解。

次日复诊，给予林格注射液 500 ml + 甲磺酸左氧氟沙星注射液 0.4 g 输液治疗，并处方口服药甲磺酸左氧氟沙星片 0.1 g/片，2 片，每日两次。患者于当日晚上口服甲磺酸左氧氟沙星片 0.2 g。第二日上午又口服甲磺酸左氧氟沙星片 0.2 g。下午，患者在家中走路时，突觉左跟腱处弹动了一下，随即感到左跟腱处疼痛，自以为是脚部扭伤，给予按揉，仍疼痛，但未予以重视。后骑车去超市购物，但跟腱处疼痛一直持续并较剧烈，以致不能行走。此时患者查看甲磺酸左氧氟沙星片说明书，想到是否为药物导致跟腱疼痛，于是立即停服甲磺酸左氧氟沙星片。

第三日，患者跟腱疼痛仍未缓解，遂到医院就诊，诊断为"可疑左跟腱自发部分断裂"。嘱限制患肢运动，不负重，全休 2 周后复诊。左跟腱在静止时不疼痛，但在走路时仍疼痛。此后，虽能走路，却只能跛行，否则跟腱处会疼痛，跛行持续约 1 个月后，才能勉强正常行走，其间跟腱断开的两个断端处仍不时疼痛，患者的工作与生活受到严重影响。

> **请思考以下问题：**
> 在应用喹诺酮类药物治疗期间，发生跟腱断裂的临床表现包括哪些？
>
> **案例 6-4-1 解析**
> 跟腱炎和跟腱断裂是左氧氟沙星较少见的不良反应。患者在此次发病过程中，所有药品中，左氧氟沙星的说明书均在注意事项或不良反应中提到了"可能会引发跟腱炎或跟腱断裂"。结合患者用药情况，考虑患者跟腱断裂与左氧氟沙星有关。且这一不良反应严重影响了患者的工作和生活。

二、容易引发跟腱断裂的喹诺酮类药物及高危因素

喹诺酮类药物具有软骨毒性，能引起肌肉骨骼系统不良反应。在应用喹诺酮类药物治疗后，肌腱可能会发生病理性改变，导致肌腱病变，增加了肌腱断裂的风险。普通人出现肌腱断裂的概率为 1/10 万，而当患者应用喹诺酮类药物治疗后，肌腱断裂的风险可增加至 29/10 万。喹诺酮类药物引发肌腱病损的机制尚不明确，一些患者的病理检查发现组织坏死及间质性水肿现象，但无炎症细胞浸润。可能与这类药物引起肌腱胶原组织缺乏和缺血性坏死有关。

在既往的病例报道中，喹诺酮类药物引发肌腱病损的发生率较低，但随着其应用范围的日益扩大，引发的案例也随之增多。一项比较培氟沙星、诺氟沙星、氧氟沙星和环丙沙星对大鼠跟腱毒性的试验表明，四种氟喹诺酮类药物对大鼠模型跟腱均具有毒性作用，同时环丙沙星和培氟沙星的毒性作用更强。喹诺酮类药物引发的跟腱断裂通常与过度运动或外伤有关，以运动员最为常见。喹诺酮类药物引发肌腱不良反应的高危因素包括：①过度运动或外伤；②>60 岁的老年患者，可能存在肌腱退行性改变；③联用肾上腺皮质激素；④肾功能障碍患者。这些因素均可增加喹诺酮引起肌腱断裂的风险，需引起警惕。

> **案例 6-4-2**
> 患者，女性，84 岁，因肺部感染收住某院。入院后给予盐酸洛美沙星葡萄糖注射液 0.4 g/次，每日一次。其他药物有生脉注射液、注射用头孢哌酮钠等。4 日后，傍晚下床时患者发现右跟腱下部有疼痛感，夜间加剧。给予双氯芬酸二乙胺乳胶剂（扶他林）外涂，无明显效果，且出现肿胀。次日停用洛美沙星，并请骨科会诊。检查发现，右跟腱下部外侧有明显肿胀和触痛，并触及缺损。磁共振成像证明患者跟腱断裂，怀疑与患者应用喹诺酮类药物有关。
>
> **请思考以下问题：**
> 是否所有喹诺酮类药物都会引起跟腱断裂？哪些人群更容易发生跟腱断裂的不良反应？
>
> **案例 6-4-2 解析**
> 该患者由于肺部感染入院，给予喹诺酮类抗菌药物治疗。老年患者普遍存在肌腱退行性改变，喹诺酮类药物由于具有软骨毒性，容易引起骨骼肌肉系统不良反应。同时，老年患者肾功能大多低下，药物排泄慢。这些因素均增加了患者发生肌腱不良反应的风险。因此，老年患者在应用喹诺酮类期间，要加强监测。

三、喹诺酮类药物引发跟腱断裂的预防与治疗

喹诺酮类药物引发的跟腱断裂可能来源于药物的直接作用，也可能是药物所致其他药物不良反应所导致的，如神经病变。喹诺酮类药物引发跟腱炎和跟腱断裂的早期症状主要包括跟骨止点处疼痛和结节增大。一个常见症状是早起时后足有僵硬感，并在活动期间逐渐开始疼痛。随着病情发展，即使是轻微活动也可能引起疼痛，并影响日常生活。跟腱疼痛、肿胀和功能受限"三联征"是诊断跟腱病的第一步。此外，还要结合患者的用药史，综合分析患者发生跟腱不良反应是否与应用喹诺酮类药物有关。

一旦发生此类不良反应，应立即停药并采取相关治疗措施。对于跟腱损伤但尚未断裂者，采取对症治疗并休息患肢直至症状消失。还可给予非甾体抗炎药，或局部注射肾上腺皮质激素，以及接受康复治疗等。对于已发生肌腱断裂者，则可考虑手术治疗。

另一方面，经常从事高强度运动的人群应尽量避免使用喹诺酮类药物。同时，对于已经服药的人群，应注重风险预防，适当降低运动强度，加强运动防护。

思 考 题

1. 在应用喹诺酮类药物治疗期间，发生跟腱断裂的临床表现包括哪些？
2. 当患者需要应用喹诺酮类药物进行治疗时，药师应怎样对患者进行用药交代？
3. 哪些人群更容易发生跟腱断裂的不良反应？
4. 在发现患者跟腱不良反应发生时，应对患者进行怎样的治疗？

（林　阳　魏娟娟　姜　泽）

第五节　喹诺酮类药物引发的光毒性

光线性药疹是因使用光感性药品，同时皮肤遭受日晒等光照环境的影响后引起的皮肤炎症性损害。影响皮损发生的因素很多，如药品的性质、浓度、剂量；皮肤吸收光线的程度、时长；角质层的厚度；黑色素的多少；个人体质等。通常可分为光毒性药疹和光变态反应性药疹。氟喹诺酮类药物有导致光毒性药疹的风险，如洛美沙星、司帕沙星等由于其特定的化学结构较易导致光毒性反应，而大多数目前常用的氟喹诺酮类药物光毒性发生风险较小。

> **案例 6-5-1**
> 　　患者，男性，70 岁，因"肺炎，慢性支气管炎急性发作"，于 6 月 × 日门诊就诊，胸片示：双肺下纹理增强。全身皮肤黏膜无出血点，咽部红肿，扁桃体肿大，未见脓液，双肺呼吸音粗，双肺下少量湿啰音，做尿常规检查，痰培养并行药敏试验，结果显示肺炎链球菌感染。头孢克肟及盐酸洛美沙星敏感，给予头孢克肟静脉注射，1 周后，双肺呼吸音粗，肺内啰音消失，停止输液，予盐酸洛美沙星片口服。患者午后于室外散步，随后颜面的双额部、双颊部、耳前、颈部、双手背面等受日光照射部位出现皮肤瘙痒，有烧灼感，皮损呈鲜红色成片红斑，其中散在红色丘疹，皮肤无水肿，病损部位与正常皮肤界线清楚。停用盐酸洛美沙星片，予维生素 C、维生素 E，一日三次，口服。1% 氢化可的松软膏外用，嘱患者避免直接及间接日晒，出门时戴帽子、手套等进行物理防晒，用冷水或冰水对皮损处进行湿敷，每天 3～5 次。3 天后红斑及红色丘疹逐渐消退，少量脱屑，1 周后皮疹消退。
>
> **请思考以下问题：**
> 　　是否所有喹诺酮类药物都会引起光毒性反应？何种喹诺酮药物光毒性不良反应发生率较高？

一、氟喹诺酮类药物引发光毒性的临床表现

在使用氟喹诺酮类抗菌药物后暴露于阳光或紫外线照射下，可能发生中度至严重的光毒性反应，出现与晒斑相似的皮损，常表现为皮肤发红，出现瘙痒、疼痛、烧灼感以及湿疹、红斑、小丘疹或小水疱，严重时出现皮肤色素沉着。皮损常出现在暴露于光的部位，通常是颈部的"V"形区域、前臂伸肌表面、手的背部。

二、氟喹诺酮类药物引发光毒性的机制

目前研究表明氟喹诺酮类药物导致光毒性的机制可能为药物吸收光能后，使紫外线能量大

部分在皮肤中释放，与接触及超敏反应无关。波长 320～400 nm 的长波紫外线（UVA）及波长 290～320 nm 的中波紫外线（UVB）是导致皮肤损伤的主要物理因素。有研究表明，氟喹诺酮类药物吸收 UVA 辐射比吸收 UVB 辐射更多，可导致活性氧的形成，进而引起细胞损伤和皮肤细胞死亡。这些过程通常发生在暴露于阳光后的数分钟至数小时内。由光激发而导致皮肤细胞损伤，严重者可能发生灼伤。

三、诱发氟喹诺酮类药物相关光毒性的风险因素

氟喹诺酮类药物产生光毒性的原因与阳光照射和自身敏感性有关，如有皮肤疾病或有光敏家族史的患者使用氟喹诺酮类药物光毒性发生率相对高，故敏感体质者用药后应注意采取遮光措施或改为睡前给药。此外，由于不同季节的光照条件不同，光毒性多发于夏季等阳光照射时间长、强度高的时间段。

四、不同品种氟喹诺酮类药物与光毒性反应

有资料表明，氟喹诺酮类药物的光毒性反应程度为司帕沙星＞氟罗沙星＞洛美沙星＞曲伐沙星＞环丙沙星＞依诺沙星＞诺氟沙星＞氧氟沙星＞左氧氟沙星。洛美沙星在美国上市三年后，FDA 收到 182 份光毒性的报告，其中 7 例导致入院，光毒性反应占其总不良反应的 2.4%。FDA 在洛美沙星说明书增加了关于光毒性的警告。此后，洛美沙星从美国市场撤市。

五、氟喹诺酮类药物相关光毒性反应的防治措施

服药后，应该避免过度暴露于日光等较强光源下。发生光毒性反应时应停药，通常停药后可自行快速恢复。也可通过使用冰水湿敷缓解患者症状。如症状较严重，可考虑给予抗组胺药、维生素 C 等进行治疗，必要时给予中小剂量泼尼松等。局部出现红斑、丘疹时，可外用炉甘石洗液或糖皮质激素制剂。

案例 6-5-1 解析

本例患者于 6 月就诊，夏季日晒充足，紫外线照射强度较高。应嘱患者服药期间和用药结束 5 天之内均应严格避免直接及间接日晒，尽量避免在日光照射时外出，必须出门时应进行物理防晒并做好化学防晒。

案例 6-5-2

患者，男性，43 岁，茶农，体重 50 kg，自述 5 日前突然自觉排尿出现烧灼感，伴有尿急、尿频、尿不尽、尿道口红肿并出现黄色分泌物，否认冶游史。近 2 天症状加重。门诊就医，诊断为"尿道炎"。医生给予司帕沙星片 0.4 g，每日一次，早饭后 30 分钟服用。患者服药 2 日后出现皮肤瘙痒，未作任何处理，也未停药。7 日后面部皮肤出现大范围红斑、丘疹，并伴有脱屑，部分皮损部位变黑，来我院就诊，嘱立即停用司帕沙星片，给予氯雷他定片 10 mg，每日一次；复方醋酸地塞米松乳膏外用，每日两次。7 日后症状消失，面部留有色素沉着，后无再发。

请思考以下问题：

喹诺酮类药物发生光毒性反应是否与光照时间及强度有关？

六、氟喹诺酮类药物引发光毒性的剂量依赖性

一般而言，药物诱导的光毒性呈剂量依赖性，也就是说，如果患者接受较高剂量的氟喹诺酮类药物，且暴露于高强度及特定波长的太阳辐射下，就易发生光毒性。

案例 6-5-2 解析

本例患者为茶农，因工作需要需长时间户外工作，难以进行充分的防晒。对于该类患者应避免使用可能会导致光毒性不良反应的药物，尽量使用其他类型药物替代。光毒性反应具有剂量依赖性，尽量在保证治疗效果的前提下减少药物的使用剂量。

案例 6-5-3

患者，女性，59 岁，5 天前出现咳嗽，偶咳黄黏痰，伴胸闷、憋气，以夜间为著。2 天前查血常规高，胸片示右下肺可见斑片影，考虑为"肺炎"。医嘱给予盐酸莫西沙星片 100 mg 口服，1 次/日，早餐后 30 分钟服用。3 日后患者突发寒战，当时测体温 39.3℃，随后颜面部及前臂部出现红斑及丘疹。医嘱给予双氯芬酸钠退热、地塞米松静脉输注及补液治疗。患者 1 小时前于床边打电话，隔窗照射阳光，会诊考虑喹诺酮类药物光毒性反应，建议停用喹诺酮类药物，给予相应对症治疗。次日，患者体温降至正常，颜面部、前臂等多处可见红斑。7 日后皮肤颜色变淡，症状消失。

请思考以下问题：

隔着玻璃等介质接受光照是否可以预防喹诺酮类药物光毒性不良反应的发生？

案例 6-5-3 解析

做好用药教育，告知患者在室内也需注意避免日晒等较大强度的光照。由于光毒性主要由 UVA 及 UVB 引起，UVA 的穿透性较强，可轻易穿透玻璃等透光介质，部分 UVB 亦可通过，故窗户、玻璃等介质并不能减少或避免药物光毒性不良反应的发生。

七、氟喹诺酮类药物相关光毒性的风险人群

有学者指出，光毒性的特异性可能是部分人群的活性氧清除速度较慢，以及药物代谢和生物利用度存在个体差异所致。研究发现，老年患者尽管阳光照射较少，但由于治疗多种慢性疾病的合并用药较多，更容易出现这种反应。

药物光毒性反应更容易发生在皮肤娇嫩、因痤疮正在使用抗生素治疗的青少年及老人、女性以及有人体免疫缺陷病、红斑狼疮、免疫功能受损的患者身上。

喹诺酮类药物静脉滴注所致严重不良反应发生率大于其他给药途径，这可能是因为药物直接进入血液，无首过效应，药理作用及不良反应较口服迅速而强烈。故应尽量采用口服给药方式，如确因治疗需要而采用静脉输注时，应注意给药速度不宜过快，每 100 ml 输液滴注时间不应少于 60 分钟，每分钟以 20～25 滴为宜。同时应加强输药过程的监护，发现患者出现不适症状应立即停药。

思 考 题

1. 是否所有喹诺酮类药物都会引起光毒性反应？何种喹诺酮药物光毒性不良反应发生率较高？

2. 喹诺酮类药物发生光毒性反应是否与光照时间及强度有关？

3. 隔着玻璃等介质接受光照是否可以预防喹诺酮类药物光毒性不良反应的发生？

4. 哪类人群最易发生喹诺酮类药物的光毒性不良反应？

（林　阳　魏娟娟　韩嘉伦）

第六节　氨基糖苷类药物引发的听力损害

氨基糖苷类药物（aminoglycosides）是临床上治疗革兰氏阴性杆菌感染的重要药物，通过抑

制细菌细胞膜蛋白质的合成、改变膜的完整性而发挥强效杀菌作用，但是其不良反应亦不容忽视。氨基糖苷类药物的不良反应主要有肾毒性、耳毒性、神经肌肉阻滞作用等。在耳毒性药物中，氨基糖苷类药物位居首位。

一、氨基糖苷类药物耳毒性的类型及临床表现

耳毒性是氨基糖苷类药物常见的不良反应，最严重的表现就是氨基糖苷类药物性耳聋。中国128例耳聋患者调查结果显示，48%的患者是使用氨基糖苷类抗菌药导致的。中国西北地区5所聋哑学校的801例聋哑学生调查结果显示，326例学生为药物性耳聋，占40.69%，其中氨基糖苷类抗菌药物致聋占药物性耳聋的86.5%。近20年来，随着低耳毒性氨基糖苷类药物的问世和谨慎使用，氨基糖苷类药物耳毒性发生率明显降低，但我国每年因用药不当导致药物性耳聋的患者仍不少见，因此氨基糖苷类药物的耳毒性仍须引起足够的重视。

案例 6-6-1

患者，男性，56岁，24岁时因浸润性肺结核准备给予硫酸链霉素治疗，做皮肤敏感试验时（硫酸链霉素皮试药物浓度为2500 U/ml）皮丘为阴性反应，但由于患者出现头晕、耳鸣症状，临床未使用氨基糖苷类药物进行治疗，结果患者仍出现头晕、耳鸣、听力下降，现中度耳聋。

请思考以下问题：

该案例耳毒性的类型与临床表现包括哪些？

氨基糖苷类药物均可导致耳毒性，总剂量大、疗程长、使用方法不合理均易引起耳毒性。氨基糖苷类药物可选择性损害第Ⅷ对脑神经，且不同的氨基糖苷类药物可导致不同的脑神经部位损伤，临床表现也不同。氨基糖苷类药物的耳毒性类型包括：①听力损害（耳蜗神经损害）：临床表现为耳胀满感、头晕、耳鸣、听力下降，甚至耳聋；②前庭功能损伤：临床表现为平衡失调、眩晕、恶心、呕吐、眼球震颤。这两类症状可同时兼有。

氨基糖苷类药物均可导致前庭及听觉功能的损伤，但不一定同时发生前庭毒性和耳蜗毒性，即便同时发生，也多偏重于一种毒性。例如，庆大霉素的前庭毒性大于耳蜗毒性；阿米卡星前庭毒性较小，耳蜗毒性明显大于前庭毒性；链霉素的前庭毒性大，但临床报道的听力损害也不少见。氨基糖苷类药物致耳蜗神经损害的发生率依次为卡那霉素（1.60%）>阿米卡星（1.50%）>西索米星（1.40%）>庆大霉素（0.50%）>妥布霉素（0.40%）。氨基糖苷类药物致前庭功能损害的发生率依次为卡那霉素（4.70%）>链霉素（3.60%）>西索米星（2.90%）>庆大霉素（1.20%）>妥布霉素（0.40%）。

案例 6-6-1 解析

患者耳毒性的类型为听力损害（耳蜗毒性），临床表现为头晕、耳鸣、听力下降、耳聋。患者在做链霉素皮肤敏感试验时即出现症状，属于高度敏感人群。主要原因是链霉素在内耳的外淋巴液中浓度过高，使耳蜗内感觉毛细胞发生退行性变，以至毛细胞脱落，不能再生，继之发生听神经退行性变，最终导致永久性听力丧失。

二、氨基糖苷类药物引发听力损害的特点、危险因素
及相关的线粒体基因突变

案例 6-6-2

患儿，男性，3岁，因"腹泻"在当地诊所注射庆大霉素治疗，2天后突然出现双耳听力

下降并步态不稳，无发热、鼻塞、流涕、耳痛、耳流脓等不适，立即到医院就诊。患儿精神和营养状况良好，无烦躁不安，对声音无反应，无法与人交流，但可以说话，口齿清晰，多为自言自语。否认有耳病史，无药物过敏史及家族性耳聋病史。血常规、肝肾功能未见异常。专科检查：双耳廓正常，双耳鼓膜完整，标志清楚。CT、MRI 影像学检查和声阻抗测试均未见中耳、内耳畸形表现。听觉脑干诱发电位、耳声反射检查、40 Hz 听觉相关电位等听力学检查示双耳全聋。诊断：药物中毒性耳聋。给予神经营养药、扩张血管药和针刺等治疗 2 周，行走已稳定，但听力无明显改善。试配大功率助听器，但患儿对声音无反应。

请思考以下问题：

氨基糖苷类药物引发听力损害的特点是什么？危险因素有哪些？

（一）氨基糖苷类药物引发听力损害的特点

1. 听力损害的特点　表现为耳鸣、听力减退和永久性耳聋。早期为明显双耳或单耳高频听力损失，即对 4000～8000 Hz 听力损失，但对低频（语言频率）即 125～4000 Hz 影响不大，因此用药早期的听力损伤常被忽视。听力损害可以在用药后几天或几周后发生，也可在停药一段时间后延迟发生，随时间的延长而加重，晚期表现为全频程的听力丧失甚至全聋，一旦进展到听力丧失即使停药也不能恢复。

2. 前庭受损的特点　表现为眩晕、恶心、呕吐、平衡失调、步态不稳等。前庭功能检查显示功能低下或丧失，经前庭功能代偿后可逐渐恢复平衡，也有长期不能恢复者。

（二）氨基糖苷类药物引发听力损害的危险因素

1. 治疗剂量和持续时间　治疗剂量过高、治疗时间超过 2 周，听力损害发生率增加。

2. 血药浓度　患者听力损伤程度与氨基糖苷类药物血药浓度相关，呈剂量依赖性。

3. 发热、脱水和严重感染　导致血药浓度增高，耳毒性增加。

4. 肾功能不全　易导致药物蓄积，增加耳毒性的发生概率。

5. 特殊人群　药物在新生儿和婴幼儿内耳停留时间更长，老年患者肾功能减退，这两组人群易出现药物性耳中毒。

6. 与其他耳毒性药物联用　药物协同作用可增加耳毒性。

7. 暴露于高强度的噪声环境　内耳较脆弱，高强度噪声环境可加重药物的听力损害。

8. 患耳感染或曾有听力异常。

9. 有家族史或存在线粒体突变（尤其是线粒体 12S rRNA 基因的 A 1555G 突变）。

案例 6-6-2 解析

庆大霉素药物中毒性耳聋的发生率较高，且个体化差异较大，易感人群致聋率较高，发作的时间较短。庆大霉素引起的全聋并不罕见且一般不可逆，它对内耳的主要损伤部位可在耳蜗或前庭，其中前庭中毒症状约为耳蜗中毒症状的 2 倍。该患儿注射庆大霉素 2 天后突然出现双耳听力下降并步态不稳，从不良反应发生时间、临床表现和相关影像与听力检查来看，这是一例比较明确的庆大霉素引起耳毒性的病例，而且患儿同时有前庭功能损伤和听力损害的临床表现，最终患儿前庭功能损伤即步态不稳的表现好转，但听力损害导致的永久性耳聋无法逆转。该患者为儿童，属于氨基糖苷类耳毒性的易感人群。庆大霉素注射液说明书明确注明儿童慎用，1999 年卫生部颁布的《常用耳毒性药物临床使用规范》也规定 6 岁以下儿童、孕妇和 65 岁以上老人慎用氨基糖苷类药物，因此若有其他药物可以选择，不建议该患者使用氨基糖苷类药物。

（三）氨基糖苷类药物听力损害相关的线粒体基因突变

　　氨基糖苷类药物治疗导致的听力损害存在很大的个体差异。有些患者耐受氨基糖苷类药物治疗，无耳毒性迹象，而有些患者对氨基糖苷类药物具有超敏性，短期使用正常剂量或微量药物就可造成听力损伤，表明氨基糖苷类药物的高易感性可能与基因突变相关。目前公认氨基糖苷类抗菌药的致聋机制与线粒体 12S rRNA 基因突变密切相关。

案例 6-6-3

　　先证者，Ⅲ1，男性，16 岁，出生 8 个月时因肺炎注射庆大霉素 1 次后出现双侧听力下降，伴双侧耳鸣，电测听示双耳重度感觉神经性耳聋。

　　其外婆，Ⅰ1，女性，已故，生前耳聋，氨基糖苷类药物用药史不详。

　　其母，Ⅱ2，女性，42 岁，5 岁时因扁桃体炎注射链霉素和庆大霉素 10 天后出现耳聋，纯音测听双耳言语听阈为 60～70 dB HL，高频听力损害严重。

　　其弟，Ⅲ2，男性，14 岁，1 岁时因肺炎注射链霉素和庆大霉素 1 次后出现双侧听力下降，伴双侧耳鸣，电测听示双耳重度感觉神经性耳聋。

　　家系谱图见图 6-6-1。

　　对家系中所有成员（共 7 人）的外周血标本进行 PCR-SSCP 筛查，结果检出Ⅱ2、Ⅱ3、Ⅲ1 和Ⅲ2 共 4 例阳性标本。对 4 例阳性标本进行了 DNA 序列分析，证实突变发生在线粒体基因 1555 位点。

　　注：先证者指在对某个遗传性状进行家系调查时，其家系中第一个被确诊者。

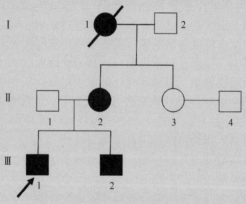

图 6-6-1　家系谱图

请思考以下问题：

　　该家族出现耳聋的特点是什么？是否和线粒体基因突变有关？

　　在药物耳毒性致聋的家系中，氨基糖苷类药物的高度敏感性通常表现出母系遗传的特性。在这类家系中，女性先证者通常是从亲本遗传得到性状，同时只有女性可以将性状传给子代，这类耳聋的母系遗传特性提示线粒体基因上的突变可能是耳聋易感性的分子基础。常见的致聋突变包括线粒体基因 A1555G 或 C1494T 突变。但根据听力损伤的不完全外显率提示，仅凭 A1555G 或 C1494T 突变不足以产生耳聋表现型，因此其他的修饰因素如氨基糖苷类抗菌药的使用是 A1555G 或 C1494T 突变发生致聋效应所必需的。氨基糖苷类抗菌药在内耳的外淋巴和内淋巴聚积，使得 A1555G 或 C1494T 突变携带者的耳蜗细胞中的线粒体更容易受到攻击，从而对这些细胞形成组织特异性的损伤，最终导致携带耳毒性线粒体基因突变的个体发生听力缺失。尤其在年龄小于 10 岁的儿童中，哪怕是小剂量地使用氨基糖苷类抗菌药，这些突变基因携带者也会导致严重的药物性听力损伤。

案例 6-6-3 解析

对该家族进行系谱图分析后发现，一家系 3 代 8 人中有 4 人耳聋，分别为Ⅱ1、Ⅱ2、Ⅲ1、Ⅲ2，除Ⅰ1（已故）不清楚是否用过氨基糖苷类药物外，其他 3 人均有氨基糖苷类药物用药史，考虑为氨基糖苷类药物引起的药物性耳聋。家系中Ⅱ2、Ⅱ3、Ⅲ1 和Ⅲ2 这 4 例存在线粒体基因 1555 位点突变，其中 3 例（Ⅱ2、Ⅲ1 和Ⅲ2）使用氨基糖苷类药物后出现耳聋，另外 1 例（Ⅱ3）虽然具有线粒体基因 1555 位点突变，但调查发现此个体没有氨基糖苷类药物用药史，故未发生耳聋。家系中Ⅰ2、Ⅱ1 和Ⅱ4 线粒体基因 1555 位点突变阴性，他们是患者的非母系亲属，与线粒体遗传无关。因此，这是一个典型的母系遗传氨基糖苷类药物致聋家系。

三、氨基糖苷类药物引发听力损害的警戒与预防

（一）氨基糖苷类药物引发听力损害的警戒

1. 2021 年 1 月 7 日，英国药品和健康产品管理局（MHRA）发布消息，警示线粒体突变（尤其是 m.1555 A＞G 突变）患者氨基糖苷类药物相关耳毒性的风险增加，包括患者的氨基糖苷类药物血清水平在推荐范围内的情况。MHRA 建议对所有患者持续监测（治疗前、治疗中和治疗后）肾功能（血清肌酐、肌酐清除率）、听觉功能、肝脏功能和实验室指标；已知线粒体突变或有耳毒性家族史的患者在使用氨基糖苷类药物前应告知医师或药师；定期进行血清浓度监测，以维持氨基糖苷类药物水平低于耳蜗-前庭系统的毒性阈值；考虑在患者中进行基因检测，尤其是那些需要反复或长期使用氨基糖苷类药物治疗的患者。

2. 中国国家药品监督管理局关于修订阿米卡星注射剂说明书的公告（2021 年第 46 号）：阿米卡星注射剂说明书增加黑框警告，由于非肠道给予氨基糖苷类药物会引起耳毒性和肾毒性，因此对于接受这类药物治疗的患者需要进行密切临床观察，尚未确定治疗期超过 14 天的安全性。

（二）氨基糖苷类药物引发听力损害的预防

由于氨基糖苷类药物的耳毒性目前尚无理想的治疗方法，所以以预防为主。预防措施主要包括以下几个方面。

1. 严格掌握氨基糖苷类药物的适应证，除非绝对必需，否则应避免使用，需要使用时尽量选用低耳毒性的氨基糖苷类药物，剂量必须个体化，并采取一定的保护措施。

2. 对婴幼儿、孕妇、老年人、肝肾功能不全患者及原有感音神经性耳聋者，致聋药物应慎用或适当减小剂量，对有遗传性耳聋家族史的患者应慎用或不用。

3. 对高危人群（如有耳聋家族史、听力残疾人或明确为线粒体 DNA A1555G 突变致聋的家系）在用药前应进行耳聋基因筛查和防聋宣教，做到正确应用或避免应用氨基糖苷类等耳毒性药物。

4. 注意避免与其他具有耳毒性的药物联合使用，包括铂类化合物（顺铂或卡铂）、强效利尿剂（依他尼酸或呋塞米）等。

5. 疗程不宜超过 2 周，使用时应监测听力、尿常规、肾功能、前庭功能，有条件的应监测血药浓度。

6. 注意早期的耳毒性症状，在听力下降、耳聋发生以前，一般会有头痛、头晕、耳鸣等症状。在不得不用耳毒性药物的过程中，一旦发现这类症状，要及时停用这些药物，尽早予以适当的治疗。

思　考　题

1. 简述氨基糖苷类药物耳毒性的类型及临床表现。

2. 简述氨基糖苷类药物引发听力损害的特点。

3.如何预防氨基糖苷类药物的耳毒性发生?

(张晓娟　赖伟华)

第七节　抗结核药物引发的急性肝损伤

抗结核药物性肝损伤（anti-tuberculosis drug-induced liver injury，ATB-DILI）是抗结核药物常见的不良反应，也是我国药物性肝损伤（drug-induced liver injury，DILI）常见的原因之一。部分患者因出现药物性肝损伤不得不中止抗结核治疗，导致结核病治疗延误或结核菌耐药。文献报道 ATB-DILI 的发生率为 2.0%～28.0%，各国报道的数据不同，亚洲国家发生率总体较高，我国 ATB-DILI 发生率为 9.5%～10.6%。

一、抗结核药物引发急性肝损伤的类型与临床表现

ATB-DILI 是指在使用抗结核药物的过程中，由于药物或其代谢产物引起的肝细胞毒性损伤或肝脏对药物及其代谢产物的变态反应所致的病理过程。ATB-DILI 是我国药物性肝损伤的常见原因之一，可以表现为无症状丙氨酸转氨酶（alanine aminotransferase，ALT）升高，也可呈急性肝炎表现，严重者甚至发生暴发性肝细胞坏死，少数患者可表现为慢性肝炎。血清生化检测结果：ALT≥3 倍正常值上限（ULN）和（或）总胆红素≥2 倍 ULN；或天冬氨酸转氨酶（aspartate aminotransferase，AST）、碱性磷酸酶（alkaline phosphatase，ALP）和总胆红素同时升高，且至少 1 项≥2 倍 ULN。

案例 6-7-1

患者，男性，65 岁，63 kg。患者 1 个多月前无明显诱因出现咳嗽，以干咳为主，咳嗽时左下胸部有牵扯样疼痛，外院诊断为左侧结核性胸膜炎（初治）；浸润性肺结核，双肺，涂（－），初治，3 月 2 日开始抗结核治疗，3 月 23 日患者出现纳差及恶心不适，门诊查肝功能：ALT 420 U/L，AST 547 U/L，ALP 121 U/L，总胆红素（TBIL）10.7 μmol/L，结合胆红素（DBIL）2.9 μmol/L，考虑药物性肝炎，3 月 24 日收治入院。患者既往体健，否认肝病及其他传染病史。否认近期有急性低血压、休克、肝脏缺血史。否认药物、食物过敏史。吸烟史 30 年，20 支/日。饮酒史 20 余年，白酒 250 ml/d。家族史无特殊。

入院实验室检查：ALT420 U/L，AST538 U/L，ALP 130 U/L，TBIL14.7 μmol/L，DBIL4.6 μmol/L；血常规、尿常规、大便常规、血糖、电解质、肾功能、心功能、肿瘤标志物、甲状腺功能等未见明显异常。腹部超声未见异常。

入院诊断：药物性肝炎；浸润性肺结核，双肺，涂（－），初治；左侧结核性胸膜炎。

入院后停用所有抗结核药物，予以护肝治疗。入院第 4 天（3 月 27 日），患者胃纳差较前好转，ALT 219 U/L，AST 139 U/L，ALP 107 U/L，TBIL 11.1 μmol/L，DBIL 3.9 μmol/L。入院第 7 天（3 月 30 日）复查 ALT 120 U/L，AST 88 U/L，ALP77 U/L，TBIL 7.3 μmol/L，DBIL1.6 μmol/L。

请思考以下问题：

简述该患者抗结核药引起的急性肝损伤的临床分型、临床表现及诊断分级。

▎（一）抗结核药物性肝损伤临床分型

ATB-DILI 根据患者的病程、受损靶细胞类型、发病机制有不同的临床分型。临床分型对 ATB-DILI 的正确处理和预后判断有重要意义。

1.病程分型：急性和慢性　急性 DILI 是指由药物本身或其代谢产物引起的肝脏损害，病程在 6 个月以内。慢性 DILI 是指 DILI 发生 6 个月后，血清 ALT、AST、ALP 及总胆红素仍持续异常，或存在门静脉高压或慢性肝损伤的影像学和组织学证据。临床上 ATB-DILI 绝大多数为急性，

其中 6%～20% 可发展为慢性，胆汁淤积型 DILI 易进展为慢性。

2. 受损靶细胞分型：肝细胞损伤型、胆汁淤积型、肝血管损伤型和混合型 依据国际医学科学组织理事会（CIOMS）修订的基于 ALT、ALP 和 R 值 [R 值 =（ALT 实测值/ALT ULN）/（ALP 实测值/ALP ULN）] 变化的特点，ATB-DILI 分型如下：①肝细胞损伤型：ALT≥3 倍 ULN，且 R≥5，该类型最多见，且发生肝衰竭的概率最高。②胆汁淤积型：ALP≥2 倍 ULN，且 R≤2，血清 ALP 水平升高，且先于 ALT 升高，或 ALP 升高幅度较 ALT 升高更明显。③肝血管损伤型 DILI 相对少见，临床类型包括肝窦阻塞综合征、肝小静脉闭塞病、紫癜性肝病、巴德-基亚里综合征、可引起特发性门静脉高压症的肝汇管区硬化和门静脉栓塞、肝结节性再生性增生等。④混合型：ALT≥3 倍 ULN，ALP≥2 倍 ULN，且 2<R<5，主要表现为血清 ALT 和 ALP 水平同时升高。ATB-DILI 常见于前 3 种类型。

3. 发病机制分型：固有型和特异质型 固有型 DILI 具有可预测性，与药物剂量密切相关，个体差异不显著。特异质型具有不可预测性，与药物剂量常不相关，个体差异显著。抗结核药物中的异烟肼、利福平及吡嗪酰胺所致 DILI 多为固有型。

（二）抗结核药物引发急性肝损伤的临床表现

ATB-DILI 的临床表现各异且无特异性，临床上几种表现常可同时存在且呈动态变化。其临床表现包括：①无症状性肝转氨酶增高；②急性肝炎或肝细胞损伤：轻者表现为上腹部不适、恶心和厌食等消化道症状，重者除消化道症状（如腹胀、肝区疼痛、食欲缺乏和呕吐）外还伴有全身症状，如发热、乏力等；③急性胆汁淤积：轻者表现为腹胀、食欲缺乏和恶心等症状，重者主要有发热、黄疸、上腹部疼痛、皮肤瘙痒、尿色深黄，甚至出现脂肪泻，可出现右上腹压痛及肝脾肿大等体征；④超敏反应性肝损伤：患者除有肝损伤的临床表现外，还有过敏症状；⑤肝功能衰竭：病情进展迅速，且与使用抗结核药物的数量和剂量无关，尤其是用药前已有肝损伤或过敏者，再次用药时更易出现肝功能衰竭，主要表现为黄疸、出血、腹腔积液、肝性脑病、肝肾功能综合征。

（三）抗结核药物引发肝损伤的严重程度分级

目前国际上通常将急性 DILI 的严重程度分为 1～5 级，中华医学会《药物性肝损伤诊治指南》将 DILI 分为 0～5 级，见表 6-7-1。

表 6-7-1 药物性肝损伤严重程度分级

DILI 分级	临床表现及检测指标变化
0 级（无肝损伤）	患者对暴露药物可耐受，无肝毒性反应
1 级（轻度肝损伤）	血清 ALT 和（或）ALP 水平呈可恢复性升高，TBIL<2.5 倍 ULN（2.5 mg/dl 或 42.75 μmol/L），且 INR<1.5。多数患者可适应。可有或无乏力、虚弱、恶心、厌食、右上腹痛、黄疸、瘙痒、皮疹或体重减轻等症状
2 级（中度肝损伤）	血清 ALT 和（或）ALP 水平升高，TBIL≥2.5 倍 ULN，或虽无 TBIL 升高但 INR≥1.5。上述症状可有加重
3 级（重度肝损伤）	血清 ALT 和（或）ALP 水平升高，TBIL≥5 倍 ULN（5.0 mg/dl 或 85.5 μmol/L），伴或不伴 INR≥1.5。患者症状进一步加重，需要住院治疗，或住院时间延长
4 级（急性肝功能衰竭）	血清 ALT 和（或）ALP 水平升高，TBIL≥10 倍 ULN（10.0 mg/dl 或 171.0 μmol/L）或每日上升≥1.0 mg/dl（17.1 μmol/L），INR≥2.0 或 PTA<40%，可同时出现腹水或肝性脑病，或与 DILI 相关的其他器官功能衰竭
5 级（致命）	因 DILI 死亡，或需接受肝移植才能存活

注：PTA 为凝血酶原活度（prothrombin activity）

案例 6-7-1 解析

患者有抗结核药用药史，临床症状表现为纳差、恶心，且 ALT 明显升高（≥3 倍 ULN），考虑为 ATB-DILI。患者血清 ALT≥3 倍 ULN，且 R≥5，同时有纳差、恶心等急性肝炎或肝细胞损伤的表现，考虑为肝细胞损伤型。患者服用抗结核药 20 余天后出现药物性肝损伤，病程在 6 个月以内，属于急性 ATB-DILI。根据药物性肝损伤严重程度分级，该患者属 1 级肝损伤。综合以上分析，该患者考虑为抗结核药物性肝损伤，肝细胞损伤型，急性，严重程度为 1 级。

二、抗结核药物引发急性肝损伤的相关危险因素

案例 6-7-2

询问案例 6-7-1 中患者用药史，3 月 2 日开始服用异烟肼片 0.3 g po qd、利福平胶囊 0.45 g po qd、吡嗪酰胺片 1.5 g po qd、乙胺丁醇片 0.75 g po qd 抗结核治疗，规律服药。

请思考以下问题：

哪些抗结核药物易引起肝损伤？

不同抗结核药物引起药物性肝损伤的频率不同：发生率高的药物有异烟肼、利福平、吡嗪酰胺、丙硫异烟胺、对氨基水杨酸、利福布汀和利福喷丁等，发生率低的药物有氟喹诺酮类、乙胺丁醇、氯法齐明、贝达喹啉、德拉马尼等，氨基糖苷类药物、卷曲霉素、环丝氨酸和利奈唑胺等罕有相关报道。不同药物的肝毒性不一样，与其在肝内的聚集浓度、代谢方式和程度等多种因素相关。

1. 利福霉素类 该类药物中以利福平（RFP）引起的肝损伤最常见。RFP 主要经胆汁排泄，其胆汁中的浓度可为血浆中的 200 倍，使用 RFP 发生黄疸的比例是其他抗结核药物引起黄疸合计比例的 10 倍以上。

2. 异烟肼（INH） 是结核化疗方案中的核心药物，不良反应较为常见，如周围神经炎、纳差、皮疹、肝损伤等，其中肝损伤是异烟肼较为常见且严重的不良反应。异烟肼肝损害与患者 N-乙酰转移酶 2（N-acetyltransferase 2，NAT2）的基因多态性密切相关。目前国内外指南均推荐进行 NAT2 基因型检测以指导异烟肼的个体化用药。患者的乙酰化代谢类型及异烟肼用药建议见表 6-7-2，目标浓度为服药 2 小时后达 3～6 mg/L。

表 6-7-2 患者的乙酰化代谢类型及异烟肼用药建议

NAT2 代谢类型	异烟肼用药建议
快代谢型	异烟肼在人体内代谢速度快，血药浓度较低，建议使用 1.5 倍标准剂量的异烟肼治疗
中间代谢型	建议使用标准剂量的异烟肼进行治疗
慢代谢型	NAT2 基因突变导致异烟肼代谢减慢，血药浓度过高，易造成肝损伤，建议剂量减半

3. 吡嗪酰胺（PZA） 吡嗪酰胺肝损伤程度呈剂量依赖性，可能与药物排泄缓慢导致在肝脏蓄积有关。其在结构上与烟酰胺、异烟肼相似，异烟肼引起肝损伤的患者在联合应用利福平和吡嗪酰胺后将产生更严重的肝损伤。

4. 乙胺丁醇（EMB） 10%～20% 在肝脏代谢，常见视神经损伤，如球后视神经炎、视神经中心纤维损伤，较少见致肝损伤的报道。

5. 喹诺酮类 左氧氟沙星长期应用的患者肝损伤的发生率可能会增加，但鲜有报告。莫西沙星说明书中提示禁用于肝功能受损（Child Pugh C 级）和氨基转移酶比正常值上限高 5 倍以上的患者。同时，莫西沙星也可能导致罕见但可致命的肝损伤风险，包括肝衰竭。

6. 氨基糖苷类 主要有阿米卡星、庆大霉素和链霉素。此类药物约 90% 以原形经肾排泄，极少引起肝损伤。

7. 对氨基水杨酸（PAS） 在肝中代谢，50%以上经乙酰化成为无活性代谢物；给药后 85% 在 7～10 小时内经肾排出。使用 PAS 者有 0.3%～5% 的可能会发生超敏反应，其中 40% 伴有氨基转移酶升高。

存在危险因素的患者在抗结核过程中更易发生药物性肝损伤，明确危险因素有助于预防和早期发现药物性肝损伤。世界不同地区 ATB-DILI 的危险因素不同，但老年人、酗酒者、肝炎病毒感染或合并其他急慢性肝病、营养不良和人免疫缺陷病毒（human immunodeficiency virus，HIV）感染等是抗结核药所致药物性肝损伤共同的危险因素。ATB-DILI 的危险因素除了上述非遗传因素外，还包括遗传学因素。在汉族人群中，ATB-DILI 与 NAT2 和谷胱甘肽 S-转移酶 M1（GSTM1）基因变异有较高的相关性，NAT2 慢乙酰化基因型和 GSTM1 基因变异者发生 DILI 的风险增高。

> **案例 6-7-2 解析**
>
> 患者 3 月 2 日开始使用抗结核药，20 天后出现肝损伤症状，伴肝药酶升高，其发生时间与 DILI 发病规律一致，初治患者多数肝细胞损伤发生在抗结核药物使用后 5～90 天。患者每日 1 次服用异烟肼片 0.3 g、利福平胶囊 0.45 g、吡嗪酰胺片 1.5 g、乙胺丁醇片 0.75 g 是《肺结核诊断和治疗指南》推荐的初治肺结核治疗方案，异烟肼片、利福平胶囊、吡嗪酰胺片、乙胺丁醇片均为引起肝损伤的可能药物。

三、抗结核药物引发急性肝损伤的处理

> **案例 6-7-3**
>
> 案例 6-7-1 患者入院后，临床停用所有抗结核药物，予注射用谷胱甘肽 1.8 g 加入 100 ml 0.9% 氯化钠注射液静脉滴注 qd、双环醇片 25 mg po tid 护肝治疗。入院第 7 天 ALT 120 U/L，AST 88 U/L，NAT2 基因多态性检测结果显示：NAT2 慢乙酰化型，临床加用异烟肼片 0.15 g po qd，乙胺丁醇片 0.75 g po qd，患者未出现纳差等不适。入院第 10 天，ALT 108 U/L，AST 80 U/L，临床加用利福喷丁胶囊 0.6 g po，2 次/周，患者未出现纳差等不适。患者入院第 13 天，复查 ALT 74 U/L，AST 57 U/L，停用注射用谷胱甘肽。入院第 15 天，复查 ALT 30 U/L，AST 28 U/L，带药出院。
>
> **请思考以下问题：**
>
> 如何对该患者的药物性肝损进行治疗？停用抗结核药后怎么重新选择治疗方案？

抗结核治疗过程中一旦出现肝损伤，正确的处理既能及时纠正肝功能异常、逆转肝损伤，也能及时调整抗结核方案，保证患者抗结核治疗的顺利完成，有助于提高抗结核治疗的完成率和治愈率，防止耐药结核病的发生。

（一）ATB-DILI 的处理原则

首要措施是及时停用导致肝损伤的可疑药物，为保障抗结核治疗的效果，对固有型 DILI 可酌情减少药物剂量。

1. 治疗前应综合评估患者的结核病病情、肝损伤程度、相关危险因素及全身状况等。

2. ALT＜3 倍 ULN，无明显症状及黄疸者，可在密切观察下保肝治疗，并酌情停用肝损伤发生频率高的抗结核药物。

3. ALT≥3 倍 ULN，或总胆红素≥2 倍 ULN，应停用肝损伤相关的抗结核药物，保肝治疗，密切观察。

4. ALT≥5 倍 ULN，或 ALT≥3 倍 ULN 伴有黄疸、恶心、呕吐、乏力等症状，或总胆红素≥3 倍 ULN，应立即停用所有与肝损伤相关的抗结核药物，监测 PTA 变化，积极保肝治疗，严重肝损伤患者应采取综合治疗措施，有肝衰竭表现时应积极采取抢救措施。

（二）ATB-DILI 的治疗

1. 一般处理　包括休息、营养支持，维持水、电解质及热量平衡等。

2. 保肝治疗　主要使用具有抗炎、抗氧化、清除自由基等作用的保肝药物，包括甘草酸制剂（甘草酸单铵、甘草酸二铵、异甘草酸镁等）、还原型谷胱甘肽、双环醇、水飞蓟素制剂、硫普罗宁、多烯磷脂酰胆碱、葡醛内酯等。

3. 降低胆红素　主要使用利胆类药物，包括腺苷甲硫氨酸、熊去氧胆酸、茴三硫、茵栀黄等。

4. 降酶治疗　对于血清氨基转移酶水平较高且有因氨基转移酶升高而出现乏力、食欲缺乏、恶心和呕吐等胃肠道症状者，可在保肝治疗的基础上适当短期使用降酶药物，如联苯双酯。

5. 改善肝细胞能量代谢　选用腺苷三磷酸、辅酶 A、肌苷和维生素类等药物，脂溶性维生素的剂量较大时可能加重肝脏负担，一般不建议使用。

6. 糖皮质激素　主要用于超敏或自身免疫征象明显且停用肝损伤药物后生物化学指标改善不明显甚至继续恶化的患者，并应充分权衡治疗收益和可能的不良反应，以避免结核病病情加重。

（三）肝功能恢复中和恢复后的抗结核药物应用原则

肝功能恢复中和恢复后如何应用抗结核药物，需根据患者的肝损伤程度、有无肝损伤相关危险因素和结核病严重程度等进行综合判断，《抗结核药物性肝损伤诊治指南（2019 年版）》建议如下：

1. 对于仅表现为单纯 ALT 升高的肝损伤患者，待 ALT 降至 <3 倍 ULN 时，可加用链霉素或阿米卡星、异烟肼和乙胺丁醇，每周复查肝功能，若肝功能进一步恢复则加用利福平或利福喷丁，待肝功能恢复正常后，视其基础肝脏情况等考虑是否加用吡嗪酰胺。

2. 对于 ALT 升高伴有总胆红素升高或黄疸等症状的患者，待 ALT 降至 <3 倍 ULN 及总胆红素 <2 倍 ULN 时，可加用链霉素或阿米卡星、乙胺丁醇和氟喹诺酮类药物，若肝功能进一步恢复则加用异烟肼，待肝功能恢复正常后，视其结核病严重程度及基础肝脏情况等考虑是否加用利福喷丁或吡嗪酰胺。

3. 对于肝损伤合并过敏反应（同时有发热、皮疹等）的患者，待机体过敏反应全部消退后再逐个试用抗结核药物，试药原则：可先试用未曾用过的药物，此后按照药物致敏可能性由小到大逐步试药。如考虑为利福平引起的超敏反应，不建议再次试用。

（四）ATB-DILI 的预后

急性 ATB-DILI 患者大多预后良好，停用抗结核药物后约 95% 患者可自行改善甚至痊愈；少数发展为慢性；极少数进展为急性肝衰竭（ALF）或亚急性肝衰竭（SALF）。慢性 ATB-DILI 的预后总体上好于非药物性慢性肝损伤。胆汁淤积型 DILI 一般在停药 3 个月至 3 年恢复，少数患者病情迁延，最终可出现严重的胆管消失及胆汁淤积性肝硬化，预后不良。但急性重症 DILI 患者预后较差，病死率可达 10%～50%。

案例 6-7-3 解析

该患者 ALT>3 倍 ULN，有老龄、酗酒等危险因素，存在恶心、纳差等症状，为降低肝功能进一步恶化的风险，入院停用抗结核药物合理。护肝治疗选择可以结合体内过氧化物和自由基的谷胱甘肽注射液来保护肝细胞，在此基础上，还联合使用了双环醇来降低 ALT 水平。入院第 7 天患者肝功能指标进一步好转，临床重启异烟肼联合乙胺丁醇抗结核治疗，其中异烟肼剂量根据 NAT2 基因型（慢乙酰化型）减至 0.15 g/d，患者未出现纳差等不适。入院第 10 天肝药酶进一步下降，加用利福喷丁患者未出现纳差等不适，此时患者抗结核治疗方案为异烟肼、乙胺丁醇、利福喷丁，基本满足抗结核治疗要求。

思 考 题

1. 抗结核药物引起肝损伤的临床表现有哪些？
2. 哪些抗结核药物容易引起药物性肝损伤？
3. 当出现抗结核药物引发急性肝损伤时如何处理？

（张晓娟　赖伟华）

第七章 抗肿瘤药物典型不良反应案例与分析

学习要求

记忆：抗肿瘤药物典型不良反应案例涉及的相关药物及其不良反应的防范原则。

理解：抗肿瘤药物引起严重不良反应的发病机制。

运用：抗肿瘤药物典型不良反应的识别及处理。

第一节 抗肿瘤药物引发的严重骨髓抑制

一、骨髓抑制类型及其临床表现、程度分类、影响因素

骨髓抑制是抗肿瘤治疗引发外周血血红蛋白、白细胞、中性粒细胞和血小板降至正常水平以下，排除基础疾病导致的可能性及停药后恢复正常的药源性疾病，是抗肿瘤治疗常见的非特异性毒性反应。现在使用的化疗药物中有90%可出现骨髓抑制。

（一）骨髓抑制的类型和临床表现

化疗药物减少外周血细胞数量的程度与外周血液中血细胞成分的生存期有关。红细胞的生物 $T_{1/2}$ 为120天，血小板为5~7天，白细胞为6~8小时，所以化疗药物治疗后首先减少的是白细胞，随后是血小板和红细胞。骨髓抑制后的临床表现有贫血、白细胞减少，甚至出现感染或发热等。

肿瘤化疗相关贫血有多种表现，皮肤黏膜苍白，是贫血时的皮肤表现。头昏、耳鸣、头痛、失眠、多梦、记忆力减退和注意力不集中等，是贫血缺氧导致的神经组织损害。长期贫血，心脏超负荷工作且供氧不足，可导致贫血性心脏病、心律失常和心功能不全。贫血时消化腺分泌减少甚至腺体萎缩，导致消化功能减退和消化不良，出现腹部胀满、食欲缺乏、大便无规律和性状改变等。长期贫血时睾酮分泌减少，男性特征出现变化；因影响女性激素分泌而导月经异常、闭经或月经过多等。

案例 7-1-1

患者，女性，48岁，行右上肺肺癌根治术，术后诊断为原发性支气管肺癌（右上肺周围型，腺癌），术后未行放疗、化疗与靶向治疗。一年后复查出现右下肺胸膜转移瘤入院。入院予第1周期全身化疗，化疗后患者精神尚可。第2周血常规示白细胞 $3.11×10^9$/L，红细胞 $2.82×10^{12}$/L。予重组人粒细胞刺激因子升白细胞治疗，血常规正常。第3周期化疗方案后血常规检查提示Ⅱ度骨髓抑制，予重组人粒细胞刺激因子升白细胞，复查血常规正常。患者白细胞减低恢复迅速。

请思考以下问题：

该病例判断为骨髓抑制的依据是什么？

案例 7-1-1 解析

依据有两点，一是有抑制骨髓造血的药物用药史，二是用药后的血常规结果。

骨髓抑制药物有很多，如化疗药物和一些抗生素。了解药物与骨髓抑制的时间关系，对诊断哪种药物导致骨髓抑制至关重要。血常规检查可提示骨髓抑制，对判断骨髓抑制非常重要。

（二）影响骨髓抑制的因素

（1）化疗药物、治疗方案及药学监护。几乎所有化疗药物均有骨髓抑制作用，但抑制程度和

抑制发生的时间会有所不同。

（2）饮食、护理、环境等对抗肿瘤药物骨髓抑制的作用。

（3）化疗方式、遗传代谢酶、机体状况、化疗时间等。例如，肺癌患者化疗后骨髓抑制的回顾性分析显示，患者自身体质如老年疾病、多程化疗、基础疾病如慢性肝病和脾功能亢进、病理类型、化疗方案、转移部位等因素均可影响骨髓抑制的程度。

（4）激素对骨髓抑制有一定的掩盖现象。因此，需密切监督并分析疾病过程中化疗药物的应用。

二、肿瘤化疗引起骨髓抑制的细胞毒药物

肿瘤在化疗过程中，绝大部分的细胞毒药物都会对造血细胞造成破坏。骨髓抑制最先表现为中性粒细胞减少，严重时出现血小板减少。红细胞因寿命较长，其减少仅见于长期用细胞毒药物。

骨髓抑制所致的三系细胞的减少按其严重程度临床上有分级。常见细胞毒药物的骨髓抑制程度汇总见表7-1-1。

表 7-1-1 肿瘤化疗细胞毒药物的骨髓抑制程度

骨髓抑制程度	细胞毒药物
极轻度	平阳霉素、博来霉素、长春新碱
轻度	顺铂、草酸铂、长春花碱、羟基喜树碱、氟尿嘧啶
中度	环磷酰胺、甲氨蝶呤、柔红霉素、米托蒽醌、长春瑞滨、羟基脲、表柔比星、氟尿嘧啶
重度	卡铂、紫杉醇、多柔比星、柔红霉素、氮芥、白消安、表柔比星、吡柔比星、氟尿嘧啶、美法仑

案例 7-1-2

患者，女性，35岁，宫颈5点6点中分化腺癌。行多西他赛＋奈达铂化疗。之后1个月行腹腔镜广泛子宫切除＋盆腔淋巴结清除术，术后病理结果：（宫颈）腺癌Ⅱ级。术后行紫杉醇脂质体＋奈达铂方案化疗4周期。今行下周期化疗，患者精神、食欲、睡眠尚可，大小便正常，体重无明显减轻。无特殊不良嗜好，既往无特殊病史、家族史及药物过敏史。

请思考以下问题：

此病例化疗方案中哪些药对骨髓有抑制作用？

多西他赛、奈达铂和紫杉醇都有骨髓抑制作用。多西他赛的骨髓抑制，剂量限制性毒性为中性粒细胞减少，与紫杉醇不同的是白细胞减少呈剂量依赖性而非时间依赖性，贫血常见，少数患者有重度血小板减少。奈达铂的骨髓抑制，表现为白细胞、血小板、血红蛋白、中性粒细胞减少，并有出血倾向。紫杉醇脂质体的骨髓抑制作用为剂量限制性毒性，表现为中性粒细胞减少，血小板减少少见，一般发生在用药后8～10日。

案例 7-1-2 解析

大部分抗肿瘤药物有骨髓抑制作用，造成白细胞、红细胞和血小板减少。骨髓抑制作用是抗肿瘤药物的主要不良作用，包括上述三种药物。但这些药物又有其不同的骨髓抑制特点。

三、肿瘤化疗骨髓抑制的预防与治疗

对Ⅰ度和Ⅱ度骨髓抑制患者可给予一般的升高白细胞药物等治疗，Ⅲ度以上的骨髓抑制应使用粒细胞集落刺激因子（granulocyte colony-stimulating factor，G-CSF）及各种预防感染措施和成分输血等。造血生长因子是化疗的重要辅助用药，各种造血生长因子的应用有效地保证了化疗的顺利实施。临床应用的主要造血生长因子均为基因重组注射剂，主要包括 G-CSF 和粒细胞-巨核

细胞集落刺激因子（granulocyte-macrophage colony stimulating factor，GM-CSF）、促红细胞生成素（erythropoietin，EPO），血小板生成素（thrombopoietin，TPO）及白细胞介素-11（interleukin 11，IL-11）等。

（一）白细胞减少

外周血白细胞计数低于 4×10^9/L 称为白细胞减少症。低于 3×10^9/L 时应停用抗肿瘤药。低于 1×10^9/L 时应对患者进行隔离，预防感染。

> **案例 7-1-3**
>
> 患者，女性，乳腺癌化疗，今日按医师要求回医院复查血常规，结果显示白细胞为 1.2×10^9/L。
>
> **请思考以下问题：**
>
> 患者询问该结果是否正常，应如何处理？

白细胞减少患者，升高白细胞同时要对因治疗。白细胞减少易发生机体感染，建议及时就诊。

> **案例 7-1-3 解析**
>
> 该患者的白细胞数量为 1.2×10^9/L，属于重度白细胞减少。易出现感染，需积极预防，出现感染时则及时治疗。

（二）血小板减少

外周血血小板计数低于 100×10^9/L 诊断为血小板减少症；低于 50×10^9/L 时，存在出血危险性；低于 20×10^9/L 时，有自发性出血风险；低于 10×10^9/L 有极高危风险。重组人血小板生成素、IL-11 可有效治疗血小板减少症。

> **案例 7-1-4**
>
> 患者，女性，42 岁，确诊滋养细胞肿瘤，低危组（Ⅲ：4）入院。曾于 2 个月前行清宫术，诊断为恶性滋养细胞肿瘤：低危组（Ⅲ：4），之后进行第 1 次化疗，化疗方案为甲氨蝶呤五日疗法。化疗顺利，偶有恶心、呕吐。入院诊断为滋养细胞肿瘤低危组（Ⅲ：4），第 1 次化疗后。
>
> 本次再次行甲氨蝶呤五日疗法。化疗结束后第 3 天，患者体温正常，复查血常规均下降。给予皮下注射重组人粒细胞集落刺激因子，口服复方皂矾丸升白细胞，多糖铁复合物胶囊纠正贫血。次日复查，血常规进一步下降。医师与临床药师讨论，临床药师建议暂不输注血小板，改用促血小板生长因子治疗，因经济原因选用注射用重组人白细胞介素-11 2 250 μg 皮下注射，每日 1 次。化疗结束后第 6 天复查，血常规好转。
>
> **请思考下列问题：**
>
> （1）本病例血小板减少采取了哪些治疗措施？是否合理？
>
> （2）所用的治疗贫血的药物是否合理？

（三）贫血

抗肿瘤药物对红细胞的不良反应主要是导致红细胞大小不等和巨红细胞血症，这与 DNA 合成受抑制有关。应用时可出现高血压、血栓和头痛等药物不良反应。

> **案例 7-1-4 解析**
>
> 本病例骨髓抑制时血小板减少，没采取措施。血常规改变加重后，给予注射用重组人白细

胞介素-11 治疗。注射用重组人白细胞介素-11 主要作用是刺激血小板生成，是本案例骨髓抑制的恰当药物。患者没有出血倾向，用药后血常规好转，进一步证明后来对血小板减少采取的措施合理。

思 考 题

1. 为什么在癌症患者化疗期间要高度警惕化疗药物骨髓抑制作用的出现？

2. 了解各种化疗药物对骨髓抑制的程度有什么意义？

3. 骨髓抑制的总体治疗方案是怎样的？

（马满玲）

第二节 抗肿瘤药物引发的肺纤维化

一、抗肿瘤药物的肺毒性与肺纤维化

抗肿瘤药物相关性肺损伤发生率约为 10%，以浸润性肺疾病（infiltrative lung disease，ILD）为主要表现，包括肺间质纤维化、过敏性肺炎、非特异性间质性肺炎、弥漫性肺泡损伤及肺泡出血所致的急性呼吸窘迫综合征（ARDS）等。

（一）肺纤维化及其分类与分级

纤维化（fibrosis）是由于炎症、刺激或愈合而在器官上形成异常数量的纤维组织，取代健康有功能的组织。肺纤维化导致肺泡充气减少，气体交换严重受损，损害肺功能，严重者气体交换功能丧失，最终因呼吸衰竭而死亡。

肺纤维化分四个类型：特发性肺纤维化、继发性肺纤维化、遗传性肺纤维化和其他肺纤维化。继发性肺纤维化包括抗肿瘤药物造成的肺纤维化。

肺纤维化的发生分三个阶段，即损伤、炎症和修复。早期为肺实质损伤，之后为损伤后的炎症反应，晚期为受损肺泡修复及纤维化形成阶段。

（二）抗肿瘤药物的肺毒性

抗肿瘤药物所致的肺脏损伤程度与身体状况、使用的药物种类、药量、用药时间的长短等因素有关。临床上肺纤维化严重程度没有明确的分级标准，可根据患者的临床症状、影像学表现、血液检查、肺功能检查，结合其他检查进行判断。

案例 7-2-1

患者，女性，65 岁。因活动后胸闷、气短 1 月余入院。诊断为弥漫性 B 细胞性非霍奇金淋巴瘤，行 CHOP（环磷酰胺、多柔比星、长春新碱、泼尼松）方案化疗 9 次。肿瘤消失，全身淋巴结无肿大。2 年后因腹痛伴腹部肿块 2 天入院。腹部 CT 扫描示后腹膜腹主动脉周围见肿大融合成块的淋巴结，侵犯右侧肾盂、输尿管。应用环磷酰胺、长春地辛、顺铂、博来霉素、泼尼松等药物化疗 6 个疗程（半年），其中博来霉素总量 360 mg。其间复查 CT、B 超未见明显异常；之后摄 X 线胸片示两肺纹理增多，提示两肺感染，心影增大，但患者无呼吸道感染症状，未予治疗。半年后因活动后出现胸闷、气急且上述症状逐渐加重，伴少量干咳收入院。

入院后予大剂量泼尼松抗肺纤维化治疗，嘱患者注意休息，避免剧烈咳嗽，以防气胸；同时予黄芪注射液、丹参注射液益气活血治疗 1 个疗程。治疗过程中气急一度略有缓解，后出现重度胸闷、呼吸短促，心肺功能检查提示重度限制性同期通气功能障碍。急查血气分析：摄 X 线胸片示两肺透亮度降低，有片状致密影。病情加重，因呼吸衰竭抢救无效死亡。

> **请思考以下问题：**
> 什么原因导致本患者在用药过程中出现肺部症状和肺部的影像学改变？

10%～23% 患者使用博来霉素会出现肺纤维化。博来霉素致肺毒性的因素有①使用剂量；②年龄：年龄超过 50 岁者易发生肺毒性；③既往疾病；④其他：与可致肺毒性的药物联合应用，如博来霉素与吉西他滨合用或与苯妥昔单抗合用。

> **案例 7-2-1 解析**
> 本病例患者出现肺部症状考虑为抗肿瘤药物博来霉素造成的肺纤维化所致。
> 用博来霉素后出现肺部的影像学改变，提示博来霉素的毒副作用，但没采取相关措施，如进行高分辨率 CT 检查，停用博来霉素。后来出现临床症状，肺部影像学提示病变加重，血气分析提示肺功能下降，均提示博来霉素的毒副作用。

二、易引发肺纤维化的抗肿瘤药物及其临床表现特点

随着研究的进展，越来越多的抗肿瘤药物被发现可导致肺纤维化。

（一）抗肿瘤药物所致肺纤维化的临床特点

肺纤维化首发症状为呼吸困难，随着疾病进展，静息时也会出现呼吸困难。抗肿瘤药物所致肺纤维化的前提是有抗肿瘤药物用药史，呼吸困难症状出现在用药之后。患者可有干咳、心跳加快或杵状指。有些人出现疲倦或发热、体重减轻、肌肉或关节疼痛。在疾病的晚期，血液中缺氧会使皮肤和黏膜出现发绀。抗肿瘤药物所致肺纤维化的特点是对激素敏感。

> **案例 7-2-2**
> 患者，男性，66 岁，因脾曲结肠癌行左侧半结肠切除术，因肠吻合口裂开而连续行 Hartmann 手术。根据肿瘤组织病理学特征和术前放射检查结果，以每 2 周使用基于奥沙利铂的 FOLFOX 辅助方案治疗，持续 6 个月用奥沙利铂。在化疗前 10 个周期中，患者报告没有明显的副作用（出现了 I 级周围神经病变）。第 11 周期化疗提前终止，因为患者出现发热，未确认感染部位，经广谱抗菌药治疗后出院。2 周后再次入院时，患者出现进行性不耐受体力活动和呼吸困难。体格检查、实验室检查和胸部多层 CT 显示纵隔淋巴结肿大，隆突前和气管前淋巴结肿大，提示早期纤维化。
> 根据检查结果，患者被诊断为间质性肺病。结合患者既往用药史，考虑是奥沙利铂所致。立即予大剂量静脉注射糖皮质激素治疗。10 天后患者出院回家，接受口服糖皮质激素治疗。
> **请思考以下问题：**
> 该患者依据什么诊断为抗肿瘤药物奥沙利铂所致的肺纤维化？

奥沙利铂是第三代铂类化合物，常累及血液系统、消化系统或神经系统，肺损伤发生率较低。糖皮质激素是目前治疗药物性肺损伤常用且有效的药物，具有减轻肺泡水肿、控制炎症、抑制免疫反应、减少胶原蛋白合成等作用。

> **案例 7-2-2 解析**
> 患者行结肠癌手术后，进行了抗肿瘤化疗。化疗药物奥沙利铂有致肺纤维化不良反应。化疗到 11 个周期时，患者出现发热，2 周后出现呼吸困难等肺部症状，CT 显示广泛的网状间质结构伴磨玻璃样阴影，动脉血气分析显示部分呼吸功能不全。上述事实符合奥沙利铂所致肺纤维化的诊断条件。治疗上用大剂量静脉注射糖皮质激素显效。

（二）容易引发肺纤维化的抗肿瘤药物

容易引发肺纤维化的抗肿瘤药物有奥沙利铂、博来霉素、甲氨蝶呤、紫杉醇、多西他赛、拓扑替康、吉非替尼、厄洛替尼、丝裂霉素、亚硝脲、长春碱类、多柔比星、放线菌素D、平阳霉素、卡莫司汀、白消兰、环磷酰胺等。药源性肺损伤约占全身药物不良反应8%，抗肿瘤药物和免疫抑制剂引发的肺纤维化的发生率最高，占药物性肺纤维化83.3%，抗肿瘤药物引起的肺纤维化与其他原因导致的肺纤维化无明显区别。

> **案例 7-2-3**
>
> 患者，男性，67 岁，因右侧软腭肿物就诊于某医院确诊为右软腭鳞癌并使用盐酸平阳霉素治疗，每次 8 mg+250 ml 生理盐水静脉滴注，1 次/天，用药 15 天后因呼吸困难等症转另外一家医院对症治疗。今日转入我院，患者主诉：近 3 天呼吸困难，进食睡眠差，尿量尚可，2 型糖尿病 2 年余。
>
> CT 检查可见两肺纹理明显增强、紊乱，双肺上野条索状，斑点状致密影，肺门区钙化，两肺多发小片状模糊影，余未见异常。
>
> 入院后被诊断为：①右软腭鳞癌（TN0M0）；②肺间质纤维化；③2 型糖尿病。
>
> **请思考以下问题：**
>
> 本例患者发生肺间质纤维化的原因是什么？

平阳霉素注射治疗不良反应较小，常见的不良反应有发热、局部软组织肿胀、消化道反应、局部破溃坏死等。长期使用平阳霉素易导致肺毒性。肺毒性的发生与剂量大小密切相关。

> **案例 7-2-3 解析**
>
> 该案例有平阳霉素用药史，用药后出现呼吸系统症状，CT 提示肺间质纤维化，无其他致肺纤维化的原因，可考虑患者肺纤维化是平阳霉素所致。患者为 67 岁的老年患者，对各种致病因素的抵抗能力及对环境的适应能力均减弱；患有多种疾病，如肺结核、2 型糖尿病；各种器官功能减退，机体适应能力下降。盐酸平阳霉素有致肺间质纤维化的作用。

三、抗肿瘤药物引发的肺纤维化的预防与治疗

抗肿瘤药物引发肺纤维化的概率小但较严重，其预防与治疗非常重要。

1. 抗肿瘤药物引发肺纤维化的预防

（1）掌握抗肿瘤药物的肺毒性特点，警惕易发人群。

（2）定期检查。抗肿瘤药物治疗期间及之后，定期进行肺功能、胸部 CT 检查。

（3）警惕临床症状。肺纤维化的主要症状是胸闷气短、缺氧、呼吸困难。抗肿瘤药物治疗过程中患者出现上述症状，须排除肺纤维化所致。

（4）提高身体素质。积极戒烟、控制饮酒量，加强身体锻炼都益于防止肺纤维化发生。

2. 抗肿瘤药物引发肺纤维化的治疗　一旦发生抗肿瘤药物引发的肺纤维化，需积极治疗。

（1）停用致肺纤维化的抗肿瘤药物：一旦出现肺毒性症状，应立即停药，采取积极措施，避免病情恶化。

（2）药物治疗：肺间质纤维化以应用糖皮质激素和细胞毒性药物治疗为主，同时应用抗菌药，可辅助应用中医中药治疗。病变稳定后，选用局部吸入糖皮质激素方式治疗。

（3）辅助治疗：急性发作患者，病情进展迅速，需及时给予辅助疗法，如吸氧，必要时给予机械通气。

案例 7-2-4

患者，男性，76岁，临床诊断左肺腺癌。给予"吉非替尼"服药约2周后，患者咳嗽及气短症状有所减轻，复查胸部CT示"左肺门块状影显著缩小，双侧胸腔积液较前减少"。提示靶向药物治疗有效，继续口服该药。2年后患者无明确诱因再次出现气短加重，伴有发热、咳嗽入院。胸部CT示"双肺弥漫性磨玻璃影，双侧胸腔积液较前增多"。

诊断：吉非替尼引发的间质性肺炎。停用吉非替尼，给予美罗培南与甲泼尼龙治疗。2天后，患者自觉气短症状好转。复查胸部CT示"双肺弥漫性磨玻璃影较前明显吸收好转，双肺局限性纤维化形成，以右肺为主，双侧胸腔积液基本吸收"。目前口服奥希替尼，仍在随访中。

请思考以下问题：

该病例在防治上有什么警示作用？

吉非替尼主要副作用包括皮疹为主的皮肤反应，腹泻为最常见的消化道反应，咯血、鼻出血等血液系统症状以及肺纤维化，肺纤维化是比较少见的副作用。接受吉非替尼治疗的患者，偶尔可发生急性间质性肺病死亡。当证实有间质性肺病时，应停止使用吉非替尼并对患者进行相应的治疗。

案例 7-2-4 解析

间质性肺炎是吉非替尼罕见的最严重的不良反应，发生率低，但死亡率却高达1/3。口服吉非替尼的患者倘若出现干咳、胸闷、气急等症状，且用原发病解释不通时，应考虑是否存在间质性肺炎。该诊断一旦高度疑诊或确诊，需立即停药，同时进行抗感染治疗，预防炎性的进展及肺纤维化。治疗间质性肺炎最重要的措施是静脉注射大剂量糖皮质激素，该方法可以抑制间质性肺炎向肺纤维化转变。根据患者血常规等检查，结合吉非替尼用药史，患者被及时诊断为吉非替尼引发的间质性肺炎，并得到及时治疗。

思 考 题

1. 为什么抗肿瘤药物所致肺纤维化的患者越来越多？
2. 了解影像学上肺纤维化的分级有什么意义？
3. 如何看待抗肿瘤药物引发的肺纤维化的预防与治疗？

（马满玲）

第三节　抗血管生成药物引发的严重高血压

新生血管的形成在多种实体肿瘤的生长、增殖和转移中发挥着关键作用。抗血管生成药通过作用于各种血管生成因子及其受体，影响肿瘤新生血管生成，从而抑制肿瘤的生长、增殖和转移，延长患者生存期。但伴随药物产生的一系列不良反应可能会限制这类药物的使用。高血压为抗血管生成药最常见的不良反应之一，严重时可危及生命。因此，在抗血管生成药应用前充分地评估风险、应用时密切地监测血压、及时地降压治疗及适时减量或终止抗血管生成药尤为重要，能够避免严重心血管并发症的发生并改善患者的预后。

一、抗血管生成药相关严重高血压的临床特征

案例 7-3-1

患者，男性，66岁，因"左肾癌术后5年余，发现多发转移半年；头痛、头昏，伴恶心、呕吐、嗜睡1天"入院。患者5年前因"左肾细胞癌"于外院行左肾癌根治术，后定期复查；2

年前复查发现肺、骨多发转移，开始口服舒尼替尼 50 mg qd，服药 4 周，停药 2 周，6 周为一个疗程。用药期间监测血压，发现血压逐渐升高，最高达 200/100 mmHg，并于用药第 2 疗程开始服用硝苯地平缓释片，后监测血压波动在（160～180）/（90～100）mmHg，之后未规律服用降压药。患者诉每个疗程停用舒尼替尼期间血压自行下降，再次服药后血压上升。1 天前患者诉头痛、头昏明显，伴恶心、呕吐、嗜睡表现，自行使用硝苯地平缓释片治疗后好转不明显，为求进一步诊治入院。患者既往有糖尿病史 10 余年，血糖控制可；慢性肾功能不全病史 2 年（未规律治疗）；既往无高血压、冠心病史，无食物药物过敏史，无吸烟饮酒史。入院时查血压 210/120 mmHg，心率 142 次/分。

入院诊断为左肾细胞癌术后肺、骨多发转移，高血压急症，糖尿病，慢性肾功能不全。

请思考以下问题：
简述患者出现高血压急症的原因及高血压分级。

抗血管生成药相关高血压指血压高于 140/90 mmHg，或舒张压较基础值升高大于 20 mmHg。根据肿瘤不良事件通用术语评价标准（NCI-CTCAE5.0），将抗血管生成药相关高血压分为 5 级，3 级及以上为严重高血压，具体分级标准见表 7-3-1。几乎所有接受抗血管生成药治疗的患者都会出现血压的升高，其中一部分人发展为高血压。血压升高大多出现在服药后 2 周左右，表现为在应用药物后很快出现血压的升高，而停药会出现血压迅速地回落。抗血管生成药对血压的影响是剂量依赖性的，剂量越大，高血压风险越大。不同抗血管生成药联合使用时，高血压的发病率会显著升高。此类药物引起的高血压，若控制不佳，可导致严重的、威胁生命的心血管不良事件，如冠脉疾病、卒中、心力衰竭及高血压脑病等。但也有研究指出，抗血管生成药所导致的高血压可能是肿瘤患者预后改善的一种生物标记。

表 7-3-1　抗血管生成药相关性高血压分级标准（NCI-CTCAE 5.0）和防治建议

分级	描述	防治建议
1 级	高血压前期（收缩压 120～139 mmHg，舒张压 80～89 mmHg）	在使用抗血管生成药前将高血压控制在正常水平；无使用降压药指征，仅监测血压；生活方式干预
2 级	第一阶段高血压（收缩压 140～159 mmHg，舒张压 90～99 mmHg），需要医学干预；反复或持久的（≥24 h）、有症状的收缩压增加>20 mmHg；既往在正常范围内，增加至>140/90 mmHg	需要单药治疗同时监测血压；可使用 ACEI、ARB、β 受体阻滞剂、CCB、噻嗪类利尿剂
3 级	第二阶段高血压（收缩压≥160 mmHg，舒张压≥100 mmHg）	通常需 2 种及 2 种以上降压药物治疗或需要较以前更大剂量的治疗；可选择 ACEI 或 ARB 联合 β 受体阻滞剂或 CCB；监测血压；暂停用药，待血压恢复到 2 级以下水平，继续用药或减量使用
4 级	危及生命（如恶性高血压，一过性或持久性神经损伤，高血压危象）需要紧急治疗	紧急干预，严密监测血压和其他生命体征，可静脉应用硝普钠或 CCB 进行降压，积极治疗相关并发症；暂停用药，待血压恢复到 2 级以下水平，继续用药或减量使用；出现高血压危象，应永久性停药
5 级	死亡	无

注：ACEI，血管紧张素转化酶抑制剂；ARB，血管紧张素Ⅱ受体拮抗剂；CCB，钙通道阻滞剂

案例 7-3-1 解析

患者既往无高血压病史，血压升高与服用舒尼替尼有时间上的相关性，且每个疗程停用舒尼替尼期间血压自行下降，再次服药后血压上升，考虑为舒尼替尼导致的药物性高血压。血压升高是抗血管生成药（包括舒尼替尼）常见不良反应之一，根据 CTCAE5.0 高血压分级标准，该案例中患者血压升高达 210/120 mmHg，有明显的头昏、头痛症状，伴有恶心、呕吐、嗜睡

表现，可疑出现神经损伤，为抗血管生成药引发的 4 级高血压，属于危及生命需要紧急治疗的严重高血压。

二、抗血管生成药相关严重高血压的治疗

案例 7-3-2

案例 7-3-1 中，患者入院后，立即予以心电监护，动态监测血压，嘱停用舒尼替尼。予硝普钠静脉泵入，1 小时后复测血压 174/116 mmHg，患者诉症状有所缓解。后调整为缬沙坦胶囊 80 mg bid po、苯磺酸氨氯地平片 5 mg bid po、酒石酸美托洛尔片 12.5 mg bid po 联合降压，监测患者血压波动于（130~200）/（80~110）mmHg，其间偶用硝普钠静脉泵入，治疗 1 周后患者血压稳定在 150/90 mmHg 左右，无明显不适。

请思考以下问题：

对于患者出现的抗血管生成药相关严重高血压，治疗原则及要点包括哪些？

（一）控制目标

抗血管生成药相关高血压的治疗需要及时就诊于专业科室，并根据患者危险因素确定血压控制目标，年龄＜60 岁的一般人群血压控制目标为 140/90 mmHg 以下；60 岁及以上的一般人群血压控制目标为 150/90 mmHg 以下，而在一些存在高血压风险因素的患者中（如糖尿病、慢性肾病、冠脉疾病等）血压的目标值应在 130/90 mmHg 以下。

（二）治疗原则

抗血管生成药相关高血压的治疗重点是在减少与高血压相关的心血管并发症发病率（卒中、心肌梗死、心力衰竭等）的同时保证获得理想的抗肿瘤治疗效果。首先给予生活方式干预，必要时应用降压药物。应根据患者的危险因素（肥胖、高盐饮食、老年、饮酒等）、亚临床靶器官损害及合并临床疾病（如糖尿病、心脏病等）情况，合理选择降压药物。血压＜160/100 mmHg 或低危患者可首选单药治疗，血压≥160/100 mmHg 或高于目标血压 20/10 mmHg 的高危患者首选两药联合方案，如 ACEI 或 ARB 联合噻嗪类利尿剂，控制未达标的患者可行合适的三/四联疗法。合并糖尿病、蛋白尿、肾病等并发症的患者建议选择 ACEI 或 ARB 类药物。

应用多种降压药物治疗血压仍未达标的患者应考虑抗血管生成药减量或停用。当发生 3~4 级高血压时，应暂停抗血管生成药治疗，待血压恢复到 2 级以下水平，继续用药或减量使用；如恢复用药后再次出现 3~4 级高血压，应继续酌情减量用药。3~4 级高血压持续存在或出现高血压危象的患者应永久停药。具体参见表 7-3-1。

（三）高血压危象的治疗

高血压危象的治疗首先要关注是否出现靶器官损害及哪种靶器官受累（如脑血管意外、心功能不全、高血压脑病、肾功能不全、眼底改变等），合并不同靶器官损害的患者降压目标不同，可直接影响治疗方案的选择及预后的判断。

高血压危象的治疗应遵循以下原则：①建议最初 30~60 分钟内将血压降低到一个安全水平。②建议第 1~2 小时内使平均动脉压迅速下降，但下降幅度不超过 25%，一般在近期血压升高值的 2/3 左右；首先选择速效降压药物，需充分考虑患者的年龄、病程、严重程度、靶器官损害和并发症情况等，个体化地制订具体的方案。可选用单一或联合不同种类静脉药物如硝普钠 [0.25~10.0 μg/(kg·min)]、硝酸甘油（5~100 μg/min）或酚妥拉明（0.5~1.0 mg/min）等。③建议后续的 2~6 小时放慢降压速度，加用口服降压药，一般联合用药，逐步减慢静脉给药速度，将血压降至 160/（100~110）mmHg 水平，其间根据具体病情调整降压药物剂量。④若血压水平可

耐受且临床情况稳定，在随后 24～48 小时逐步降低血压达正常水平。高血压控制后是否再次应用抗血管生成药、应用剂量及如何预防高血压危象再发生，目前尚无统一共识，需要进一步探索。

案例 7-3-2 解析

该患者诊断为抗血管生成药相关性严重高血压，入院时血压高达 210/120 mmHg，应立即停用舒尼替尼，并给予速效降压药物如硝普钠静脉泵入紧急降压。症状控制且血压降低到较安全的水平时改为口服降压药继续治疗，首选两药联合方案，并根据患者的危险因素（肥胖、老年等）、亚临床靶器官损害（肾功能损害）及合并临床疾病（糖尿病）情况，选择合适的口服降压药，该患者合并有肾功能不全、糖尿病，推荐选用 ACEI/ARB 联合 CCB 类或 β 受体阻滞剂，并动态监测血压。血压稳定后必要时可再次加用舒尼替尼治疗，治疗期间密切监测血压，若出现血压升高则及时进行降压治疗。

三、抗血管生成药相关严重高血压的防范

案例 7-3-3

案例 7-3-1 中，患者在院治疗 10 天后测得血压 138/88 mmHg，血压平稳，再次加用舒尼替尼 50 mg qd po 抗肿瘤治疗。考虑患者合并有糖尿病、慢性肾功能不全，故继续服用缬沙坦胶囊 80 mg bid po 控制血压，并每日 2 次监测血压，观察 1 周，患者血压控制稳定，好转出院。

请思考以下问题：

患者使用舒尼替尼治疗期间，引发严重高血压的高危因素有哪些？

有效的血压管理可以保证抗血管生成药的规范应用，维持和提高药物的抗肿瘤疗效。美国国立癌症研究所心血管毒性小组推荐，在使用抗血管生成药治疗开始前，应当明确患者的基线血压及既往心血管疾病病史；在治疗过程中，保持血压稳定和尽可能＜140/90 mmHg。血压监测应当从用药前就开始，贯穿于整个治疗过程，尤其是治疗初期的 2 周内，要求进行每日监测。对于既往有高血压病史的患者，在给予抗血管生成药前，必须遵循个体化的原则应用降压药，预先使血压得以良好控制（＜140/90 mmHg）；但是对于血压正常的患者，不推荐预防性降压治疗。

既往高血压病史是抗血管生成药致高血压的独立危险因素。有既往高血压病史的患者发生高血压的风险是无既往高血压病史患者的 4.494 倍，且既往高血压的患者中 3 级高血压的发生率高达 52.3%。年龄＞60 岁、体重指数（BMI）≥25 kg/m²、血脂异常、糖尿病、不良饮食习惯（高盐）及与其他化疗药物（如多柔比星）联用也被认为是抗血管生成药致高血压的危险因素。另外，肾癌患者在接受抗血管生成药治疗时更易发生高血压。

抗血管生成药相关高血压一旦出现，其早期干预尤为重要，可以有效避免发生高血压危象及心、脑、肾等靶器官功能损害等严重并发症，提高抗血管生成药治疗的安全性和患者的依从性。对于血压超过 140/90 mmHg 的患者应接受降压药物治疗；对于血压正常、在使用抗血管生成药后出现舒张压升高超过 20 mmHg 的患者，也建议启动降压治疗。若血压值大于 160/100 mmHg，或存在持续性高血压或高血压危象的情况，应减少或停止抗血管生成药的使用。

案例 7-3-3 解析

患者发生舒尼替尼相关性严重高血压的高危因素包括：年龄（＞60 岁）、体重指数≥25 kg/m²、合并糖尿病及肾功能不全。另外，患者基础病史为左肾细胞癌，肾癌患者在接受抗血管生成药物治疗时更易发生高血压。故该患者治疗期间应更严密地监测血压，一旦血压升高，及时调整降压药物，必要时暂停或永久停用舒尼替尼。

思 考 题

1. 抗血管生成药引发严重高血压的临床特征是什么?
2. 抗血管生成药相关严重高血压的治疗原则是什么?
3. 如何降低抗血管生成药相关的严重高血压风险?

（杜 倩 陈 诚 刘松青）

学习要求

记忆：镇痛药物典型不良反应案例涉及的相关药物及其不良反应的防范原则。

理解：镇痛药物引起严重不良反应的发病机制。

运用：镇痛药物典型不良反应的识别及处理。

第一节　非甾体抗炎药引发的消化道出血

非甾体抗炎药（non-steroidal anti-inflammatory drug，NSAID）是一类具有抗炎、解热、镇痛等作用的药物，主要用于缓解各类疼痛、改善风湿性疾病的炎性症状及预防心脑血管疾病等。然而，使用 NSAID 可引发消化道、心血管、肾脏、肝脏、中枢神经系统和血液系统等的不良反应，其中以消化道不良反应最为常见，可导致消化道溃疡、出血、穿孔等严重胃肠道事件的发生。对于需要使用 NSAID 治疗的患者，尤其是需要长期或大剂量使用的老年合并症患者应尽早进行胃肠道事件风险评估，并给予必要的干预和预防。

一、非甾体抗炎药致消化道出血的发生机制

> **案例 8-1-1**
>
> 患者，男性，68 岁，因"呕血、黑便 2 小时"入院。入院前 2 小时患者呕吐暗红色血液 1 次，混有胃内容物，量约 300 ml，同时解黑色稀大便 5～6 次，伴头昏、乏力、心慌等不适。患者自诉既往无胃肠道疾病史，有痛风性关节炎 10 余年，长期间断服用吡罗昔康片，未正规诊治。
>
> 入院后完善相关检查，提示：红细胞计数 $2.68×10^{12}$/L，血红蛋白 54 g/L，血细胞比容 0.25；大便隐血试验提示强阳性；肝肾功能正常。碳-14 呼气试验阴性。急诊胃镜检查显示，胃腔内有散在血凝块，胃角有一大小约 0.5 cm 的圆形溃疡，周围少许新鲜血迹；胃窦前壁有一大小约 0.6 cm×1.5 cm 椭圆形溃疡，溃疡底部有薄白苔，中央可见一裸露血管残端，周围黏膜充血、水肿。
>
> 入院诊断为胃溃疡伴上消化道出血、痛风性关节炎。
>
> **请思考以下问题：**
>
> 患者出现消化道出血的原因及发生机制是什么？

NSAID 所致消化道出血主要是应用此类药物后导致消化道黏膜的损害，出现溃疡性出血，具体机制包括以下几个方面。

（一）药物对胃黏膜的直接损害

绝大多数 NSAID 在胃内酸性环境下呈非离子状态，可透过细胞膜弥散入中性环境的黏膜上皮细胞内，并解离成离子状态，而离子状态的 NSAID 不易跨膜，会在细胞内聚集导致细胞损伤，从而损害胃黏膜屏障。

（二）干扰花生四烯酸代谢

正常胃肠黏膜组织内分布有环氧合酶-1（cyclooxygenase-1，COX-1），COX-1 通过介导前列腺素的合成保证胃肠黏膜血流，并维持胃黏膜正常的分泌功能。而 NSAID 通过抑制 COX-1 的活性，干扰花生四烯酸代谢，使前列腺素合成受阻，减少黏膜血供。同时 NSAID 使花生四烯酸

无法通过 COX-1 途径代谢,大量的花生四烯酸在脂氧化酶的催化下代谢,导致白三烯生成增多,白三烯对嗜酸性粒细胞、中性粒细胞和巨噬细胞具有强大的趋化作用,造成血管内皮细胞损伤、黏膜细胞缺血脱落,也可引起胃肠黏膜损伤。另外,NSAID 还能抑制血栓素 A2 介导的血小板聚集,从而破坏黏膜完整性,造成黏膜糜烂、溃疡,最终导致消化道出血的发生。

> **案例 8-1-1 解析**
>
> 该患者痛风性关节炎病史 10 余年,长期自行服用吡罗昔康。胃镜检查提示处于胃溃疡活动期,相关检查提示幽门螺杆菌阴性,同时排除存在食管胃底静脉曲张,故高度怀疑是长期服用吡罗昔康导致的消化性溃疡并出血。吡罗昔康作为一种非选择性的 NSAID,可抑制 COX-1,减少对胃肠道黏膜具有保护作用的生理性前列腺素的合成,从而削弱胃黏膜黏液-碳酸氢盐屏障,降低胃肠道黏膜血供,损伤黏膜上皮,导致糜烂和溃疡形成。

二、非甾体抗炎药致消化道出血的危险因素

> **案例 8-1-2**
>
> 案例 8-1-1 中,进一步询问病史,患者诉长期服用吡罗昔康,平时一般吃 1 片,偶尔会忘记服用,痛风发作时,偶尔会吃到 2~3 片/天。有长期吸烟及饮酒史,平均每日饮酒量约 2 瓶啤酒。有糖尿病史 8 年,使用胰岛素治疗,血糖控制尚可。
>
> **请思考以下问题:**
>
> 患者发生 NSAID 相关消化道出血的危险因素包括哪些?

评估 NSAID 服用者发生消化道出血的风险有助于制订合理的预防措施。许多因素与 NSAID 引起的消化道出血有关,包括既往胃肠道疾病史、年龄、联合用药、伴发疾病、幽门螺杆菌感染、吸烟及长期饮酒等。此外,NSAID 的剂量、疗程及种类亦会影响消化道出血的发生。根据危险因素的不同将 NSAID 相关消化道出血的风险进行分级,具体见表 8-1-1。

(一)既往胃肠道疾病史

美国胃肠病协会关于 NSAID 相关溃疡并发症的防治指南中提出,既往有消化道溃疡或出血史的患者,尤其是近期出现的,为 NSAID 相关消化道损伤的危险因素。既往有溃疡病史与既往有溃疡并发症病史的患者,其 NSAID 相关消化道损伤风险分别为无溃疡病史患者的 5.9 倍和 15.4 倍。

(二)年龄

年龄>60 岁的老年患者是 NSAID 相关消化性溃疡的高危人群。服用 NSAID 的患者出现胃肠并发症的危险性随年龄的增加而增加,并呈线性关系。研究表明,与年龄 25~49 岁患者对比,60~69 岁、70~80 岁和>80 岁患者发生 NSAID 相关消化道并发症的风险系数分别为 2.4、4.5 和 9.2。

(三)NSAID 的剂量、疗程及种类

非甾体抗炎药引起的胃肠道损伤在一定范围内呈剂量依赖性。与未用药人群相比,大剂量 NSAID 治疗(一般定义为处方推荐的最大剂量)增加上消化道事件风险达 7 倍。不同种类的 NSAID 发生胃肠道出血的风险不同,选择性 COX-2 抑制剂相关消化道出血的风险低于非选择性 NSAID 和低剂量阿司匹林(low dose asprin,LDA)。此外,NSAID 相关消化道出血风险随服药时间延长而增加。但有研究显示,阿司匹林相关胃肠道损伤在首次服用前 3 个月风险较高,此后基本恒定,长期服用(>5 年)风险反而降低,这可能与黏膜的适应性有关。

（四）联合用药

同时使用低剂量阿司匹林、糖皮质激素、抗凝血药或选择性 5-羟色胺再摄取抑制剂（selective serotonin reuptake inhibitor，SSRI）可显著增加 NSAID 相关消化道损伤风险。研究显示，NSAID 与 LDA 联合使用的消化道事件风险是未用药者的 13 倍。维生素 K 拮抗剂和肝素等抗凝血药对胃肠道黏膜无直接损害作用，但联合使用非选择性 NSAID 时会使上消化道出血的风险增加 2～4 倍。另外，NSAID 与 SSRI 联用时上消化道出血的风险较单用 NSAID 增加 6.33 倍。

（五）幽门螺杆菌感染

幽门螺杆菌（*Helicobacter pylori*，*Hp*）感染和 NSAID 是引起上消化道出血的两个独立危险因素，*Hp* 感染可增加胃酸分泌，诱导黏膜中性粒细胞浸润，增加 NSAID 对胃黏膜的损害。对于需长期服用 NSAID 的患者，应先检测 *Hp*，阳性者予以根除，以减少消化性溃疡及其并发症的发生。

（六）其他危险因素

使用 NSAID 的患者若合并心血管疾病、肝硬化、肾功能不全或糖尿病等基础疾病会使消化道损伤的风险进一步增加。此外，吸烟、长期酗酒也会增加消化道黏膜损伤风险。

表 8-1-1 NSAID/LDA 相关消化道并发症的风险分层

上消化道严重事件（如溃疡、出血、穿孔）	LDA 使用者	NSAID 使用者
高风险	至少满足以下 1 项高危因素：①上消化道并发症既往史；②年龄≥80 岁；③年龄 70～79 岁并至少满足 1 项中危因素；④年龄 60～69 岁并至少满足 2 项中危因素	至少满足以下 1 项高危因素：①上消化道并发症既往史；②年龄≥70 岁；③至少满足 2 项中危因素
中风险	至少满足以下 1 项中危因素：①年龄 70～79 岁；②使用抗凝血药；③使用氯吡格雷；④使用糖皮质激素；⑤使用 SSRI；⑥使用螺内酯	至少满足以下 1 项中危因素：①年龄 60～69 岁；②合并糖尿病；③合并心力衰竭；④合并严重的类风湿关节炎；⑤使用抗凝血药；⑥使用 LDA；⑦使用氯吡格雷；⑧使用糖皮质激素；⑨使用 SSRI；⑩使用螺内酯；⑪使用高剂量 NSAID
低风险	无危险因素	无危险因素

案例 8-1-2 解析

该患者发生 NSAID 相关消化道出血的危险因素包括年龄 68 岁、长期使用非选择性 NSAID 吡罗昔康、偶有大剂量使用 NSAID、有糖尿病基础病史及长期吸烟饮酒史（饮酒量较大），为 NSAID 相关消化道并发症风险分层的高风险人群。

三、非甾体抗炎药致消化道出血的治疗

案例 8-1-3

案例 8-1-1 中，患者入院后，立即停用"吡罗昔康片"，予以禁食、吸氧、心电监护，积极补液、输血等对症治疗，补充基本血容量。予以艾司奥美拉唑钠 80 mg 静脉注射，续以 8 mg/h 静脉持续滴注。经急诊内镜检查，患者消化性溃疡出血的 Forrest 分级为 Ib 级，予以内镜下止血治疗。内镜止血后继续使用大剂量艾司奥美拉唑至 72 小时，而后予以标准剂量艾司奥美拉唑 20 mg bid 静脉输注。治疗 7 天后患者好转出院，出院后继续口服标准剂量艾司奥美拉唑，疗程 4～8 周至溃疡愈合。

> **请思考以下问题：**
> 对于患者发生的 NSAID 相关消化道出血，治疗原则及要点包括哪些？

所有确诊为 NSAID 相关消化道出血的患者，如果病情允许，建议暂时停用此类药物。应尽可能做急诊内镜检查，并在内镜下采用 Forrest 分级对出血溃疡进行再出血风险判断，24 小时内的内镜干预能改善高危患者的预后。Forrest 分级是一种通过内镜下征象将消化性溃疡病灶进行分类的评估系统，其为临床诊断、评估预后及检验疗效提供了统一标准。Forrest 分级 Ⅰa～Ⅱb 患者，应在胃镜下进行适当的止血治疗。

NSAID 相关消化道出血的治疗药物以抑酸药为主。抑酸药能抑制胃酸分泌，提高胃内 pH。当胃内 pH＞6 时，能抑制胃蛋白酶活化，减少对血凝块的消化作用，还能促进血小板聚集和纤维蛋白凝块形成，避免血凝块过早溶解，有利于止血和预防再出血，又可治疗消化性溃疡。首选质子泵抑制剂（proton pump inhibitor，PPI），如奥美拉唑、艾司奥美拉唑、兰索拉唑、雷贝拉唑等，亦可选用 H₂ 受体拮抗剂（H₂ receptor antagonist，H₂RA），如西咪替丁、雷尼替丁、法莫替丁等。研究显示，PPI 的止血效果显著优于 H₂RA，其起效快并可显著降低再出血的发生率。

应尽可能早期应用 PPI，建议在内镜诊疗前静脉给予大剂量 PPI，再持续静脉输注至内镜检查开始。内镜检查前应用 PPI 可以改善出血病灶的内镜下表现，降低内镜止血的需求和操作难度。内镜止血后继续使用大剂量 PPI 可以降低高危患者再出血率及病死率。建议对内镜止血治疗后的高危患者，如 Forrest 分级 Ⅰa～Ⅱb 的溃疡、内镜止血困难或内镜止血效果不确定者、合并服用抗血小板药物、抗凝血药、糖皮质激素等，给予静脉大剂量 PPI 72 小时（如艾司奥美拉唑 80 mg 静脉注射 +8 mg/h 速度持续输注 72 小时），并可适当延长大剂量 PPI 疗程，然后改为标准剂量 PPI 静脉输注，每日 2 次，持续 3～5 天，此后口服标准剂量 PPI 至溃疡愈合。

> **案例 8-1-3 解析**
> 患者发生 NSAID 相关急性消化道出血，应立即停用相关 NSAID，予以禁食、吸氧、心电监护、积极补液、输血等对症治疗，补充基本血容量。并尽可能早期完善急诊内镜检查，24 小时内给予内镜干预止血。同时尽早给予抑酸药（建议在内镜诊疗前即给予），提高胃内 pH，促进血小板聚集和纤维蛋白凝块形成，加速止血过程和预防再出血。

四、非甾体抗炎药致消化道出血的防范

> **案例 8-1-4**
> 案例 8-1-1 中，患者出院后 2 周，再次出现痛风急性发作，予以碳酸氢钠口服、复方倍他米松肌内注射、双氯芬酸二乙胺外用，别嘌醇降低尿酸，3 天后好转。
> **请思考以下问题：**
> 该患者是否可以再次使用 NSAID 治疗？若再次使用 NSAID，应采取何种预防措施以降低消化道出血的风险？

鉴于 NSAID 的胃肠道不良反应风险，选药时应权衡其对患者的临床获益与风险。多种因素（表 8-1-1）与 NSAID 相关胃肠黏膜损伤、出血风险增加有关，对于无胃肠道危险因素的患者，可使用非选择性 NSAID 且无须任何预防策略。具有 1 个及以上胃肠道危险因素的患者，建议单独使用 1 种选择性 COX-2 抑制剂或 1 种非选择性 NSAID 联用 PPI。有溃疡出血史的患者，应避免使用 NSAID，如确需使用，则优先使用选择性 COX-2 抑制剂联合 PPI，并避免长期使用。应注意选择性 COX-2 抑制剂的心血管疾病风险。

PPI 是预防 NSAID 相关溃疡及其并发症的首选药物，其疗效优于米索前列醇和 H₂ 受体拮抗剂。使用 NSAID 的患者联合应用 PPI，其上消化道出血风险可降低 50%。存在上消化道不良事件

既往史或年龄 70 岁以上者应联合应用 PPI，具有 2 项及以上中危因素（表 8-1-1）的患者也应联合应用 PPI。

案例 8-1-4 解析

患者近期发生过 NSAID 相关消化性溃疡并出血，胃肠道事件风险高，应尽量避免再次使用 NSAID。结合《中国高尿酸血症与痛风诊疗指南（2023）》，对有出血风险的患者可优先选用选择性 COX-2 抑制剂（如塞来昔布）。患者此次使用 NSAID 局部外用，因局部应用也可全身吸收，应避免长期大面积使用；建议可更换为塞来昔布对症治疗，并联合使用 PPI。为减少胃肠道刺激，塞来昔布应于餐后服用，且应采用最小有效剂量，并按最短疗程进行治疗。

思 考 题

1. 非甾体抗炎药引发消化道出血的发生机制是什么？
2. 非甾体抗炎药引发消化道出血的危险因素包括哪些？
3. 如何降低非甾体抗炎药相关的消化道出血风险？

（杜 倩 陈 诚 刘松青）

第二节 解热镇痛抗炎药引发的哮喘

解热镇痛抗炎药（antipyretic，analgesic and anti-inflammatory drug）是一类具有解热、镇痛作用，绝大多数还兼有抗炎和抗风湿作用的药物。因其化学结构不同于糖皮质激素的甾体结构，故称为非甾体抗炎药（nonsteroidal anti-inflammatory drug，NSAID），临床上主要用于关节炎、类风湿关节炎及多种发热和疼痛症状的缓解。随着 NSAID 的广泛应用，其所引起的药源性哮喘也越来越引起人们的关注。

一、解热镇痛抗炎药相关哮喘的临床表现和发生机制

哮喘、慢性鼻-鼻窦炎伴鼻息肉患者，在摄入阿司匹林和其他 NSAID 后出现的急性上、下呼吸道反应称为阿司匹林哮喘（aspirin-induced asthma，AIA）。阿司匹林是临床最易诱发药源性哮喘的解热镇痛药。

1. 发病率 据研究发现，在整个人群中 AIA 的患病率为 0.3%～0.9%。AIA 在哮喘患者中所占比例为 0.6%～2.5%，而在严重哮喘患者中占 14.9%，在慢性鼻窦炎伴息肉的患者中占 8.9%。女性和男性的发病比为 3∶2。一般来说，AIA 多发生在 30～40 岁。

2. 临床表现 AIA 为 NSAID 引起的严重不良反应之一，是支气管哮喘的一种特殊类型，是以慢性鼻窦炎、鼻息肉、哮喘及对 COX-1 抑制剂不耐受为特点的综合征。患者摄入阿司匹林或其他 NSAID 数分钟至 2 小时内，出现鼻塞、水样鼻涕、呼吸急促等快速进展的支气管阻塞症状；伴有发绀、结膜充血、大汗淋漓、端坐呼吸、烦躁不安、咳嗽。这些反应通常涉及上呼吸道（鼻充血、鼻漏和打喷嚏）和下呼吸道（喉痉挛、咳嗽和喘息）。

3. 发生机制 目前针对 AIA 发病机制的研究发现，AIA 非免疫机制介导，花生四烯酸代谢紊乱是其主要发病机制。阿司匹林等 NSAID 的摄入抑制了 COX-1 通路，使前列腺素 E_2（prostaglandin E_2，PGE_2）的水平下降，导致其对 5-脂氧合酶（5-lipoxygenase，5-LO）通路的抑制作用减弱，从而加剧半胱氨酰白三烯（cysteinyl leukotriene，CysLT）的过度产生。CysLT 是与气道炎症相关的高效促炎因子，有引起支气管收缩、腺体分泌、血管通透性增加等炎症效应。还有研究发现 AIA 患者对 CysLT 的敏感性增加，是由于体内 CysLT 受体的水平比耐受阿司匹林的人群高。

案例 8-2-1

患者，男性，因"鼻塞、流涕 2 个月"入院。有支气管哮喘病史，未规律用药。入院诊断：慢性鼻窦炎，鼻中隔偏曲。入院行鼻内镜下多组鼻窦开放术，手术顺利。术后第 1 天，因鼻腔填塞导致鼻部胀痛伴头痛，严重影响睡眠及进食，故予 NSAID 塞肛缓解疼痛。10 分钟后，出现心慌、胸闷、喘息、不能平躺。查体：P 115 次/分，BP 150/80 mmHg，R 38 次/分，血氧饱和度 88%，立即给予吸氧及心电监护，静脉滴注地塞米松。初步判断支气管哮喘发作。予对症治疗后，症状无缓解，血氧饱和度继续下降，考虑该药引起哮喘重度发作，Ⅱ型呼吸衰竭，转入 ICU 予气管插管呼吸机治疗。第 2 天，患者神志已转清，生命体征平稳，拔除气管插管。术后第 5 天，患者出院，嘱避免接触过敏原，避免使用 NSAID 及含有此类成分的感冒药。

请思考以下问题：

该患者的诊断及依据是什么？

案例 8-2-1 解析

该患者被给予 NSAID 塞肛缓解疼痛。使用该药后 10 分钟即出现呼吸道症状，与其直肠给药吸收快、完全，血药浓度 0.5~2 小时可达峰值相符合，再加上患者慢性鼻窦炎病史，考虑 AIA 的可能性大。

二、容易引发阿司匹林哮喘的解热镇痛药物

AIA 患者通常会对阿司匹林和具有强 COX-1 抑制活性的 NSAID 产生交叉反应，因此，AIA 患者禁用阿司匹林和强效 COX-1 抑制剂。部分选择性 COX-2 抑制剂，低剂量时耐受良好，但较高剂量下引起轻微的呼吸道反应。COX-2 高选择性抑制剂没有显著的 COX-1 作用，并且在多项 AIA 研究中证明了安全性。具体见表 8-2-1。

表 8-2-1 引发 AIA 患者呼吸反应的环氧合酶 1（COX-1）和环氧合酶 2（COX-2）抑制剂

药物	给药途径
高选择性 COX-1 抑制剂	
阿司匹林	口服（OTC）
安替比林-苯佐卡因	滴耳用（OTC）
苯噁洛芬	口服
双氯芬酸	口服，外用
依托度酸	口服
非诺洛芬	口服
氟比洛芬	口服
布洛芬	口服（OTC）
吲哚美辛	口服
酪洛芬	口服，外用
酮咯酸	口服、肌肉内、静脉内、鼻部给药
甲氯芬那酸钠	口服
安乃近	口服
甲芬那酸	口服
萘普生	口服（OTC）

续表

药物	给药途径
奥沙普秦	口服
吡罗昔康	口服
托美丁	口服
低选择性 COX-1 抑制剂	
对乙酰氨基酚	口服（OTC）
三水杨酸胆碱镁	口服
双氟尼沙	口服
双水杨酯	口服
高选择性 COX-2 抑制剂	
塞来昔布	口服
依托考昔	口服
罗美昔布	口服
帕瑞昔布	肌肉内、静脉内
部分选择性 COX-2 抑制剂（高剂量下具有 COX-1 选择性）	
美洛昔康	口服
萘丁酮	口服
尼美舒利	口服，外用

三、解热镇痛抗炎药所致 AIA 的鉴别诊断

AIA 和哮喘的症状与体征不具有特异性，且无特异性检查方法（包括胸部 X 线检查与组织学诊断），目前仍主要依赖于排除法诊断。从询问患者详细病史开始，特别是阿司匹林或其他 NSAID 应用史（给药剂量、联合用药、应用药物与哮喘发生的时间及与基础疾病的关系等）。对有慢性鼻窦炎、鼻息肉、哮喘和有 NSAID 反应病史的患者均应考虑 AIA 的诊断，需要进一步进行阿司匹林激发试验才能确诊。

激发试验分为口服激发、吸入激发、鼻黏膜激发和静脉激发 4 种途径。其中口服激发被认为是诊断 AIA 的金标准。自 20 世纪 90 年代，鼻黏膜激发作为替代方案开始被应用于 AIA 的诊断，尤其适用于怀疑 NSAID 诱发鼻部症状的患者，以及因严重哮喘而不能进行口服或吸入激发的患者。

四、解热镇痛抗炎药物所致哮喘的预防和治疗

（一）预防

既往有哮喘或具有高度过敏特异性体质的患者，尽量避免使用 NSAID，如确需使用，应密切观察患者用药后反应情况；既往阿司匹林过敏或阿司匹林激发试验阳性的患者应该禁用阿司匹林和（或）含有阿司匹林的复方制剂，可使用选择性解热镇痛药物替代，但仍要注意 AIA 发生的可能性。慢性鼻炎、鼻窦炎和鼻息肉的患者，慎用阿司匹林和其他 NSAID，以防哮喘急性发作。

（二）治疗

一旦作出 AIA 的诊断，可能的治疗手段包括：非药物治疗、药物治疗、阿司匹林脱敏疗法、手术干预和单克隆抗体治疗等。

1. 非药物治疗 做好患者的健康教育，通过对该病特点的讲解，建议患者严格避免摄入

COX-1 抑制剂，生活中低水杨酸饮食。

2. 药物治疗 ①鼻内糖皮质激素治疗：局部应用糖皮质激素是慢性鼻窦炎的一线治疗，同时也应作为 AIA 患者的一线治疗。②白三烯调节剂：CysLTs 的过度产生是 AIA 发病机制的一个关键点，所以白三烯调节剂能够减少 AIA 患者的哮喘症状的发生。③口服糖皮质激素：对于持续性鼻塞和嗅觉受损的患者，可以使用口服糖皮质激素。④吸入糖皮质激素联合支气管扩张剂：根据目前《哮喘诊治指南》，对于 AIA 患者哮喘的治疗，吸入糖皮质激素和支气管扩张剂的使用能够减少疾病的活动，同时降低全身糖皮质激素的用量。

3. 阿司匹林脱敏疗法 阿司匹林脱敏疗法准确来说是通过诱导药物耐受性，从低剂量开始在一定时间内逐渐增加剂量，使药物引起的反应变得更加温和，甚至消失。脱敏疗法不仅能够改善鼻部和哮喘症状，还可以减少鼻窦炎、鼻息肉的发生和全身糖皮质激素的用量。

4. 手术干预 当慢性鼻窦炎伴鼻息肉（chronic rhinosinusitis with nasal polyps，CRSwNP）患者药物治疗不理想时，需要考虑手术治疗。进行鼻窦手术可减轻症状，从而为进行其他治疗（包括阿司匹林脱敏和治疗）提供最佳窗口。理想的干预时间大概为术后 2~4 周。

5. 单克隆抗体治疗 生物治疗已成为 AIA 的重要替代方案，尤其适用于那些接受标准治疗失败的患者。目前，有 5 种生物制剂被批准用于嗜酸性或过敏性哮喘：奥马珠单抗、美泊利珠单抗、贝那利珠单抗、瑞利珠单抗和度普利尤单抗。这些单克隆抗体虽不是针对 AIA 研制的，但是从其在机制上的作用靶点来看，可能对 AIA 患者有一定益处，有望成为无法完成脱敏治疗 AIA 患者的另一个选择。

根据哮喘和慢性鼻窦炎的现行治疗指南，AIA 的药物治疗采用阶梯式治疗方式。哮喘治疗通常采用吸入性哮喘控制药物和白三烯受体拮抗剂，适用的情况下使用生物制剂。上呼吸道同样使用局部糖皮质激素治疗，如果治疗失败，可加用抗组胺药、白三烯受体拮抗剂和全身性糖皮质激素。

思 考 题

1. 哪些药物容易引发 AIA？
2. AIA 的治疗药物选择有哪些？用药原则是什么？

（陈 英 谢瑞杰）

第三节 阿片类药物引发的药物依赖

阿片类物质包括从阿片中提取的生物碱吗啡及其人工半合成或合成的衍生物，常见的阿片类物质有吗啡、海洛因、美沙酮、丁丙诺啡、哌替啶和芬太尼等。具有镇痛、镇静、心境改变（如欣快）、呼吸抑制、镇咳等药理作用，同时也具有较强的成瘾性和耐受性，滥用后易产生依赖。

一、阿片类物质依赖综合征临床表现

阿片类物质依赖综合征为一组生理、行为和认知症状，主要表现为对所使用物质强烈渴求的、不顾后果的、不可控制的和强迫性的用药行为，可分为生理依赖性和精神依赖性。生理依赖性也称躯体依赖性，表现为停药后的戒断症状和耐受性增加；精神依赖性也称心理依赖性，表现为用对阿片类物质具有强烈的渴求，出现反复的、难以自我控制的强迫性觅药行为和用药行为。

> **案例 8-3-1**
> 患者，男性，55 岁，5 年前因带状疱疹疼痛开始服用盐酸羟考酮控释片治疗，开始时服用 5 mg/d，疼痛缓解理想。有时感觉不够理想时自行加量，后逐渐增加剂量到 40 mg/d。患者担心停药后疼痛复发但又怕长期服药对身体造成伤害，曾尝试停药，停药后出现头痛、乏力、恶

心、坐立不安，甚至呕吐、腹胀不适、流涕、全身大汗淋漓等情况，再次服药后上述情况明显缓解。近 3 年已加量至 80 mg/d，分两次服用。患者知道自己越吃越多不对，但控制不了。对止痛药使用欲罢不能，有时心情不好，烦躁，日常工作受影响。近 1 个月出现头痛、乏力、恶心、呕吐、情绪焦虑，患者要求继续加大羟考酮用量，家属担心再加大剂量会影响患者身体健康，于是送其入院治疗。起病以来无高热、昏迷、抽搐史，无饮酒或吸毒史，无持续情感高涨、话多表现，疼痛发作时心情不好，生活可自理。近期饮食欠佳，胃口差，睡眠差，入睡困难，易醒，经常便秘，小便正常。既往曾自行购买布洛芬止痛。

查体：神清，T 36.6℃，P 68 次/分，R 20 次/分，BP 135/85 mmHg，右前臂皮肤痛觉过敏，心肺及腹部检查未见明显异常，其余神经系统检查亦未见异常。

辅助检查：入院后查血常规、肝功能、心肌酶、血糖、甲状腺功能、HIV、乙肝两对半、肝炎三型无异常。尿滥用物质筛查六项均阴性。

精神检查：患者意识清，定向准，接触主动合作，未引出幻觉妄想。

入院诊断：使用阿片类物质引起的依赖综合征（羟考酮）。

入院后停用羟考酮，出现头痛、腹痛不适，烦躁不安，睡不着。给予劳拉西泮助眠，加巴喷丁胶囊 0.6 g/d 止痛，度洛西汀胶囊 80 mg/d 改善抑郁焦虑症状。晚上诉疼痛难耐、烦躁不安时临时给予曲马多缓释片 200 mg 对症处理和临时滴注地西泮 10 mg 抗焦虑治疗，症状缓解不理想。入院第 3 天给予美沙酮口服溶液 20 mg/d 替代递减治疗，10 天内逐渐减到 3 mg/d 时停用，15 日后痊愈出院。随访 1 年，病情稳定，没有再用羟考酮。

请思考以下问题：

该患者使用羟考酮引起的依赖综合征的临床表现有哪些？如何诊断？

阿片类物质依赖综合征可表现为：①对使用阿片类物质的渴望；②耐受性增加；③试图减量或停用时出现戒断反应；④对阿片物质使用行为失控，难以控制使用成瘾物质的数量、速度、频率及使用时间；⑤花费大量时间来获得或者使用阿片类物质，不能成功地减少使用或停止使用，难以控制使用阿片类物质的心理渴求等。可继发和伴有身体损害如传染病和感染性疾病、精神障碍等。患者的家庭和社会功能受损，并常出现违法犯罪行为。

通过全面评估，根据患者物质使用史及相关临床表现，结合体格检查与精神科检查，以及实验室等辅助检查等结果进行分析，最后参照《国际疾病与相关健康问题统计分类（第 10 版）》（ICD-10）进行诊断。

案例 8-3-1 解析

本例患者因带状疱疹神经痛开始服用羟考酮。刚开始时患者服用剂量不大，可自行控制。后逐步增加剂量，并且在停服时出现头痛、乏力、恶心、坐立不安，甚至呕吐、腹胀不适、流涕、全身大汗淋漓等情况，完全符合 ICD-10 "使用阿片类药物依赖" 的诊断标准。患者有强烈的使用羟考酮的渴求，且随着病程增加，患者使用剂量越来越大，无法自行控制，最后形成羟考酮的依赖与戒断。

二、阿片类药物选择原则

案例 8-3-2

案例 8-3-1 中，询问病史，患者自诉使用布洛芬止痛，效果不理想。

请思考以下问题：

该患者为带状疱疹后神经病理性疼痛，止痛药物选择是否合理？

疼痛常贯穿带状疱疹疾病的全过程，建议对不同程度的疼痛选用不同的镇痛药物。使用视觉模拟量表（visual analogue scale，VAS）或数字分级量表评估疼痛强度。带状疱疹急性期疼痛，采用阶梯治疗方案。轻中度疼痛可选用对乙酰氨基酚、其他非甾体抗炎药或曲马多；中重度疼痛可使用钙通道调节剂加巴喷丁、普瑞巴林，三环类抗抑郁药如阿米替林，或阿片类药物，如吗啡或羟考酮等。带状疱疹后神经痛可首选钙通道阻滞剂，规律足量使用后如镇痛效果不理想，可尝试加巴喷丁和普瑞巴林的相互转换，同时根据患者病情变化，可酌情考虑联用三环类抗抑郁药或者5-HT 和去甲肾上腺素再摄取抑制剂。经非阿片类药物治疗疼痛控制仍不理想者，可加用阿片类药物，如盐酸曲马多缓释片、丁丙诺啡透皮贴剂、盐酸羟考酮控释片、芬太尼透皮贴剂等。

> **案例 8-3-2 解析**
> 该患者诊断带状疱疹后神经痛，一线药物包括钙通道调节剂（普瑞巴林和加巴喷丁）、三环类抗抑郁药（阿米替林）和5% 利多卡因贴剂。经非阿片类药物治疗后疼痛控制仍不理想者，可加用阿片类药物。患者既往使用布洛芬治疗神经痛，效果不理想，应首选普瑞巴林或加巴喷丁治疗，疼痛控制仍不理想时，可改为阿片类药物。

三、阿片类药物依赖性的治疗

> **案例 8-3-3**
> 案例 8-3-1 中，患者停用羟考酮后出现戒断症状，有强烈使用羟考酮的渴求，无法自行控制。
> **请思考以下问题：**
> 如何对该患者的羟考酮依赖性进行治疗？

目前对阿片类药物依赖的治疗推荐采用医学、心理、社会等综合措施，包括停止滥用药物、针对戒断症状给予脱毒治疗、针对心理依赖及其他躯体、心理、社会功能损害进行康复和防复吸治疗。症状轻者可不使用戒毒药物，仅需对症处理即可。急性戒断期应该根据患者的用药种类和戒断症状以及严重程度来选择。如果患者没有明显的疼痛症状，仅以心慌、焦虑、抑郁或失眠等症状为主，可以采用苯二氮䓬类、抗抑郁药、抗焦虑药对症治疗。如果有戒断症状并伴有比较严重的肌肉和骨骼疼痛等症状，一般仅予抗焦虑药治疗效果不理想，可以选择药物替代治疗，多以同类药物替代治疗为主，旨在有效控制戒断症状，为进一步的后续治疗奠定基础，如美沙酮和丁丙诺啡。

> **案例 8-3-3 解析**
> 患者停用羟考酮后，出现头痛、腹痛不适、烦躁不安和失眠等急性戒断症状并伴有严重的疼痛。根据阿片类物质使用相关障碍治疗指导原则，给予度洛西汀和地西泮抗焦虑治疗，效果不理想。患者选用美沙酮替代递减治疗方案能有效控制戒断症状，为进一步的后续治疗奠定基础。

四、阿片类药物引发药物依赖的预防

> **案例 8-3-4**
> 案例 8-3-1 中，患者疼痛控制不佳，自行调整羟考酮剂量，担心长期服药对身体造成伤害，曾尝试停药。
> **请思考以下问题：**
> 对于该患者，作为药师，应如何对患者进行用药教育？

开始应用阿片类药物治疗后，患者应至少每周复诊一次，以便调整处方。当治疗状况稳定后，可以减少就医次数。患者每次就医时应注意评估镇痛效果（VAS 评分）、功能状态（身体和精神）、与阿片类药物相关副作用等指标。如疼痛已经缓解，应尽早转入二阶梯用药，强阿片类药物连续使用时间暂定不超过 8 周。当疼痛加剧，加大用药剂量不能缓解时，可考虑住院治疗，以便密切观察加大药物剂量后的反应，并进行剂量调整。一旦出现阿片类药物不可耐受或严重不良反应时，可考虑阿片类药物转换或暂停用药。

案例 8-3-4 解析

　　患者带状疱疹后神经痛应首选钙通道调节剂（普瑞巴林和加巴喷丁）、三环类抗抑郁药（阿米替林）和 5% 利多卡因贴剂。初始治疗不能获得满意的疼痛缓解时，可选择阿片类药物。在恰当的治疗目标和密切监测下，处方阿片类药物时，严格选择控缓释剂型；告知患者应以小剂量开始治疗，在剂量调整时更要密切地监测疗效和安全性，切不可擅自调整药物剂量。一旦治疗无效，应立即停药。

思 考 题

1. 阿片类物质依赖综合征的临床表现是什么？
2. 阿片类药物引发的戒断状态临床表现是什么？
3. 美沙酮替代递减治疗方案是什么？

（王春江　刘世坤）

第九章 其他药物典型不良反应案例与分析

学习要求

记忆：典型不良反应案例涉及的相关药物及其不良反应的防范原则。

理解：药物引起严重不良反应的发病机制。

运用：药物典型不良反应的识别及处理。

第一节 抗凝药引发的脑出血

进行抗凝治疗人群的脑出血（intracerebral hemorrhage，ICH）发生率为每年 0.2%～1.0%。抗凝药相关脑出血（anticoagulant-associated intracranial hemorrhage，AC-ICH）是接受抗凝药治疗患者的最严重不良事件。口服抗凝药（oral anticoagulant，OAC）使用更为广泛，其引起的脑出血称为口服抗凝药相关脑出血（oral anticoagulant-associated intracranial hemorrhage，OAC-ICH）。

一、抗凝药引发脑出血的危险因素

抗凝药本身不会导致脑出血，但其通过干扰破裂血管壁的正常止血过程而促使血肿扩大。AC-ICH 与许多危险因素有关。

（一）抗凝药相关危险因素

AC-ICH 的发生风险与抗凝药的使用、药物类别、用法用量及使用其他增加出血风险的药物相关。所有抗凝药均能增加出血风险，抗凝药的剂量水平与 AC-ICH 的发生及严重程度相关。抗凝药联合其他增加出血风险的药物是 AC-ICH 的危险因素。

（二）疾病相关危险因素

血管病变是 ICH 发生的主要疾病危险因素，常见的包括淀粉样血管病、海绵状血管瘤、动静脉畸形、动脉瘤、烟雾病、脑静脉系统血栓形成和血管炎等。肿瘤、血液系统疾病、糖尿病、肝肾疾病等也可增加 ICH 风险。

（三）其他相关危险因素

AC-ICH 的发生还与患者年龄、人种、遗传因素及合并用药等因素相关。随着年龄的增长，ICH 的风险呈近似线性增加。亚洲人 ICH 风险最高，其次是西班牙语裔血统和黑种人，东欧人风险最低。

二、抗凝药引发脑出血的临床表现

临床常用的抗凝药包括维生素 K 拮抗剂华法林、新型口服抗凝药（new oral anticoagulant，NOAC）和肝素类药物。发生 AC-ICH 具体风险取决于抗凝强度，而抗凝强度使用国际标准化比值（international normalized ratio，INR）评价。新型口服抗凝药出血风险低于华法林。肝素类药物相对口服抗凝药 ICH 发生率低，低分子肝素类包括依诺肝素、达肝素、那屈肝素相关的 ICH 并不常见。

> **案例 9-1-1**
>
> 患者，男性，75 岁，65 kg，既往房颤 2 年，规律口服华法林 2.5 mg qd po，INR 2～3，1 个月前调整华法林为 3 mg qd po。1 天前头痛、恶心、呕吐症状加重，呕吐呈喷射性，随后出

现间断性意识不清、嗜睡、视物模糊等症状。因"意识不清"入院治疗。

入院检查，体温 36.6℃，心率 74 次/分，呼吸 19 次/分，血压 121/80 mmHg，心律失常。神经内科查体意识模糊，精神欠佳，失语。头颅 CT 示右侧额顶颞叶出血（团片状高密度影，最大层面 2.3 cm×1.2 cm，连续 6～7 个层面）、侧脑室少量积血，心电图示房颤、ST-T 异常，活化部分凝血活酶时间（APTT）59.6 秒，INR 6.43。其余检查未见明显异常。

入院诊断：脑出血、房颤、心律失常。

请思考以下问题：

该患者口服抗凝药引发脑出血的临床表现有哪些？

AC-ICH 深部位置出血风险较低，常累及脑叶，不增加基底核、丘脑、脑干的出血风险，但脑室及小脑出血的风险增加；通常脑出血的症状为突然出现，其症状可能在数小时甚至数日内进行性增大。

AC-ICH 的临床表现与其他原因引起的 ICH 相似，常出现突发性头痛、恶心、呕吐、意识水平降低，甚至昏睡、昏迷等不良症状，或者伴有神经功能缺损的癫痫发作，常伴随 Q-T 间期延长和 ST-T 改变。神经系统体征根据出血位置而异，累及顶叶或枕叶出血引起癫痫发作的发生率更高。但 AC-ICH 基于卧位 CT 上出现的"液平"现象有效识别 AC-ICH 的特异度高达 99%。

案例 9-1-1 解析

该患者调整华法林用量后出现的临床症状是非常典型的脑出血。抗凝药增加 ICH 的风险，该患者出血部位累及额顶颞叶与侧脑室，其影像学特征与 AC-ICH 的好发部位相符，无其他诱发因素，考虑为抗凝药引发的脑出血。

三、抗凝药引发脑出血的治疗

案例 9-1-2

患者，男性，69 岁，70 kg，既往高血压 10 年，7 年前行主动脉瓣瓣膜置换术，术后长期口服华法林，INR 2～3。现服用华法林 2.5 mg qd po。1 天前突发左侧肢体无力，左下肢行走困难，伴头痛、口齿不清，遂入院。

入院检查，体温 36.3℃，心率 61 次/分，血压 161/93 mmHg。神经内科查体左侧中枢性面瘫，发音困难，左下肢肌力 1 级，左上肢肌力 2 级，右侧上下肢肌力 5 级，GCS 13 分。头颅 CT 示右侧基底核区及放射冠区脑出血（最大层面 3.0 cm×2.1 cm，连续 8 个层面），蛛网膜下腔出血。凝血酶原时间 32 秒，部分凝血活酶时间 46.8 秒，凝血酶时间 16.2 秒，纤维蛋白原 2.9 g/L，INR 2.87。其余检查未见明显异常。

入院立即停用华法林，予以氨甲苯酸 0.3 g，入院后患者出现间断性意识模糊，GCS 评分 8 分，头颅 CT 提示脑出血扩大，新见侧脑室少量积血，立即予以维生素 K1 10 mg，人凝血酶原复合物 1200 U，甘露醇 125 ml。次日复查 INR 1.26，头颅 CT 提示脑出血较前略吸收。随后继续甘露醇脱水、氨氯地平控制血压等治疗。

入院诊断：脑出血、高血压 3 级（极高危）。

请思考以下问题：

如何对抗凝药相关脑出血进行治疗？

（一）病情评估

1. 询问相关病史　对疑似 AC-ICH，应尽快确认使用抗凝药的适应证、种类、剂量、最近一次服药时间，采集相关病史，包括合并疾病、临床症状及严重程度、最近 INR 的时间和结果、神经系统异常情况、是否使用其他影响凝血的药物等。

2. 神经影像学检查 AC-ICH 若出现脑出血的临床症状，应尽快接受神经影像学检查，确认脑出血部位及严重程度有助于制订逆转抗凝治疗的方案。

3. 实验室检查 尽快进行凝血功能相关的实验室检查，以确认是否处于抗凝状态。服用达比加群者还应测定凝血酶时间、肌酐，服用利伐沙班和肝素等 Xa 因子抑制剂还应测定抗 Xa 因子活性、肌酐。

▰（二）常规措施

停用所有抗凝药及抗血小板药，对于有凝血功能缺陷者，应考虑同时治疗凝血功能缺陷。

控制血压，临床状态稳定者收缩压控制在 140 mmHg 范围内，对于临床状态不稳定者收缩压至少控制在 160 mmHg 范围内。严重出血者应密切关注神经功能恶化情况。

给予适当的支持治疗，包括连续评估血流动力学和气道状态，优化体温、血液 pH 和电解质平衡等。

▰（三）逆转抗凝

AC-ICH 者根据使用抗凝药的种类、剂量、用药时间及凝血状态，选择特定的抗凝逆转药及其使用剂量。

1. 维生素 K 拮抗剂 华法林相关 ICH 应快速给予功能性凝血因子和维生素 K。INR≤1.4 者，尽快给予维生素 K 单剂量 10 mg，以≤1 mg/min 缓慢静脉输注；24～48 小时后复查 INR，如果 INR＞1.4，则再次静脉注射 10 mg。INR＞1.4 者，尽快给予 4 因子凝血酶原复合物浓缩物（4F-PCC）；如果无法获得或使用禁忌，推荐新鲜冰冻血浆（10～15 ml/kg）联合维生素 K，但血浆会延迟华法林逆转，增加并发症风险和输血反应。

2. 直接口服抗凝药（direct oral anticoagulant，DOAC） DOAC 特异性拮抗药物包括达比加群的特异性拮抗剂——依达赛珠单抗和 Xa 因子抑制剂的特异性拮抗剂——Andexanet alfa。

达比加群相关的 ICH 推荐使用依达赛珠单抗（连续 2 次输注 2.5 g 或 1 次给药 5 g）或活化凝血酶原复合浓缩物（aPCC）（50～80 IU/kg），如果没有 aPCC 可采用 4F-PCC 替代。但凝血酶时间正常者不使用该药。

3. 肝素 普通肝素和低分子肝素推荐采用硫酸鱼精蛋白 50 mg 或 25 mg，输注速率≤20 mg/min，10 分钟内总剂量≤50 mg；也可以按每 100 IU 肝素对应 1 mg 鱼精蛋白计算给药剂量。磺达肝癸钠推荐使用 Andexanet alfa 逆转。

> **案例 9-1-2 解析**
> 该案例中，最初未使用抗凝逆转剂，脑内血肿迅速扩大并新发侧脑室出血，并伴有神经功能障碍加重。随后立即给予特定逆转药，甘露醇降低颅内压。次日使用华法林抗凝逆转药，脑内血肿扩大得到有效遏制，后续治疗继续降低颅内压和控制血压，利于良好预后。

四、抗凝药引发脑出血的预后及防范

AC-ICH 预后是否良好取决于入院时意识水平和脑出血量、血肿扩大、血肿位置、脑室出血、医疗干预及共患疾病等。

▰（一）AC-ICH 预后影响因素

OAC-ICH 患者的意识水平和脑出血量是 30 天内死亡的独立预测因子。初始血肿体积≥60 ml 且 GCS 评分≤8 分的患者预期 30 天内死亡率高于 90%，而血肿体积＜30 ml 和 GCS 评分≥9 分的患者死亡率则低于 20%。

血肿位置是影响 AC-ICH 患者预后的重要预测因子，尤其是脑干出血病死率极高。AC-ICH

患者约有 54% 可出现血肿扩大，尤其是在 ICH 最初的 24～48 小时内，临床恶化和死亡风险更高。将脑室出血扩大 1 ml 及以上或任何新发的脑室出血纳入血肿扩大的定义中，能改善 AC-ICH 患者 90 天内预后不良结局。

AC-ICH 患者的共患疾病也可能导致结局恶化，如淀粉样脑血管病、脑微出血、脑蛋白疏松症、肝肾功能异常、恶性肿瘤等导致潜在的病理学改变。早期积极的医疗干预对 AC-ICH 患者的预后改善至关重要，采取强化干预手段可降低血肿扩大发生率，包括 ICH 4 小时内使 INR＜1.3 和收缩压＜160 mmHg。

（二）AC-ICH 的防范

1. 华法林基因多态性检测　华法林基因多态性显著影响其代谢，细胞色素 P450 2C9（CYP2C9）和维生素 K 环氧化物还原酶复合体 1（VKORC1）基因多态性显著影响华法林剂量。根据 CYP2C9 和 VKORC1 基因多态性的检测结果，综合年龄、体重指数、种族因素，以及是否合并使用酶诱导剂或酶抑制剂，可精准推测华法林剂量。

2. 控制共存疾病　积极管理和治疗共存疾病可显著降低 AC-ICH 发生风险，特别是心脑血管疾病或其他影响血管病理过程的疾病。

3. 抗凝治疗注意事项　初始从小剂量开始，特别是高龄患者；定期监测 INR，未达或超过治疗范围时，不宜自行调整剂量；根据 PT、INR 确定下一次监测时间；出现出血情况应暂停华法林，并尽快就医；出现颅内压增高或伴发神经系统局灶性症状时，应及时就医。

思　考　题

1. 易引发脑出血的抗凝药物有哪些？
2. 抗凝药物引发脑出血的机制及临床表现是什么？
3. 抗凝药物引发脑出血如何治疗？

（杨　勇　何元媛）

第二节　口服激素类避孕药引发的静脉血栓

静脉血栓栓塞（venous thromboembolism，VTE）是指在深静脉中形成血凝块，而当腿部的深静脉血栓一旦发生脱落并进入肺血管时，可能会严重威胁患者的生命安全，因此 VTE 是育龄期女性中罕见但可预防的死因之一。VTE 的常见危险因素包括高凝状态和血管损伤，而联合口服激素类避孕药（oral hormonal contraceptive，OHC）则能够使 VTE 的风险增加 2～8 倍。因此，考虑使用 OHC 时，仔细评估 VTE 的所有潜在危险因素是至关重要的。OHC 除了提供有效的避孕效果外，还具有多种非避孕益处（包括减少失血、减少痛经、减少囊肿形成及降低卵巢/子宫内膜癌的风险）。然而，不能忽视的是 OHC 制剂中以剂量依赖式的雌激素成分，是 VTE 风险增加的主要原因，其主要通过调节凝血因子在肝脏合成进而增加血栓风险。近年来，新型的 OHC 制剂通过减少雌激素成分或加入孕激素成分以降低用药后的 VTE 风险，但仍然需要考虑到除 OHC 外，多种因素均会影响 VTE 风险，且 VTE 风险可能随着患者年龄和体重指数的增加而增高。因此，在评估与不同形式的激素避孕药和复方避孕药相关的 VTE 风险时，需要严格控制这些因素，尽量采用个体化治疗。

一、口服激素类避孕药引发静脉血栓的机制及危险因素识别

临床上，深静脉血栓的形成通常跟菲尔绍（Virchow）三要素相关，即：①血液淤滞；②内皮受损或血管壁受损；③多种风险因素导致的高凝状态。复方口服避孕药中的雌激素和孕激素从不同途径影响凝血系统功能。OCH 引发 VTE 的机制主要是通过促进纤维蛋白原活化，提高凝血因

子（Ⅶ、Ⅸ、Ⅹ）水平、降低抗凝血酶水平等过程以增强凝血过程，进而引发血栓的形成。但需注意，并非所有的口服避孕药都一样，其血栓形成风险也有一定差异。OHC 引发 VTE 的原因具体来讲，与雌激素含量、孕激素类型、用药时间、年龄、血栓形成的遗传倾向等因素亦密切关联。

1. 雌激素的含量　药品中的雌激素通常为炔雌醇，炔雌醇的含量越低，静脉血栓栓塞的风险越低。目前，绝大多数口服避孕药中炔雌醇的含量均以世界卫生组织、美国食品药品监督管理局及国际计划生育联合会推荐的 35 μg 剂量为标准。但值得注意的是，即便是使用了推荐低剂量的炔雌醇，使用者仍有潜在发生静脉血栓栓塞的风险。

2. 孕激素的类型　不同的孕激素，静脉血栓栓塞的风险也略有不同，按照孕激素类型可将 OHC 的 VET 风险进行排序：第二代孕激素＜第四代孕激素＜第三代孕激素。

注：第二代孕激素（左炔诺孕酮）；第三代孕激素（环丙孕酮、去氧孕烯）；第四代孕激素（屈螺酮）。

3. 用药时间　OHC 使用初期（第 1 年）静脉血栓栓塞发生的风险最高；随着服用时间的延长，其风险逐渐降低；但若服药期间，中断 4 周以上后再次服用，使用者 VET 的风险会显著增高。

4. 年龄　OHC 使用者年龄越大，其 VTE 的风险越高，特别是年龄超过 39 岁者 VTE 风险明显增高。

5. 血栓形成的遗传倾向　有遗传性易栓症的女性，其静脉血栓栓塞的风险显著升高。遗传性易栓症在欧美人群中发生率较高，但在亚洲人群中其发生率远低于欧美人群。

案例 9-2-1

患者，女性，29 岁，体重 80 kg，突然出现阵发性头痛，同时还伴有头晕、恶心、呕吐等症状且越发严重。发病前患者为避孕，自行于药店购买屈螺酮炔雌醇片，持续服用 1 个月。医生通过询问病史，在排除了高血压、糖尿病、心脏病等诱因之后，根据患者的用药史结合 CT、MRI 及颅脑 MRV 检查后诊断为"颈静脉血栓形成"。入院后，经过 3 个月的抗凝治疗，患者的病情逐渐好转。

请思考以下问题：

上述案例给了我们什么启示？

案例 9-2-1 分析

OHC 的促血栓形成作用已得到证实，当前面临血栓形成风险的激素治疗选择时，应该充分评估适应证和禁忌证。该患者体形偏胖，为了避孕自行购买服用避孕药，缺少重要的用药安全评估环节，给自己的用药埋下了安全隐患。世界卫生组织的口服避孕药使用指南中表明，当女性具有以下情况时，应当禁用口服避孕药：VTE 病史、一级亲属＜45 岁时发生 VTE、具有易形成血栓的基因突变、产褥期 21 天以内、产后 6 个月以内的母乳喂养者、心血管疾病、抗磷脂抗体阳性、偏头痛、严重肝病、≥35 岁吸烟者、高血压、一级亲属＜45 岁有动脉疾病、糖尿病＞20 年或有糖尿病相关的并发症、高血脂、脑卒中、乳腺癌。

因此，当需要长期使用避孕药进行避孕或疾病治疗时，积极寻求医师的准确评估是最佳选择。而对于必须口服避孕药的女性，预防 VTE 的最佳方法是纠正或降低使用者的危险因素，如戒烟、戒酒、减肥、运动、健康饮食，改善不良生活习惯等。

二、口服激素类避孕药引发静脉血栓的防范与处理原则

目前，研究发现不同类型的 OHC 之间 VTE 的风险具有显著差异。其中与含有左炔诺孕酮作为孕激素成分的 OHC 相比，含有环丙孕酮、去氧孕烯或屈螺酮的药物始终与更高的 VTE 风险相关。需要注意的是，含有环丙孕酮的产品并非全部用于避孕，但出于完整性考虑，OHC 使用者的 VTE 风险仍应得到足够的关注。此外，由于含有去氧孕烯的 OHC 处方相对较少，因此目前尚未

发现其使用后的 VTE 报告。同样，也缺乏研究来评估含屈螺酮的 OHC 的 VTE 事件报告频率，但现有的频率估计与预期发生率比较研究结果表明，OHC 的 VTE 事件发生率仍不能被忽视。需要注意的是，其他引起 VTE 的重要危险因素还包括 OHC 使用者的年龄、家族史、血栓形成的遗传倾向、长期制动、吸烟和超重等。

在必须使用 OHC 时，需积极改善使用者的不良生活习惯，戒烟、戒酒、健康饮食、适当增加运动等，以降低 OHC 使用者的 VTE 风险。但如果有以下情况，建议尽量避免使用 OHC：①分娩结束后 6 周以内；② 35 岁以上，且每天吸烟>15 支；③有心脑血管疾病；④家族中有 VTE 病史的患者。此外，除 VTE 外，在使用 OHC 过程中还可能会出现恶心、呕吐等类早孕反应，阴道出血，月经量减少或停经，乳房胀痛，体重轻度增加，皮肤褐斑等症状。一般无须特殊处理，待停药后，症状大多会消失，若症状持续存在，则应尽早到医院就诊查明原因。

总而言之，使用 OHC 引发 VTE 的危险因素包括（但不局限于）当前或既往的 VTE 病史、遗传性或获得性血栓形成倾向（如抗磷脂综合征）、大手术、创伤、长期制动、产后、吸烟、肥胖、年龄较大者。应当提醒处方医师定期重新审查评估使用 OHC 者发生 VTE 的风险，以确保使用 OHC 的获益始终大于风险。同样，还需要考虑出现非常规使用 OHC 者发生 VTE 的可能性。

思 考 题

1. 请简述 OHC 引发 VTE 的机制。不同 OHC 形成 VTE 的风险与哪些因素相关联？

2. 患者，女性，47 岁，以间歇性双下肢疼痛、水肿半年，加重伴胸闷、气短半个月入院。半年前无明显诱因出现双下肢疼痛、水肿，以右下肢为主。于当地医院就诊，行双下肢静脉彩超未见明显异常，考虑药物不良反应。给予利尿药对症处理，症状无明显缓解。半个月前，症状加重，伴胸闷、气短。患者 1 年前被诊断为"功能失调性子宫出血"，服用左炔诺孕酮片，1 片/日，治疗 1 年。

入院查体：T 36.2℃，P 105 次/分，R 23 次/分，BP 107/78 mmHg。双肺呼吸音清，未闻及干湿啰音。心界不大，HR 105 次/分，心律齐，未闻及病理杂音。腹柔软，无压痛反跳痛，肝脾肋下未触及。右下肢凹陷性水肿。D-二聚体 3540 μg/L；脑钠肽前体 1292 pg/ml；血气分析 pH 7.45，PO_2 76.3 mmHg，PCO_2 24.2 mmHg；胸部 CT 未见明显异常；CT 肺动脉造影示左右肺动脉及其分支管腔内充盈缺损。下肢静脉彩超示右侧腘静脉及胫后静脉血栓形成。入院诊断：①肺栓塞；②右下肢深静脉血栓形成。立即给予低分子肝素抗凝治疗，并行下腔静脉滤网放置术。术后继续给予肝素、华法林抗凝，当 INR 达 2.5 时，停用肝素，单独口服华法林治疗。后患者病情好转，右下肢水肿消失。复查下肢静脉彩超示局部再通。嘱患者出院，院外已停服避孕药，继续口服华法林，门诊定期复诊。

分析患者静脉血栓形成的原因是什么？

（阮　洁　王　捷）

第三节　含碘药物引发的甲状腺功能减退

甲状腺功能减退症（hypothyroidism，简称甲减）是一种由甲状腺激素缺乏引起的常见内分泌疾病，该疾病在女性中发病率为 1.4%～2%，在男性中发病率为 0.1%～0.2%。在碘摄入充足的地区，通常自身免疫性甲状腺疾病（桥本甲状腺炎）是甲减的最常见原因。但在世界范围内，碘缺乏仍然是引起甲减的首要原因。此外，药物或其他医源性因素引起的甲减也应当引起足够的关注。

一、含碘药物引发甲状腺功能减退的病因与临床表现

碘作为人类健康必不可少的微量元素，其主要通过在甲状腺内合成甲状腺激素来调节机体的生理功能。需要警惕的是，医学诊疗过程中多种碘含量较高的药物均可造成患者碘摄入过量，进

而引起甲减的发生。例如，接受胺碘酮治疗期间约 5% 的患者具有潜在甲减风险，25% 的患者具有潜在亚临床甲减的风险。

（一）含碘药物引发甲状腺功能减退的病因

人体甲状腺细胞具有多种自我调节机制以保护其免受血清碘水平突然变化的影响。例如，当短时间内高浓度碘摄入时，甲状腺可受到 Wolff-Chaikoff 效应的保护（抑制体内甲状腺过氧化物酶的活性以减少甲状腺激素的合成），从而避免甲状腺功能受到过量碘的危害。然而，由于 Wolff-Chaikoff 效应在正常个体中的保护作用时间有限，大约 2 周后就会出现"脱逸"现象，因此，使用某些 $T_{1/2}$ 较长的含碘药物（如碘造影剂），就可能由于 Wolff-Chaikoff 效应无法代偿而产生甲状腺功能亢进。例如，当患者的甲状腺储备量较低（Graves 病、桥本甲状腺炎）时，由于 Wolff-Chaikoff 效应的逃逸功能受损，则会出现 Wolff-Chaikoff 效应代偿过度，从而出现短期或长期的甲减。

（二）含碘药物引发甲状腺功能减退的临床表现

甲减是由于甲状腺激素合成和分泌减少或组织作用减弱导致的全身代谢减低综合征。甲减病因复杂，包括自身免疫性甲减、药物性甲减、^{131}I 治疗后甲减、甲状腺术后甲减、垂体或下丘脑肿瘤术后甲减、先天性甲减等。甲减的临床症状主要以代谢率减低和交感神经兴奋性下降为主，病情轻的早期患者可以没有特异症状。其典型临床表现包括畏寒、乏力、手足肿胀感、嗜睡、记忆力减退、少汗、关节疼痛、体重增加、便秘、女性月经紊乱或者月经过多、不孕等。

碘诱发性甲减的临床表现与其他原因导致的甲减相似。临床诊断碘诱发性甲减的诊断依据主要是依据血清促甲状腺激素（TSH）增高和总甲状腺素（TT$_4$）、游离甲状腺素（FT$_4$）降低。此外，患者可能存在碘摄入史或碘使用史。碘诱发的甲减通常能在停用碘之后迅速自发缓解（1～2 周内），大多数患者不需要甲状腺激素替代治疗。患者暴露于不能从体内迅速清除的含碘物质时，恢复所需的时间可能会延长（8 周或更长）。当无法去除碘来源（如胺碘酮）的病例继续暴露于碘源时，补充 T$_4$（左甲状腺素）即可使甲状腺功能恢复正常。

案例 9-3-1

患者，女性，56 岁，因频发室性早搏 11 个月前给予静脉泵入胺碘酮 24 小时，第 2～7 天改为 0.2 g po tid，第 8～14 天改为 0.2 g po bid，以后维持量为 0.2 g po qd，服药前甲状腺功能正常。1 个月前患者逐渐出现乏力、表情淡漠、反应迟钝等症状，甲状腺 B 超检查示：甲状腺无增大，未见异常回声。甲状腺功能示：TT$_4$：58 nmol/L（正常 66～181 nmol/L），FT$_4$：10 pmol/L（正常 12～22 pmol/L），TSH：9 μIU/ml（正常 0.27～4.2 μIU/ml），TT$_3$：0.4 nmol/L（正常 1.3～3.1 nmol/L），FT$_3$：3.2 pmol/L（正常 3.1～6.8 pmol/L），TPOAb：30 IU/ml（正常 0～34 IU/ml），TgAb：50 IU/ml（正常 3.5～77 IU/ml）。停用胺碘酮 2 个月之后患者临床症状好转，复查甲状腺功能正常。

请思考以下问题：

该患者甲状腺功能异常的原因是什么？

案例 9-3-1 解析

本案例患者使用胺碘酮前甲状腺功能正常，长期服用胺碘酮后出现乏力、表情淡漠、反应迟钝等症状，甲状腺功能提示甲减，停药后未做其他处理甲状腺功能恢复正常。此外，因胺碘酮已知药物不良反应中包含甲减，且该患者无其他合并用药，患者病情进展及其他治疗的影响亦无法解释甲减，因此，考虑本病例患者甲减系由胺碘酮引起。

二、含碘药物引发的甲状腺功能减退的预防与治疗措施

含碘药物可通过不同的机制影响甲状腺功能，导致甲状腺疾病的发生。因此，提高对药源性甲状腺疾病的认识是及时诊断和治疗疾病的关键。在使用可导致甲状腺功能异常的药物之前，临床医师要仔细询问患者的病史、用药史，了解有无自身免疫病，并监测甲状腺功能，当临床已确认存在甲状腺病变时，慎重考虑使用导致甲状腺功能异常的药物，以避免治疗失败、不必要的治疗或错误诊断。

此外，含碘药物的过量或长期使用，也可能导致甲减的发生。包括碘过量诱发或加重自身免疫性甲状腺炎所致的功能减退，长期碘摄入过量引起健康人群甲状腺功能抑制所致的不同程度减退（常见亚临床甲状腺功能减退或低甲状腺素血症），大多情况下病因消除后可以自行恢复。因此，早期识别使用含碘药物致甲状腺功能减退的危险因素亦对患者治疗和预后有非常重要的意义。

案例 9-3-2
案例背景资料同 9-3-1。目前考虑该患者的甲减由胺碘酮引发。
请思考以下问题：
胺碘酮引起甲减的临床特征及主要机制是什么？药师应如何制订其预防和治疗策略？
案例 9-3-2 解析
临床特征：胺碘酮致甲减（amiodarone-induced hypothyroidism，AIH）通常出现在治疗的前 6～18 个月内。在女性、老年患者、已有自身免疫的患者及碘摄入充足的地区，这种情况更为常见。临床表现与原发性甲减无差异，症状主要表现以代谢率减低和交感神经兴奋性下降为主，病情轻的早期患者可以没有特异症状。需要注意的是，胺碘酮引起的甲减，如果持续或严重，可能会诱发室性心律失常。此外，临床上快速鉴别原发性甲减与药物诱发的甲减仍存在一定的困难，尤其是甲状腺功能检查结果与临床不一致，或患者正在服用已知通常会破坏甲状腺功能的药物时，应充分考虑药物引起的甲减。因此，了解可疑药物对甲状腺功能的潜在影响，早期识别药物引发的甲减，将有助于临床针对患者选择恰当的诊疗方案。

AIH 诱发机制：本病例中患者使用的胺碘酮片（200 mg/片）大约含有 75 mg 的碘，这比推荐的每日碘摄入量 150～250 μg 高出 50～100 倍。且胺碘酮属于苯并呋喃类衍生物，其化学结构与甲状腺激素相似，因此，其影响甲状腺功能的机制可能有以下三方面：①在服用胺碘酮治疗的最初 2 周内由于碘浓度急剧增高，导致保护性三碘甲状原氨酸（T_3）、甲状腺素（T_4）生成与释放抑制；②通过抑制 I 型 5'-脱碘酶活性来抑制肝脏及其他周围组织碘代谢；③胺碘酮及其代谢产物对甲状腺有直接毒性作用。

药学监护要点：由于甲减累及心脏可能出现心包积液和心力衰竭。重症患者可以发生黏液性水肿昏迷，所以预防甲减也至关重要。因此，应避免使用可能导致甲减的药物，若必须使用，则应对每名可能需要胺碘酮治疗的患者进行甲状腺功能监测。该案例患者因频发室性早搏需使用胺碘酮治疗，药师应在治疗开始前对患者甲状腺功能进行监测，并且在用药第一个月、第三个月及之后每六个月进行一次甲状腺功能评估，以便及时诊断症状不明显的甲状腺功能异常。

预防与治疗策略：是否治疗胺碘酮诱导的甲减取决于功能障碍的程度、患者的年龄，尤其是潜在的心脏状况。在轻度亚临床甲减（TSH<10 μIU/ml）的情况下，无须治疗即可进行控制。如果需要治疗，可以开始低剂量左旋甲状腺素（LT_4）治疗，从 25 μg/d 开始。血清 TSH 水平应在 4～6 周后进行评估，根据耐受性和心血管控制的情况，LT_4 剂量每 4 周或更长时间缓慢增加，维持比其他甲减患者更高的 TSH 水平。该案例中患者非高龄，甲状腺功能减退程度较轻，且并未合并其他基础心脏病，故只停用胺碘酮，未给予 LT_4 治疗。

思 考 题

1. 请回答药物引起甲减的主要机制有哪些？

2. 患者，男性，56 岁，诉行动迟缓、怕冷、乏力和感觉难受，医生将他的症状归结为双相情感障碍抑郁。患者先前服用舍曲林 100 mg/d，控制良好；但 4 个月前由于出现过分欣快和不能控制购物欲，故加用碳酸锂 900 mg/d 进行治疗。体格检查发现患者伴颜面水肿和甲状腺肿大。请问本病例中如何合理评估患者的症状表现和检查结果？

（王 捷 阮 洁）

第四节 双膦酸盐类药物引发的骨坏死

双膦酸盐类（bisphosphonate，BP）药物是 20 世纪 80 年代开发出的一类新型骨吸收抑制剂，是目前治疗和预防骨质疏松症的重要药物，也可用于多发性骨髓瘤、恶性肿瘤骨转移、佩吉特（Paget）病以及高钙血症的治疗。然而，随着该类药物在临床的普遍应用其副作用也随之突显出来。2003 年有人首次报道了 BP 相关下颌骨坏死（bisphosphonate-related osteonecrosis of jaws，BRONJ）的病例，随后更多的报道显示该类药物可引起颌骨坏死（osteonecrosis of jaws，ONJ）。

一、双膦酸盐类药物相关性颌骨坏死的临床表现及诊断标准

既往文献报道，BRONJ 的累积发病率为 0.8%～18.5%，拔牙等有创口腔操作可显著增加 BRONJ 的发生风险。

（一）双膦酸盐类药物相关性颌骨坏死的临床表现

BRONJ 最常见于老年人，性别趋势未见报道，下颌骨较上颌骨常见。典型的临床表现为拔牙创口不愈，偶可见脓性分泌物流出；随着病变进展，死骨逐渐暴露，合并感染后局部疼痛流脓，有臭味，周围软组织出现炎性反应，黏膜红肿触痛；最后死骨逐渐形成，偶可见口内或口外瘘管，并伴有死骨片排出。

（二）双膦酸盐类药物相关性颌骨坏死的诊断标准

为了在早期诊断中与放射性骨坏死、颌骨骨髓炎或其他类型的颌骨坏死疾病相鉴别，美国口腔颌面外科医师协会制定了 BRONJ 的诊断标准，包括：①正在或曾经接受双膦酸盐类药物治疗；②颌面部有暴露的死骨至少 8 周未愈合；③无颌骨放疗史。

> **案例 9-4-1**
>
> 患者，女性，68 岁，因"双侧上颌后牙区疼痛、流脓半年"入院。患者于 2019 年 2 月发现恶性肿瘤胸骨转移，2019 年 2 月至 2020 年 12 月予注射用唑来膦酸（4 mg/月）治疗肿瘤骨转移。2021 年 4 月发现上颌后牙多颗松动，至外院予以拔除，拔牙后创口一直未愈，伴疼痛，反复有淡黄色脓液渗出。无放疗病史，有化疗及内分泌激素治疗史。2021 年 7 月到口腔医院就诊。全景片示双侧上颌缺牙区牙槽窝内死骨形成，CT 示上颌后牙区、前磨牙区骨质破坏，波及左上颌窦底，缺牙区牙槽窝未愈，可见游离死骨片，邻近骨小梁硬化。
>
> 根据病史、体格检查及影像学资料，该患者被诊断为 BRONJ。
>
> **请思考以下问题：**
>
> 该患者 BRONJ 的临床表现包括哪些？应该诊断为几期？

美国口腔颌面外科医师协会建议将 BRONJ 患者分为五级以便于诊断与治疗。

1. 危险期 患者通过口服或静脉注射使用双膦酸盐类药物，尚无明显临床症状，无死骨形成。

2. 0 期　患者临床检查未见死骨形成，尚无特异性临床表现，无特异性影像学改变和症状，但存在非特异性影像学表现和非特异性症状，如非牙源性牙齿疼痛、可能辐射至颞下颌关节区域的颌骨疼痛。临床检查可能发现牙周病无法解释的牙松动、瘘管，与龋齿、创伤或牙髓坏死无关的根尖周炎或牙周瘘管。影像学可见与牙周病无关的牙槽骨吸收，拔牙窝中无新骨形成，涉及牙槽骨的骨硬化影像，牙周韧带增厚或模糊。

3. Ⅰ期　出现骨暴露或瘘管，无明显临床症状，尚无感染。影像学表现可能同 0 期且范围仅限于牙槽骨区域。

4. Ⅱ期　出现骨暴露或骨坏死，可通过瘘管探及死骨，骨暴露区出现疼痛、红肿等感染症状，伴有或不伴有脓性渗出物。影像学表现同 0 期且限于牙槽骨区域。

5. Ⅲ期　出现骨暴露、骨坏死或瘘管，探查有感染、疼痛；且有以下任一条：暴露和坏死的骨延伸超出牙槽骨区域；病理性骨折；口外瘘，口腔窦或口腔鼻腔通信；骨溶解延伸至下颌骨或窦底的下缘。

> **案例 9-4-1 解析**
>
> 　　该患者使用注射用唑来膦酸治疗肿瘤骨转移（4 mg/月）共 23 个月；后发现颌面部有暴露的死骨至少 8 周未愈合；无颌骨放疗病史。符合美国口腔颌面外科医师协会制定的 BRONJ 的诊断标准，该患者可诊断为 BRONJ。
>
> 　　该患者拔牙后创口一直未愈，CT 示上颌后牙区、前磨牙区骨质破坏，波及左上颌窦底，缺牙区牙槽窝未愈，可见游离死骨片，邻近骨小梁硬化。符合 BRONJ 临床 3 期分期标准。

二、容易引发颌骨坏死的双膦酸盐类药物

BRONJ 的发病率因给药途径、用药种类、用药剂量、用药时间等因素而不同，综合文献，可总结为以下几点：①静脉注射双膦酸盐类药物的患者 BRONJ 的发病率明显高于口服给药的患者；②含氮双膦酸盐类药物比不含氮双膦酸盐类药物更易引起 BRONJ，不含氮双膦酸盐类药物主要有依替膦酸钠、氯屈膦酸钠等，含氮双膦酸盐类药物包括唑来膦酸、伊班膦酸钠、奥帕膦酸钠、米诺膦酸盐、因卡膦酸盐等；③随着用药时间的延长，BRONJ 的发病率增加；④联合使用糖皮质激素、沙利度胺等抗血管生成药会使 BRONJ 发病率增加；⑤行侵入性牙科手术（如拔牙、牙科种植体、骨手术）、口腔卫生差及伴随疾病和共病［如牙周和（或）其他既存牙病、贫血、凝血病、感染、义齿不合适］会使 BRONJ 发病率增加。

> **案例 9-4-2**
>
> 　　案例 9-4-1 患者 2019 年 2 月至 2020 年 12 月用药，2021 年 4 月发现上颌后牙多颗松动，至外院予以拔除，拔牙后创口一直未愈。
>
> **请思考以下问题：**
>
> 　　BRONJ 一般在服药后多长时间出现？除唑来膦酸外还有哪些双膦酸盐类药物会造成 BRONJ？

BRONJ 常发生于用药后 6～60 个月甚至更长时间。第三代双膦酸盐类药物（阿仑膦酸、利塞膦酸、伊班膦酸、唑来膦酸）更容易引起 BRONJ。张秋珍等通过 FDA 不良事件报告系统（FDA Adverse Event Reporting System，FAERS）数据库提取从 2004～2020 年共 7 种双膦酸盐类药物的不良反应报告进行信号挖掘及分析，结果显示：双膦酸盐类药物相关颌骨坏死不良反应的信号强度中，唑来膦酸＞阿仑膦酸＞利塞膦酸＞伊班膦酸，而颌骨坏死上报的不良反应例数中唑来膦酸最多，阿仑膦酸次之。

（一）唑来膦酸

唑来膦酸（zoledronic acid）为第三代双膦酸盐，临床常用于恶性肿瘤骨损害以及骨质疏松症的治疗。唑来膦酸于 2001 年全球首次上市，2003 年就有文献报道在使用唑来膦酸的肿瘤患者中发生了多例 BRONJ。英国药品和健康产品管理局提出：药效越强，ONJ 风险越高，唑来膦酸是 BRONJ 风险最高的双膦酸盐类药物。

（二）阿仑膦酸

阿仑膦酸（alendronate acid）于 1993 年在美国上市，主要用于绝经后妇女的骨质疏松症，可使脊椎的骨量增加，椎体畸变、身高缩短、骨折发病率（包括髋骨、脊椎骨、腕骨）等均获得改善。阿仑膦酸导致的 BRONJ 通常与拔牙和（或）局部感染延迟愈合相关。故专家建议如果患者正在服用阿仑膦酸，牙医应考虑其他替代性疗法，避免不必要的拔牙。同时，拔牙前应保证良好的口腔卫生。

> **案例 9-4-2 解析**
>
> 患者使用的唑来膦酸属于含氮双膦酸盐类药物，是双膦酸盐类药物中比较容易引起 BRONJ 的药物。且长期静脉用药，用药期间行拔牙术，具有多个高危因素，更易引起 BRONJ。从服用时间顺序、BRONJ 发生时间、临床表现等方面来看，是一例比较明确的唑来膦酸引起下颌骨坏死的病例。

三、双膦酸盐类药物引起颌骨坏死的可能机制

目前有关 BRONJ 的发病机制，学者们已经提出了多种假说，主要包括骨重建抑制、血管生成减少、口腔内微生物感染、免疫抑制等，但确切的发病机制仍不清楚。

1. 骨重建抑制学说　双膦酸盐类药物可抑制破骨细胞和成骨细胞的形成及功能，抑制骨吸收的同时减少骨新生，抑制骨重建过程，导致骨质量降低，最终诱发 BRONJ。

2. 血管生成抑制学说　双膦酸盐类药物可以抑制颌骨内的血管生成，造成局部骨质的缺血状态，经拔牙或其他牙科治疗等造成的创伤后可以诱发 BRONJ。

3. 口腔微生物感染学说　口腔内菌群纷繁复杂，长期接受双膦酸盐类药物治疗的患者，骨新陈代谢功能低下，颌骨长期处于血供缺乏状态，这类患者的创口愈合能力明显下降，不能应对口腔内存在的微生物菌群，会由最初的拔牙创口感染进展为颌骨骨髓炎，并最终发展为颌骨坏死。

4. 免疫抑制学说　BRONJ 患者大多有长期糖皮质激素使用史，或是患有恶性肿瘤，或者接受过化疗，处于免疫抑制状态。免疫系统可以参与骨质流失和骨再生（bone regeneration）的过程。故部分学者推测患者免疫功能紊乱也是 BRONJ 可能的发病机制之一。

四、双膦酸盐类药物引起颌骨坏死的治疗

> **案例 9-4-3**
>
> 案例 9-4-1 患者拔牙后创口一直未愈，2021 年 7 月到口腔医院就诊。
>
> **请思考以下问题：**
>
> 该患者的 BRONJ 应如何治疗？

疑似 BRONJ 的患者需要立即入院评估，可依据美国口腔颌面外科医师协会建议的 BRONJ 分级进行诊断与治疗。临床医生也应根据实际情况，针对性地采取不同的处理方法，具体如下：

1. 危险期　无须任何治疗，对患者行 BRONJ 疾病宣教及风险告知，同时保持良好口腔卫生。

2. 0 期　无典型症状但出现非特异性表现（如牙痛、感觉迟钝等）的患者，可采取保守治疗，如疼痛控制、局部对症治疗，同时密切随访。

3. Ⅰ期　局部及全身广谱抗菌药物应用，避免手术创伤性治疗，重新评估是否有继续使用双膦酸盐类药物的需要，必要时停止用药。

4. Ⅱ期　立即停药，局部抗菌药物冲洗，全身抗菌药物应用，控制疼痛，去除部分死骨片以减少对软组织的刺激，如怀疑恶性病变可行活检术。

5. Ⅲ期　立即停药，应用抗菌药物控制感染，行外科清创术或切除术，拔除病灶中的牙齿，主张即刻软组织瓣转移覆盖创面，必要时行营养支持或鼻饲，如怀疑恶性病变可行活检术。临床上，治疗方案应根据患者全身情况来决定。

> **案例 9-4-3 解析**
> 　　该患者给予阿莫西林克拉维酸钾抗感染、局部含漱复方氯己定含漱液等保守治疗症状无好转，遂在感染基本控制后于 2021 年 12 月全麻下翻瓣拔除累及的病灶牙，右上颌清创，术后鼻饲流食，常规应用抗菌药物。术后病理示（双侧上颌骨标本）骨组织不同程度变性、坏死，边缘虫蚀状改变，可见炎性渗出及大量菌团（放线菌感染可能）。
> 　　术后继续口服青霉素 V 钾片，每次 1 g，一日 3 次抗感染治疗，2 个月后复诊，左侧口腔上颌窦瘘，创口无骨面暴露，未见复发。

五、双膦酸盐类药物引起颌骨坏死的防范

> **案例 9-4-4**
> 　　案例 9-4-1 患者已发生了唑来膦酸导致的 BRONJ，口腔医院术后未再给予该类药物。
> **请思考以下问题：**
> 　　作为药师，应如何对该患者进行用药教育？

（一）疾病宣教及风险告知

　　BRONJ 多发生在 50 岁以上的患者，以下颌骨较为常见，无明显性别差异。病情允许的情况下，口服可作为双膦酸盐类药物首选给药方式；在药物选择上，可使用 BRONJ 发生率低的帕米膦酸盐、伊班膦酸盐等。用药期间应保持口腔卫生并每 3~4 个月检测牙菌斑。拔牙、牙科种植体、骨手术等口腔治疗可能诱发 BRONJ，在用药期间及用药后若必须行拔牙治疗，应告知医师用药史并密切关注口腔相关变化。

（二）识别前驱症状

　　BRONJ 多发生在药物使用过程中，也可发生在使用结束后。多数患者表现为拔牙创口不愈合，并时常伴有炎性分泌物，色黄，味臭；部分患者并无拔牙史，但有牙髓治疗、牙体制备、摘戴修复体及意外烫伤等所导致的口腔黏膜损伤病史；另有少数患者无任何软组织损伤史，牙龈上自发出现小块暗红色区域并伴有粗糙不适感。上述表现为早期症状，患者若出现如上症状时应及时就诊，以防严重不良反应的发生。

（三）若已发生 BRONJ，则应避免其他引起 ONJ 的药物

　　患者服用双膦酸盐类药物后出现 BRONJ，则应避免使用其他可引起 BRONJ 的药物，如舒尼替尼、贝伐珠单抗等。

> **案例 9-4-4 解析**
> 　　若该患者后续治疗中不得不再次服用双膦酸盐类药物，应告知患者注意前驱症状的发生，若出现前驱症状，应及时就诊。同时患者也应尽量避免使用舒尼替尼、贝伐珠单抗等药物，防止 BRONJ 的发生。拔牙等口腔治疗可能诱发 BRONJ，在用药期间及用药后若必须行拔牙治疗，应告知医师用药史并密切关注口腔相关变化。

思 考 题

1. 双膦酸盐类药物相关性颌骨坏死的诊断标准是什么？
2. 双膦酸盐类药物引起颌骨坏死的高危因素有哪些？
3. 如何对双膦酸盐类药物引起的颌骨坏死进行防范？

（张 峻 卢珊珊）

第五节 免疫调节剂引发的白质脑病

白质脑病是各种原因导致的脑白质异常改变的统称，临床表现为认知障碍、运动障碍、共济失调及运动神经损害的不同组合，磁共振检查示伴有脑或脊髓白质区域的异常信号。白质脑病病因复杂，包括遗传性白质脑病和获得性白质脑病。遗传性白质脑病与基因突变有关，获得性白质脑病可进一步分为自身免疫/炎性脱髓鞘、血管性、感染性、中毒/损伤、肿瘤疾病等。随着免疫抑制剂在防止器官与组织移植的排异反应、自身免疫性疾病等疾病中的广泛应用，免疫抑制剂已成为获得性白质脑病的一个罕见但重要的原因。

一、免疫抑制剂相关的白质脑病类型及临床表现

免疫抑制剂相关的白质脑病是指免疫抑制剂引起的损害以累及大脑白质为主的脑病综合征。目前报道较多的与免疫抑制剂相关的白质脑病主要为可逆性后部白质脑病综合征（reversible posterior leukoencephalopathy syndrome，RPLS）和进行性多灶性白质脑病（progressive multifocal leukoencephalopathy，PML），前者经控制原发病及对症治疗后多数患者预后较好，后者多起病隐匿，进行性加重，数月内可导致死亡，死亡率高。

RPLS 是一组急性起病，临床表现为头痛、癫痫发作、意识障碍、视觉和（或）运动障碍的临床综合征。通常由重度急性动脉高血压或血压波动引起，由免疫抑制剂引起的 RPLS 机制不明，可能是药物造成直接内皮损伤，增加了血管通透性，导致间质性脑水肿。60%～75% 的患者发生全身性阵挛性发作，5%～15% 的患者存在局灶性表现，如轻偏瘫或失语，其他常见症状包括头痛和视觉障碍（视力下降、视野缺损、皮质盲或幻觉）。

PML 是由 John Cunningham 病毒（JCV，人类乳头多瘤空泡病毒的一种）感染引起的中枢神经系统多灶性脱髓鞘疾病。JCV 的血清抗体存在于 50%～90% 的普通人群中，通常在全身免疫抑制的情况下，潜伏在人体肾脏和淋巴器官中的 JCV 进入脑组织，重新激活感染导致 PML，因而 PML 多见于艾滋病、淋巴组织增生性疾病和多发性硬化症（MS）等细胞免疫功能低下者。PML 多隐匿起病，进行性加重，临床表现取决于白质病变的解剖位置，首发症状以性格改变和智力减退为多，典型表现为进行性皮质症状，包括认知和行为异常、感觉和运动缺陷、共济失调、失语症和皮层视觉变化。"白质脑病"主要累及脑白质，最近研究表明皮质少突胶质细胞和神经元的 JCV 感染似乎有共同的特征，这种 JCV 诱发的脱髓鞘和大脑皮质的炎症可导致癫痫发生，故临床常见癫痫发作。

二、容易引发白质脑病的免疫调节剂

器官移植后、治疗恶性肿瘤和自身免疫性疾病使用的免疫调节药物是已知的白质脑病触发因素。在使用这类药物数月后，即使血清药物浓度正常，也有可能会发生白质脑病。目前，至少有 18 种 FDA 批准的药物带有 PML 的标签警告，其中最引人关注的是那他珠单抗、利妥昔单抗和因 PML 发生率太高已退市的依法利珠单抗（估计总风险为 1/400）。

那他珠单抗 2004 年 11 月上市，2005 年 2 月因在临床试验中观察到 3 例 PML 病例而退出美国市场，后因疾病治疗的迫切需求，2006 年 6 月重新引入。据统计，多发性硬化症与那他珠单抗

相关的 PML 病例数量继续上升，自 2004 年批准以来至 2020 年 9 月已报告 839 例。那他珠单抗估计总体风险为 1/1 000，患者抗-JCV 阴性时，估计 PML 相对风险<1/1000，而抗-JCV 阳性且合并先前免疫抑制剂使用和长期那他珠单抗治疗的患者，其相对风险为 13/1000。那他珠单抗相关 PML 的死亡率为 20%～23%，不过幸存者大多伴有严重或至少中度的残疾。预后在很大程度上取决于诊断的时间以及诊断 PML（进行性多灶性白质脑病）时磁共振成像（MRI）所显示的病变负担程度。对于那些在诊断 PML 时无症状的患者，还有那些诊断时 MRI 显示病变范围较小的患者，其预后相对较好，生存率更高，且功能失能的情况也较少。

利妥昔单抗自 1997 年上市，2002 年首次报道了 6 例在接受利妥昔单抗治疗的患者中发生 PML 感染的病例，2007 年首次将 PML 的风险纳入美国和欧洲的产品标签中，至 2021 年共报告了 52 例利妥昔单抗相关 PML 的病例。利妥昔单抗相关 PML 的发生率预测值稳定，但因绝对病例数低，具体到单个患者，PML 的基线患病率是不同的。血液系统恶性肿瘤患者常与氟达拉滨或苯达莫司汀联合应用，基线患病率最高，约为 8/100 000，在类风湿关节炎、系统性红斑狼疮、肉芽肿性多血管炎或显微镜下多血管炎患者中，基线患病率分别为（1.5～2.5）/100 000、1/4000、5/100 000。在美国药物不良反应事件和报告（RADAR）病例系列中，利妥昔单抗相关 PML 病死率为 91%，诊断后至死亡的中位时间为 2 个月（范围 0.4～12.2）。

除了上述药物，诱发白质脑病的免疫调节剂还有芬戈莫德、富马酸二甲酯、甲氨蝶呤、硫唑嘌呤、他克莫司、环孢菌素、霉酚酸等，但这些药物引起白质脑病的风险比较低。

案例 9-5-1

患者，男性，60 岁，因"失语、持续言语和注意力不集中"入院。该患者于 2013 年 10 月出现右侧腹股沟淋巴结肿大，胸部、腹部和骨盆 CT 发现双侧腹股沟淋巴结肿大，腹股沟淋巴结活检显示滤泡性淋巴瘤，诊断Ⅲ期非霍奇金滤泡性淋巴瘤，接受 6 周期 RCHOP（利妥昔单抗、环磷酰胺、多柔比星、长春新碱和泼尼松龙）+6 个月利妥昔单抗维持化疗方案。完成利妥昔单抗治疗 4 个月后（入院前 6 个月），患者开始出现因上肢失用、共济失调和右上肢震颤而导致的疲劳、性格改变和短期记忆障碍。

入院时，蒙特利尔认知测试评分为 25/30，表明存在颞额叶功能障碍。肺结核、肺炎衣原体、隐球菌抗原、梅毒螺旋体、肝炎病、艾滋病病毒和克-雅病的筛查结果均为阴性。脑部 MRI 显示右侧额颞叶白质 T2 高信号，穿过脑干，累及对侧髓质。患者的脑脊液 JCV 聚合酶链反应（PCR）结果为阳性。

结合患者临床表现、脑脊液中 JCV 阳性和 MRI 特征性的影像学结果，入院诊断为 PML。

请思考以下问题：

如何对该患者的 PML 进行治疗？

案例 9-5-1 解析

该患者接受了 6 个周期的血浆置换治疗，然后静脉注射免疫球蛋白 5 天，病情有所改善。定期复查影像学检查提示病灶大小稳定。临床上，言语和记忆力有所改善，随访 1 年时病情稳定。

三、免疫调节剂相关白质脑病的防治

免疫调节剂相关白质脑病目前并无特效的治疗方法。在急性情况下需要停用相关药物（至少暂时停用），否则会使该综合征持续存在，基础疾病可换用其他治疗方案。由于缺乏 PML 动物模型以及在培养中病毒繁殖困难等方法学和伦理障碍，对 PML 治疗的研究大多局限于小型病例系列。目前主要有两种治疗策略：直接抗病毒疗法和旨在恢复抗病毒免疫反应的间接策略。直接抗病毒靶向药物治疗的研究，包括阿糖胞苷、西多福韦等，大多都由于缺乏益处或毒性过大而提前终止。恢复抗病毒免疫反应的治疗策略包括免疫重建和过继免疫治疗，其中免疫重建是目前治疗

PML 最有效的策略。对于许多患者群体来说，免疫重建并不容易实现。目前有一些无对照的个案报道的方法，包括重组 IL-2、非格司亭、作为单一疗法的 IL-7 和 IL-7 增强的针对 JCV VP1 的主动疫苗接种已经或正在开发用于免疫重建，以促进抗病毒免疫反应。靶向程序性细胞死亡蛋白 1 （PD1）可以恢复 CD4$^+$ 和 CD8$^+$T 细胞的抗 JDV 活性，并给某些患者带来相关的临床和影像学方面的改善。另外，使用检查点抑制剂、采用由相关或不相关的供体产生的病毒特异性 T 细胞来进行过继免疫治疗用于治疗 PML 的研究也在进行中，很有可能会成为可行的干预策略。

免疫调节剂相关白质脑病发病隐匿，临床表现多样，且多不易与原发病症状区分。患者和医务人员进行适当的信息共享在预防、早期发现和危险因素筛查中起着至关重要的作用。如果确认白质脑病风险，则需要采取预防措施，如转换疗法，定期进行脑部 MRI 和症状监测。如果出现新的症状，应考虑白质脑病，并应尽快进行适当的诊断性检查。目前关于那他珠单抗相关 PML 的防治方法有如下推荐（图 9-5-1），其他药物治疗过程中可参考。

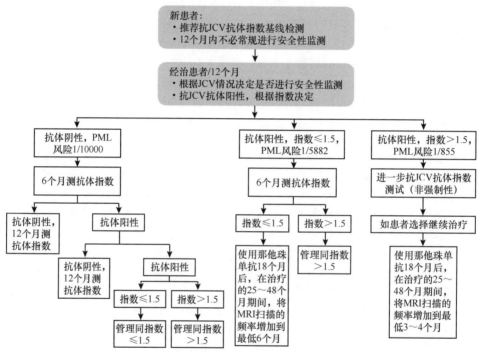

图 9-5-1　根据抗 JCV 抗体状态和抗 JCV 抗体指数水平，那他珠单抗治疗期间
基于 MRI 的 PML 安全性监测办法

案例 9-5-2

案例 9-5-1 中的患者，完成利妥昔单抗治疗 4 个月后出现 PML。

请思考以下问题：

对于该患者，作为药师，应如何对患者进行用药教育？

案例 9-5-2 解析

案例 9-5-1 中，该患者停用利妥昔单抗 4 个月后出现 PML，6 个月查脑脊液 JCV 抗体阳性，经治疗后好转，1 年随访临床稳定。在对 PML 存活者的随访研究中，发现 JCV 在脑脊液中的持续存在长达 3 年，那他珠单抗相关 PML 长期幸存者的大脑中 JCV DNA 持续存在，这表明，尽管免疫重建和临床稳定，但 JCV 并不总是从中枢神经系统中被清除，而是可以恢复到潜伏或持续感染的状态。故应告知患者应定期随访，注意前驱症状的发生，若出现前驱症状，应及时就诊。

思 考 题

1. 免疫抑制剂相关的白质脑病的主要类型及发病机制是什么？容易引起白质脑病的免疫调节剂有哪些？

2. 免疫抑制剂引发进行性多灶性白质脑病（PML）的防治方法有哪些？

（陈 英 李俊明）

第六节 对比剂引发的过敏性休克

对比剂（又称造影剂，contrast medium）是为增强影像观察效果而注入（或服用）到人体组织或器官的化学制品。根据造影原理的不同，对比剂主要可分为 X 线对比剂、磁共振对比剂和超声对比剂。临床上使用的对比剂主要是碘对比剂。根据碘对比剂的渗透压可分为高渗、次高渗（低渗）和等渗碘对比剂。

一、对比剂相关的过敏反应临床表现

随着对比剂应用的逐渐增加，其过敏反应的发生率也随之增加，可达 0.27%～0.64%，其中重度反应为 0.01%～0.04%。轻中度过敏患者主要表现为皮肤瘙痒、荨麻疹、面色潮红、头痛、恶心与呕吐等症状，严重者可出现喉头水肿、支气管痉挛、呼吸困难、哮喘、发绀，也可发生过敏性休克、昏迷甚至心搏骤停，如不经适当处置，可导致永久性疾病，甚至死亡。根据过敏发生时间，可分为速发型过敏反应和迟发型过敏反应。速发型过敏反应主要表现为荨麻疹、血管性水肿、红斑、恶心呕吐、呼吸困难、低血压等皮肤、胃肠道、呼吸系统、心血管系统症状，严重者可危及生命。迟发型过敏反应主要表现为各种类型的皮疹，通常为轻度至中度，并且有自限性。

案例 9-6-1

患者，男性，65 岁，因"胸骨后及剑突下烧灼感及压榨样疼痛伴后背部胀痛、大汗淋漓"等不适，休息不能缓解，入住心血管内科。

入院查体：体温 36.2℃，脉搏 72 次/分，呼吸 17 次/分，血压 123/78 mmHg。既往 2 型糖尿病史 3 年，服用降糖药物，血糖控制尚可。既往有青霉素过敏史。

实验室检查：肌钙蛋白 10.48 ng/ml，肌酸激酶同工酶（CK-MB）8.5 ng/ml，肌红蛋白 64 ng/ml；超声示：左室射血分数 68%。心电图提示：窦性心律 74 次/分，Ⅲ、aVF 导联 T 波倒置，Ⅱ、V_4～V_6 导联 ST 段压低，提示急性下壁心肌梗死。其余无明显异常。初步诊断：①冠状动脉粥样硬化性心脏病（急性下壁心肌梗死）；②2 型糖尿病。

入院第 3 天，患者行冠状动脉造影术，给予碘克沙醇注射液 30 ml 静脉注射。注射后约 5 分钟，患者突发喘憋、呼吸困难、神志不清。查体见全身皮肤发红，双眼结膜红肿，心率减慢至 50 次/分，血压 68/40 mmHg，血氧饱和度 59%，考虑碘克沙醇导致的过敏性休克。立即建立静脉通路，氯化钠注射液快速补液扩容维持有效循环血容量。给予肾上腺素 1 mg 和地塞米松 5 mg 静脉推注抗过敏，多巴胺 20 mg 静脉推注升压，碳酸氢钠 125 ml 快速静脉输注纠正酸中毒。考虑患者因过敏出现喉头水肿导致呼吸困难，行气管插管术，插管过程可见喉头水肿，插管过程顺利。重复给予肾上腺素 0.2 mg 静脉推注，地塞米松 5 mg 静脉推注，羟乙基淀粉快速静脉输注扩容，多巴胺 15 μg/(kg·min) 静脉泵入维持血压，并根据心率、血压调整速度。经积极抢救，20 分钟后，患者生命体征平稳，心率 67 次/分，血压 121/75 mmHg，指端动脉血氧饱和度为 100%，送至病房观察治疗。

请思考以下问题：

该患者过敏反应的临床表现包括哪些方面？

过敏性休克起病急骤，首发表现多样，以血压迅速下降最为多见，出现低血压相关症状如意识障碍、晕厥、少尿等情况。在休克出现之前或同时，常有一些与过敏相关的症状。皮肤黏膜的表现往往是过敏性休克最早且最常出现的症状，可表现为荨麻疹、血管性水肿、全身瘙痒或潮红、鼻炎、结膜炎；呼吸系统可表现呼吸困难、喘息、支气管痉挛、低氧血症、喉部水肿等；心血管系统表现为头晕、晕厥、低血压或虚脱；胃肠道表现为痉挛性腹痛、恶心、呕吐、腹泻。

案例 9-6-1 解析

该患者在注射碘克沙醇后出现喘憋、呼吸困难、神志不清、低血压，皮肤发红，结膜红肿。具有典型的过敏反应和休克的临床表现。该患者使用碘克沙醇的时间与不良反应的出现有合理的时间顺序；出现的症状符合碘克沙醇引起的速发型过敏反应（≤1 小时）；而该患者术前无哮喘病史，虽然有青霉素过敏史，而患者术中除对比剂外，未使用其他药物。考虑为碘克沙醇诱发的过敏性休克。

二、对比剂过敏反应的高危因素

案例 9-6-2

案例 9-6-1 中，患者注射碘克沙醇 5 分钟后出现过敏症状和过敏性休克，既往有青霉素过敏史，术中未使用其他药物。

请思考以下问题：

过敏性休克一般在给药后多长时间出现，危险因素有哪些？

对比剂诱发的速发型过敏反应，通常出现在给药后 1 小时内；而迟发型过敏反应通常出现在给药后 1 小时至 7 天。鉴于过敏试验对对比剂引起的过敏反应预测的准确性极低，以及过敏试验本身也可能导致严重过敏反应，因此不建议采用过敏试验来预测碘过敏反应（说明书明确要求做过敏试验的除外）。

对比剂过敏反应的高危因素主要包括：①既往存在对比剂过敏史或家族史；②存在其他药物或食物过敏史者；③心血管疾病、肾脏疾病、血液系统疾病、哮喘、婴儿、65 岁以上老人、焦虑、合并用药（如血管紧张素转换酶抑制剂、非甾体抗炎药、β 受体阻滞剂和质子泵抑制剂）等可显著增加患者严重过敏反应的风险。

案例 9-6-2 解析

患者给予碘克沙醇 5 分钟后开始出现皮肤黏膜症状以及呼吸系统和消化系统症状。碘克沙醇是第三代的非离子型等渗对比剂，与其他碘对比剂相比较而言，碘克沙醇具有更高的安全性。从用药时间顺序、过敏性休克的发生时间、临床表现等方面来看，是一例比较明确的碘克沙醇诱发的过敏性休克的病例。患者年龄 65 岁，因急性下壁心肌梗死入院，同时合并糖尿病、青霉素过敏史，这些都是对比剂引起过敏反应的高危因素。

三、对比剂引发过敏性休克的治疗

案例 9-6-3

案例 9-6-1 中，患者注射碘克沙醇后出现喘憋、呼吸困难、神志不清、低血压等过敏性休克表现。

请思考以下问题：

如何对该患者的过敏性休克进行治疗？

过敏性休克患者应立即脱离过敏原、平卧、保持气道通畅。当发生气道水肿或支气管痉挛而

导致严重呼吸困难时，应考虑气管插管或气管切开。同时对心脏、血压、呼吸、血氧饱和度实施密切监护。支持治疗包括液体复苏治疗、血管活性药物的应用、纠正电解质及酸碱平衡紊乱、其他内环境紊乱相关情况的处理。

肾上腺素是治疗过敏反应的首选药物，H_1受体拮抗剂、糖皮质激素均作为严重过敏反应救治的二线药物，H_1受体拮抗剂主要用于缓解皮肤黏膜症状，糖皮质激素可降低双相反应或迟发相反应的风险。出现过敏性休克首选肌内注射肾上腺素，推荐剂量为 0.01 mg/kg，14 岁及以上患者单次最大剂量不超过 0.5 mg，14 岁以下患者单次最大剂量不超过 0.3 mg，5～15 分钟后效果不理想者可重复给药。对于已发生或即将发生呼吸心搏骤停的患者或已在重症监护室或手术期间建立静脉通路的患者，可以考虑静脉注射肾上腺素，不推荐在严重过敏反应的紧急救治中皮下注射肾上腺素。

> **案例 9-6-3 解析**
>
> 该案例中，患者的治疗包括立即停止造影，给予气管插管和氯化钠注射液输液扩容，多巴胺维持血压。给予肾上腺素和地塞米松抗过敏治疗。给予碳酸氢钠纠正酸中毒。经过积极治疗后，患者症状平稳。

四、对比剂过敏反应的防范

> **案例 9-6-4**
>
> 案例 9-6-1 中，患者年龄较大，既往有糖尿病和心肌梗死，有青霉素过敏史，目前使用碘克沙醇过敏。
>
> **请思考以下问题：**
>
> 对于该患者，作为药师，应如何对使用对比剂的患者进行健康教育？

使用对比剂前告知患者对比剂使用的适应证、禁忌证、可能发生的不良反应和注意事项，并耐心解答患者及家属的疑问，缓解其紧张焦虑情绪，签署"含碘对比剂使用知情同意书"。筛查有无致过敏反应的高危因素。为了减少过敏反应的发生，建议尽可能使用非离子型含碘对比剂。使用碘对比剂前静脉注射糖皮质激素或抗组胺药物，可减少或减轻过敏反应。患者接受造影检查后，至少观察 30 分钟，高危患者应留置观察更长时间。

> **案例 9-6-4 解析**
>
> 该患者高龄，有糖尿病、冠心病、青霉素过敏史，属于对比剂过敏反应高危人群，且已经发生了碘克沙醇诱发的过敏性休克。在后续选择对比剂时，避免使用碘克沙醇。建议尽可能使用其他非离子型含碘对比剂。在造影前需给予糖皮质激素或抗组胺药物，可减少或减轻过敏反应。

思 考 题

1. 碘对比剂前需不需要皮试？
2. 过敏性休克如何治疗？
3. 如何预防对比剂过敏反应？

（王春江　刘世坤）

第十章 药源性疾病案例与分析

学习要求

记忆：常见药源性疾病的类别、定义、致病因素。

理解：常见药源性疾病的诱发药物及机制。

运用：药源性疾病的预防措施及治疗。

第一节 心血管系统

药源性心血管疾病是药源性疾病中最常见的类型，了解药源性心血管疾病的诱发原因及治疗，可降低疾病负担，促进全民健康事业的发展。

一、药源性心血管疾病概述

（一）定义

药源性心血管疾病属于药物所致或药物反应性疾病，因药物导致心血管系统发生功能性或器质性损害而出现的机体异常状态。

（二）诱发因素

药物因素：药物可通过多种机制引起心血管疾病，如药物不良反应、药物相互作用等，常表现为心脏组织结构和功能改变，严重程度可能十分轻微，也可能危及生命。药物对心脏组织结构影响，可直接或间接损伤心肌细胞，导致心肌细胞变性、炎症渗出、灶性坏死及间质水肿；可损害心包、心内膜，导致心包炎、心内膜炎、心内膜附壁血栓等。药物对心脏功能影响，可影响心脏收缩力、心脏传导、心肌供血、血管收缩和扩张，导致心功能改变、心律失常、血压异常、血管痉挛、血栓等。

患者因素：年龄、性别、病理状态、生理状态等均可影响用药剂量和用药时机，尤其要关注老年人、幼儿、妊娠期、哺乳期、肝肾功能异常等特殊人群，并充分了解既往病史、用药史。

药源性心血管疾病，首先"预防为主"，确立恰当的用药目的，制订合理的用药方案和严密的监护计划，及时识别用药风险，减少药源性心血管疾病的发生率。

二、药源性心血管疾病常见诱发药物

（一）药源性心律失常

药物因本身不良反应或用药不当导致不同程度心脏冲动的起源、频率、节律、传导速度、传导顺序等异常，严重时可导致明显血流动力学障碍，甚至危及生命。请读者查阅"常见可导致心律失常药物"。

> **案例 10-1-1**
>
> 患者，男性，34 岁，身高 174 cm，体重 94 kg。2022 年 2 月 23 日因"纳差、恶心 9 天有余，伴多饮多尿、乏力，意识不清 4 天有余"入院。测体温最高 40.4℃，血常规：白细胞 18.16×10^9/L，中性粒细胞占比 85.1%，血红蛋白 123 g/L，血小板 91×10^9/L；尿常规：尿糖（＋＋＋＋），酮体（＋＋）；血液生化：血糖 17.76 mmol/L，ALT 65 U/L，AST 178 U/L，总胆红素 23.8 μmol/L，尿素 10.4 mmol/L，肌酐 169 μmol/L，尿酸 789 μmol/L；心电图：正常（QT/QTc：

395/407 毫秒），肺部 CT 示两肺炎症。入院诊断：糖尿病伴酮症酸中毒，肺部感染，急性肾功能不全，肝功能异常。

入院第 4 日给予头孢哌酮钠/舒巴坦钠（1.5 g，q12h，静脉滴注）联合阿奇霉素（0.5 g，qd，静脉滴注）抗感染治疗。入院第 7 日心电图示 QT 间期延长（QT/QTc：476/497 毫秒）、ST-T 段改变，同日患者突发室颤两次，予电除颤后恢复窦性心律；复查心电图示 QT 间期延长（QT/QTc：435/491 毫秒）。患者于第 9、10 日突发室颤多次，第 10 日停用阿奇霉素，此后未再发生室颤。第 16 日心电图正常（QT/QTc：397/430 毫秒）。第 17 日因感染控制不佳，调整抗感染方案为头孢哌酮钠/舒巴坦钠（3 g，q6h，静脉滴注）、替加环素（50 mg，q12h，静脉滴注，首剂 100 mg）联合氟康唑注射液（400 mg，qd，静脉滴注，首剂 800 mg）。第 19 日患者心电图再次示 QT 间期延长（QT/QTc：488/507 毫秒），当日再次发生室颤，予电除颤后心律恢复正常。回顾实验室检查指标，血清电解质钾离子、钠离子、氯离子等均在正常范围。

请思考以下问题：
如何判断患者是否出现了药源性心律失常？
案例 10-1-1 解析请深度阅读本书所附资料，查找答案。

（二）药源性心力衰竭

药源性心力衰竭是由药物故有的不良反应或用药不当而诱发心功能直接或间接受损，导致心肌收缩力减弱，心脏泵血能力降低，不足以维持机体生理代谢需要而产生的一系列综合征。发病机制主要为血容量增加导致前负荷增加，血管阻力增加导致后负荷增加或心功能不全。请读者查阅"常见可导致药源性心力衰竭的药物"。

（三）药源性心肌梗死

药源性心肌梗死是由药物本身故有不良反应或用药不当导致冠状动脉粥样硬化或正常冠状动脉发生痉挛性收缩、血栓形成，或冠状动脉血流量骤减，而在心肌耗氧量增加等情况下，使心肌产生严重缺血性损伤，甚至不可逆的坏死性损害。药源性心肌梗死较罕见，多发生于冠状动脉已有病变患者。请读者查阅"常见可导致药源性心肌梗死的药物"。

（四）药源性心绞痛

药源性心绞痛是因药物本身故有不良反应或用药不当导致心肌耗氧量增加或冠状动脉供血减少，引起发作性胸骨后或心前区压榨性、窒息性疼痛，可放射至左肩、左上臂、颈或下颌部等，停药后可缓解或恢复正常；发病机制很多，如药物反跳现象（长期大量用药，当骤然减量或停药后可引起血流动力学反跳现象），药物治疗的窃流现象（服用药物后出现症状加重或心电图 S-T 段下降更明显），心肌耗氧增加及直接影响冠状动脉（冠状动脉中含丰富的 α 肾上腺素受体，刺激这些受体可引起冠状动脉收缩，诱发冠状动脉痉挛导致心绞痛）。请读者查阅"常见可导致药源性心绞痛的药物"。

（五）药源性高血压

案例 10-1-2
患者，男性，65 岁，因"反复咳嗽咳痰 8 年余，加重 4 天"入院，既往存在慢性阻塞性肺疾病、2 型糖尿病病史，每日规律吸入沙美特罗替卡松，口服降糖药，病情控制尚可。入院查体：双肺呼吸音粗，可闻及明显干湿啰音，BP101/74 mmHg。给予头孢哌酮钠舒巴坦钠、盐酸溴己新、多索茶碱。第 2 日给予甲泼尼龙琥珀酸钠 40 mg iv.gtt qd，布地奈德 1 mg 联合特布他林 0.25 mg inh bid。第 4 日测 BP160/100 mmHg，未特殊处理，嘱高血压、糖尿病饮食。第 5 日

BP165/100 mmHg。第 6 日 BP157/104 mmHg，改用口服甲泼尼龙片 28 mg，qd，每 5 天减半，直至停药，同时给予苯磺酸氨氯地平片 5 mg po qd。第 7 日 BP130/95 mmHg。第 8 日 BP135/80 mmHg。第 11 日患者病情好转出院，BP130/80 mmHg，出院带药沙美特罗替卡松粉吸入剂。

请思考以下问题：

患者血压升高的因素有哪些？

药源性高血压，也称医源性高血压，属于继发性高血压，是由于药物本身药理和（或）毒理作用、药物相互作用、用药方法不当导致血压升高；机制较复杂，包括水钠潴留、增加交感神经兴奋性、收缩血管及联合多种机制等，目前仍待进一步研究；但多数患者病情较轻，停药后血压可恢复到用药前水平，偶可出现高血压脑病、脑血管意外、肾功能不全等严重并发症。请读者查询"常见可导致药源性高血压的药物"。

案例 10-1-2 解析请深度阅读本书所附资料，查找答案。

（六）药源性低血压

药源性低血压属于继发性低血压，用药导致动脉血压降至 90/60 mmHg（1 mmHg=0.133 kPa）或以下；某些高血压患者，用药后出现血压下降过快或下降幅度过大，同时出现低血压临床表现，即使动脉血压未降至 90/60 mmHg 或以下，也视为药源性低血压。药源性低血压在临床很常见，机制包括血管扩张、抑制延髓血管中枢、抑制心肌收缩、直接松弛血管平滑肌等，某些药物的中枢性降压作用也可导致直立性低血压。请读者查阅"常见可致药源性低血压的药物"。

三、药源性心血管疾病的预防与治疗

（一）预防措施

通过询问病史，在药物选择、用药剂量、用药方法、用药途径、用药监护、宣传教育等方面，加强认知，并正确评估药物利弊，可预防药源性心血管疾病，尤其是病情重、体质差、老年患者。

药源性心律失常：进行血药浓度监测，及时发现和处理低血钾、心动过缓、心肌缺血、心功能不全及肝肾功能不全等危险因素；药源性心律失常大多发生于用药初期或增加剂量时，应严密观察；对于 QTc 间期延长患者可用药前进行风险评估，根据风险制订个体化给药方案，血钾控制在 4.5～5.0 mmol/L 可预防恶性心律失常。

药源性心力衰竭：监测心电图 QRS 波幅大小、心脏收缩时间、射血分数等，必要时行超声心动图监测及放射性核素检查；必须应用有心脏毒性的药物时，可同时应用预防心脏损害的药物。

药源性心肌梗死：有过敏史及过敏体质患者，服用易过敏药物前要做过敏试验，用药后要严密观察不良反应；老年冠心病患者，用药宜自小剂量开始，尤其使用血管收缩剂、血管扩张剂、增加心率和心肌耗氧量、促进凝血和易损害血管的药物时更要慎重；可疑冠心病和病态窦房结综合征患者进行诊断检查或试验时，应严格掌握适应证，用药剂量应小并严密观察。

药源性心绞痛：长期服用硝酸酯类、β 受体阻滞剂、硝苯地平等钙拮抗剂的患者不宜突然停药，应逐渐减量到停药，减药过程以 2 周为宜；硝酸酯类用药剂量不宜过大，尤其是硝酸甘油静脉给药应从小剂量开始，首次用药应监测心率和血压；提倡合理联合用药，可减少用量，又可减轻或避免副作用。

药源性高血压：用药的最初几周内应经常监测血压，尤其是老年人、有高血压家族史、临界性高血压或正在服用抗高血压药的患者，要及时反映血压异常升高并及时处理，合并用药时需注意药物相互作用。

案例 10-1-3

背景资料同案例 10-1-2。

请思考以下问题：

针对该患者，药学监护重点有哪些？

案例 10-1-3 解析请深度阅读本书所附资料，查找答案。

药源性低血压：严格掌握药物适应证，从小剂量开始，逐渐增加剂量；严密观察血压变化，发现低血压趋势应及时减量或停药；易发生过敏反应的药物，严格进行药物过敏试验，过敏体质患者应避免使用或接触可能致敏药物；用药应避免滥用、误用、剂量过大、速度过快、浓度过高、持续时间过长，联合用药或配伍用药必须合理。

（二）治疗措施及药物

案例 10-1-4

针对案例 10-1-1 患者，医师当日停用氟康唑，复查心电图正常。第 20 日心超检查未见瓣膜赘生物且心肌收缩力正常，心电图正常，头胸腹盆腔 CT 平扫未见异常，患者临床症状较前明显好转，逐渐停用抗菌药物，第 34 日患者病情稳定，转入普通病房继续治疗。

请思考以下问题：

医师处理是否合理，后续如何治疗？

药源性心血管疾病发生时，尽快停用相关药物，症状严重者须根据病情紧急抢救，并采取相应治疗措施；增加药物排出，选用相应的解毒或拮抗药，积极抢救急症等。

药源性心律失常患者中，缓慢型心律失常伴有症状者，给予阿托品、异丙肾上腺素，必要时应用起搏器；室速无 Q-T 间期延长者，可用不增加 Q-T 间期的药物，如美西律和利多卡因；Q-T 延长型的扭转型室速，可静脉滴注异丙肾上腺素或阿托品，使用其他药物前应尽早增加心率，也可用起搏器；洋地黄中毒者，补钾、补镁，给予地高辛抗体，室性心律失常者给予苯妥英钠或利多卡因；快速型心律失常者，给予电复律或电除颤。

案例 10-1-4 解析请深度阅读本书所附资料，查找答案。

药源性心肌梗死患者可休息、吸氧、心电监测，有条件者应全面监护；解除疼痛可用吗啡；硝酸甘油口服或静脉滴注；发病 6 小时内，需全身或冠状动脉内溶栓治疗，可用 rt-PA、尿激酶、链激酶等；行经皮冠状动脉介入治疗；使用抗血小板药、抗凝药、ACEI、β 受体阻断剂、他汀类药物；根据病情需要处理并发症。

药源性心力衰竭、药源性心绞痛、药源性高血压、药源性低血压发生时，治疗措施及用药请读者查询本书所附资料。

思 考 题

1. 简述药源性心血管疾病的定义。
2. 药源性心血管疾病诱发因素有哪些？

（宫 建）

第二节 消化系统

药物口服后经胃肠道吸收而作用于全身，或者直接作用于胃肠道局部，因而最易发生药物不良反应。药源性消化系统疾病可累及消化系统各部分。因此，加强药源性消化系统疾病的认识及研究十分重要。

<h1 style="text-align:center">一、药源性消化系统疾病概述</h1>

（一）药源性消化系统疾病定义及流行病学特点

当药物不良反应造成机体产生某些病理变化，表现出各种临床症状时，称为药源性疾病，反映在消化系统的称为药源性消化系统疾病。药源性消化系统疾病的发生率占所有药源性疾病的20%～40%。非甾体抗炎药相关性胃肠病发生率占用药者的8%～16%，既往有溃疡病史的人群高达33%。药源性肝病占黄疸住院患者的2%～5%，占重症肝炎入院者的10%左右。

（二）药源性消化系统疾病发生机制

发生机制主要包括药物因素和患者因素两方面。药物因素是指由于药物的毒副作用、变态反应、继发反应、特异质反应、致癌作用及药物相互作用导致的消化系统各部分疾病。患者因素主要是指患者的种族对以遗传药理学为基础的疾病尤为重要，如葡萄糖-6-磷酸脱氢酶缺乏引起的溶血性黄疸与种族密切相关。此外，女性、高龄、原有溃疡病史、吸烟、酗酒是非甾体抗炎药引起胃肠道副作用的高危人群。原有肝脏疾病、患者遗传特异质等是药源性肝病的高危因素。

<h1 style="text-align:center">二、药源性消化系统疾病常见诱发药物</h1>

（一）药源性消化道出血及溃疡

药源性消化道出血是由于药物直接或间接损伤消化道黏膜及血管，引起黏膜糜烂、溃疡或血管破裂，或者药物使机体凝血机制发生障碍，或药物使原有消化道病变加重，引起胃黏膜充血、糜烂、溃疡，甚至出血和穿孔，导致大便隐血阳性或呕血及黑便。常见的可能导致药源性消化道出血的药物见表10-2-1。

表 10-2-1　常见诱发药源性消化道出血的药物

药物类别	常见药物
非甾体抗炎药	双氯芬酸、阿司匹林、萘普生、吲哚美辛、吡罗昔康等
糖皮质激素	泼尼松、氢化可的松、地塞米松、甲泼尼龙等
抗菌药	头孢哌酮、诺氟沙星、甲硝唑、磺胺类、利福平、伊曲康唑等
抗肿瘤药	甲氨蝶呤、巯嘌呤、氟尿嘧啶、长春新碱、环磷酰胺、秋水仙碱等
抗凝血药	华法林、肝素钠、达比加群酯等
抗血小板药	氯吡格雷、阿司匹林等

案例 10-2-1

患者，男性，66岁，因"言语不清、右侧肢体无力13小时"入住我院，诊断"急性脑梗死"。给予阿司匹林肠溶片100 mg/d、阿托伐他汀钙片20 mg/d。第8天进行血栓弹力图检测，阿司匹林血小板抑制率为60%、凝血时间5.7分钟、血块形成时间1.8分钟、最大血块强度57.9 mm，血小板功能、凝血功能均正常。第10天，患者体温38.7℃，甲/乙型流感病毒咽拭子检测阳性，给予磷酸奥司他韦胶囊75 mg，每日2次。患者在服用奥司他韦第2天上午突然出现便血1次，约50 ml；呕吐胃内容物，伴鲜血，约50 ml。急查PLT 209×10^9/L，HB 146 g/L，INR 1.22，凝血酶原百分活度70%，大便隐血试验阳性，考虑"上消化道出血"，停止使用奥司他韦、阿司匹林等药物，积极对症处理，于停药后的第2天未再呕吐血性胃内容物及排黑便。

请思考以下问题：

如何判断患者是否出现药源性消化道出血？

案例 10-2-1 解析

该患者因"急性脑梗死"入院，此过程中阿司匹林与奥司他韦均可能导致消化道出血。但该患者使用阿司匹林剂量小，时间短，使用过程中血小板功能和凝血功能均正常，提示阿司匹林可能性小。患者在服用奥司他韦2天后出现消化道出血、凝血指标异常，停用并给予对症治疗2天后消化道出血症状停止，消化道出血的发生和恢复与奥司他韦的使用和停药具有时间相关性，根据诺氏药品不良反应评估量表，总分值为7分，为很可能有关。因此本例患者消化道出血很可能与奥司他韦相关。

（二）药源性肠梗阻

药源性肠梗阻是由于用药而继发的肠道功能性或器质性损害，致使肠腔内容物的运行受阻。常见的诱发药源性肠梗阻的药物见表 10-2-2。

表 10-2-2　常见诱发药源性肠梗阻的药物

药物类别	常见药物
抗胆碱类药	阿托品、山莨菪碱等
抗精神病药	氯丙嗪、奋乃静、阿米替林、卡马西平、苯巴比妥等
抗肿瘤药	长春新碱、阿糖胞苷、利妥昔单抗等
抗癌痛药	吗啡等
非甾体抗炎药	阿司匹林、对乙酰氨基酚、吲哚美辛、双氯芬酸等
抗凝血药	华法林等

案例 10-2-2

患儿，男性，1岁2个月，肝移植术后20天，主因"肝功能异常10余天"入院。行肝穿刺活检，病理示：移植肝轻度急性排斥反应。用他克莫司、吗替麦考酚酯、人免疫球蛋白（pH 4）抗排斥治疗，患儿肝衰竭，应用巴利昔单抗抗排斥，间断血浆置换治疗。患儿肝功能仍持续上升，遂使用利妥昔单抗治疗。第4天患儿出现肠梗阻，予禁食水，静脉营养，抑酸通便等对症支持治疗，行剖腹探查术，术中发现腹内疝伴肠梗阻，予粘连松解术，病情平稳后准予出院。

请思考以下问题：

如何判断患者是否出现了药源性肠梗阻？

案例 10-2-2 解析

患儿使用利妥昔单抗治疗后4天出现肠梗阻，予保守治疗后不缓解，最终通过手术治疗好转，经手术治疗后未再出现此症状，应用诺氏药品不良反应评估量表法评估为6分，考虑患者出现的肠梗阻很可能是利妥昔单抗导致的不良反应。

（三）药源性肝损伤

药物性肝损伤，是指由各类处方或非处方的化学药物、生物制剂以及传统中药、天然药、保健品、膳食补充剂及其代谢产物乃至辅料等所诱发的肝损伤，亦称药物性肝病。常见的诱发药源性肝损伤的药物见表 10-2-3。

表 10-2-3　常见诱发药源性肝损伤的药物

药物类别	常见药物
抗结核药	异烟肼、利福平、对氨基水杨酸等

续表

药物类别	常见药物
抗菌药物	红霉素类、四环素类、磺胺类、三唑类抗真菌药等
抗高血压药	硝苯地平、卡托普利等
抗心律失常药	普鲁卡因胺、普罗帕酮、美西律等
利尿剂	螺内酯、氢氯噻嗪等
抗惊厥药	苯妥英钠、丙戊酸钠、碳酸锂等
非甾体抗炎药	对乙酰氨基酚等
抗肿瘤药	氟他胺、甲氨蝶呤、舒尼替尼、免疫检查点抑制剂等
免疫抑制药	环孢素等
抗甲状腺功能亢进的药物	甲巯咪唑、丙硫氧嘧啶等
降血脂药物	阿托伐他汀、辛伐他汀、非诺贝特等
降糖药物	格列吡嗪、格列本脲等
激素类药物	司坦唑醇、地塞米松、甲地孕酮等
抗精神病药	氯丙嗪、异丙嗪、奋乃静、多塞平、马普替林等
H_2 受体阻滞剂	西咪替丁、雷尼替丁等
中药	何首乌、雷公藤、黄药子、苍耳子、大黄等

案例 10-2-3

　　患者，男性，60 岁，主因"发现血糖升高 20 余年，乏力 10 余天"入院。入院前 20 余年诊断为糖尿病，予伏格列波糖片、赖脯胰岛素及甘精胰岛素调节血糖。入院检查示谷氨酰转移酶（GGT）105.2 U/L、三酰甘油（TG）3.42 mmol/L，给予非诺贝特胶囊治疗。出院后患者规律用药，未服用中药、保健品等。患者 10 余天前出现乏力，为进一步诊治再次入院，查生化：ALT 97.7 U/L，AST 92.8 U/L，ALP 148 U/L，GGT 1623 U/L，总胆红素（TBIL）40.5 μmol/L，直接胆红素（DBIL）16.66 μmol/L，间接胆红素（IBIL）23.84 μmol/L，葡萄糖（GLU）8.64 mmol/L；尿常规示：尿糖（+++），尿胆红素（+）。患者否认肝炎、结核病史。实验室检查示乙型肝炎抗体、丙型肝炎抗体、自身免疫性肝抗体谱、抗线粒体抗体、抗平滑肌抗体、血清抗核抗体均为阴性。入院后患者肝功能各指标继续升高，结合相关检查，随即停用所有口服药物，积极予以降糖、保肝治疗。治疗期间腹部 B 超回报：脂肪肝（轻度）。治疗后患者肝功能各指标与入院前相比均有下降趋势，病情平稳出院，出院后继续保肝治疗。患者门诊化验提示肝损害较前明显好转，但餐后血糖控制不佳，加用伏格列波糖片，随访半年未再发生肝功能损害。

　　请思考以下问题：

　　如何判断患者是否出现了药源性肝损伤？

　　案例 10-2-3 解析

　　患者本次入院后肝功能各指标均进行性显著升高，根据入院后生化指标计算 $R=1.89$，因此考虑该患者属于胆汁淤积型肝损害。入院后完善相关检查，先后排除了病毒性肝病、自身免疫性肝病、胆汁淤积性疾病等，患者在治疗期间未服用任何中药及保健品，故怀疑此次肝损伤可能是由药物引起。患者入院前 3 年曾服用伏格列波糖片控制血糖，并未见肝功能异常，且此次肝损害好转后再次使用伏格列波糖片未再出现上述情况，因此可排除伏格列波糖片导致肝损伤。采用 RUCAM 因果关系评估量表对非诺贝特与肝损害之间的因果关系进行评估，最终总分 8 分。该患者很可能是由非诺贝特引起的胆汁淤积型肝损伤。

三、药源性消化疾病的预防与治疗

（一）预防措施

医师应开具合理的用药处方，不滥用药物，对正在使用有可能导致药源性消化系统疾病的某种药物的患者，应加强临床观察与实验室指标的监测。对有过某种药物不良反应史的患者应避免使用该药物，防止药物不良反应的再发生。慢性病、免疫功能低下患者及年老体弱、婴幼儿等对药物不良反应较为敏感，使用剂量不宜过大，疗程不宜过长。此外，医疗机构应利用用药咨询等途径向患者宣传合理用药知识，有利于提高患者用药的安全性，减少药源性消化系统疾病的发生。

> **案例 10-2-4**
> 针对案例 10-2-3，患者为老年男性，既往有糖尿病史、饮酒史，入院检查提示可能发生药源性肝损伤。
> **请思考以下问题：**
> 该患者发生药源性肝损伤的危险因素有哪些？
> **案例 10-2-4 解析**
> 该患者为高龄、患糖尿病、有饮酒史，这些均是药源性肝损伤的一般性风险因素，患者首次入院前 GGT 轻微升高，在发生肝损伤后，GGT 最高骤升到 1623 U/L，有研究表明 GGT 与早期糖尿病患者肝损害具有明显相关性，因此对于治疗前 GGT 异常的糖尿病患者，在使用非诺贝特后应给予格外关注。

（二）治疗措施及药物

首要治疗措施是及时停用导致药源性消化系统疾病的可疑药物，如不能停用，优先选择其他类别的药物代替。

药源性消化道出血及溃疡：出血量大时应补充血容量，可输全血、右旋糖酐 40、代血浆等。局部和全身药物止血，如生长抑素首剂 250 μg 静脉注射后，继以 250 μg/h 持续静脉输注。内镜下止血。内科治疗无效或合并胃肠穿孔等并发症，及时手术治疗。

> **案例 10-2-5**
> 针对案例 10-2-1 患者，医师当日停止使用奥司他韦、阿司匹林等药物，给予留置胃管、胃管减压，予去甲肾上腺素注射液 8 mg，每日 3 次，胃管注入止血，冰盐水洗胃，口服凝血酶止血治疗，艾司奥美拉唑钠 40 mg，每 12 小时 1 次持续静脉泵入，奥曲肽 0.6 mg 持续静脉泵入，密切监测各项生命体征。
> **请思考以下问题：**
> 医师的处理方式是否合理？
> **案例 10-2-5 解析**
> 医师的处理方式合理。药源性消化道出血时，应立即停止使用该药，禁食水、抑酸止血、必要时输血和手术，密切监测生命体征。
> 药源性肠梗阻：麻痹性肠梗阻先行保守治疗，治疗原则及方法同非药源性肠梗阻。机械性肠梗阻要根据患者具体情况制订治疗策略，如药物已经造成肠管粘连、"膈膜样"结构形成、长期慢性梗阻或合并穿孔时，应行手术治疗。
> 药源性肝损伤：对成人药物性急性肝衰竭和亚急性肝衰竭早期，建议尽早选用 *N*-乙酰半胱氨酸，具体用法为 50～150 mg/(kg·d)，总疗程不低于 3 天。异甘草酸镁注射液可用于治疗 ALT 明显升高的急性肝细胞型或混合型药源性肝损伤，具体用法为 0.2 g/次，1 次/日。轻-中度肝细

胞损伤型和混合型药源性肝损伤，炎症较重者可试用双环醇和甘草酸制剂，具体用法为双环醇片 25～50 mg/次，3 次/日，复方甘草酸苷片 2～3 片/次，3 次/日；炎症较轻者，可试用水飞蓟素胶囊，具体用法为 2～4 粒/次，3 次/日；胆汁淤积型药源性肝损伤可选用熊去氧胆酸或腺苷蛋氨酸，具体用法为熊去氧胆酸胶囊 1 粒/次，2～4 次/日，腺苷蛋氨酸注射液 500～1000 mg/d。不推荐 2 种以上保肝抗炎药物联合应用。对药物性急性肝衰竭/亚急性肝衰竭和失代偿性肝硬化等重症患者，可考虑肝移植治疗。

思 考 题

1. 药源性消化系统疾病发生机制有哪些？
2. 药源性肝损伤的治疗措施及药物选择有哪些？

（张 弋 魏晓晨）

第三节 血液系统

药源性血液系统疾病的发病率约占全部药源性疾病的 10%，疾病严重程度可以从轻微的血小板减少到再生障碍性贫血或灾难性的弥散性血管内凝血。因此，药源性血液系统疾病的早期诊断及合适的治疗，对挽救患者生命、降低患者的疾病负担具有十分重要的意义。

一、药源性血液系统疾病概述

（一）药源性血液系统疾病的定义

药源性血液系统疾病几乎可以涵盖整个血液系统，最常见的药源性血细胞减少包括血红蛋白减少、中性粒细胞减少和血小板减少。药源性血细胞减少可分为两大类：一类是由于骨髓产生血细胞量减少引起的，另一类是由于细胞破坏增加引起的（如药物相关的免疫介导的血细胞减少）。其他药源性血液系统疾病包括出血（通常由严重的血小板减少或抗凝血药引起）和血栓形成（如肝素诱导的血小板减少或药物诱导的血栓性微血管病）。药源性血液系统疾病主要包括药源性再生障碍性贫血、药源性粒细胞缺乏症、药源性血小板减少症、药源性溶血性贫血及药源性巨幼红细胞贫血。

（二）药源性血液系统疾病的致病因素

药源性血液系统疾病有两种主要的发病机制：①由药物依赖抗体介导的免疫反应类型；②毒性反应类型，即药物或其代谢产物通过抑制骨髓增殖区而减少造血细胞生成。此外，药源性血液系统疾病的发生率会随着患者年龄的增长而增加，这是由于老年患者肝肾功能异常及造血干细胞损伤等因素引起。

二、药源性血液系统疾病常见诱发药物

（一）药源性再生障碍性贫血

药源性再生障碍性贫血是由药物引起的一种骨髓造血功能衰竭症，主要表现为骨髓有核细胞增生低下、全血细胞减少及由其导致的贫血、出血和感染。药源性再生障碍性贫血通常有以下特点：①发病突然；②发病率极低；③临床表现多较重；④病程短；⑤预后较好。常见的可能导致再生障碍性贫血的药物见表 10-3-1。

表 10-3-1 常见诱发药源性再生障碍性贫血的药物

药物类别	常见药物
抗甲状腺药物	甲巯咪唑、卡比马唑、丙硫氧嘧啶
抗血小板药物	噻氯匹定
H_2 受体拮抗剂	西咪替丁
抗癫痫药	卡马西平、丙戊酸、苯妥英
解热镇痛药	保泰松、羟基保泰松、吲哚美辛
利尿剂	噻嗪类、乙酰唑胺
镇静类药物	巴比妥类药物、氯氮䓬
抗生素类	氯霉素、甲氧西林、磺胺类、硫霉素
抗疟药	阿的平、氯喹
金制剂	金硫丁二钠

案例 10-3-1

患者，女性，59 岁，以"发热查因"入院。既往"甲亢"，服用甲巯咪唑片，未规律复查血常规。入院后反复高热，最高体温 41.8℃。急查血细胞：WBC 0.38×10^9/L，中性粒细胞（ANC）0.00×10^9/L，Hb 78 g/L，PLT 25×10^9/L，即血细胞三系减少，粒细胞缺乏。骨髓象提示骨髓增生极度低下，分类计数：有核细胞 20 个，其中中幼红细胞 2 个、单核细胞 2 个、淋巴细胞 10 个；成熟红细胞形态大小不等；浏览全片未见巨核细胞、血细胞少见。转入血液内科，停用甲巯咪唑，间断输代血浆、血小板、粒细胞集落刺激因子升白细胞、IL-11 升血小板、积极抗感染治疗后体温下降，血细胞分析提示恢复正常，好转出院。

请思考以下问题：

如何判断患者是否出现药源性再生障碍性贫血？

案例 10-3-1 解析

目前患者既往服用甲巯咪唑，其间未规律复查血常规。依据诺氏药品不良反应评估量表，总分值 5 分，提示很可能与甲巯咪唑有关。甲巯咪唑为治疗甲亢的常用药，再生障碍性贫血罕见，发生概率<1/10 000，但是一旦出现，可能因为合并感染给患者带来严重伤害甚至危及生命。

（二）药源性粒细胞缺乏症

当中性粒细胞绝对数<2.0×10^9/L 时称为粒细胞减少症；当中性粒细胞绝对数<0.5×10^9/L 时称为粒细胞缺乏症，为重症粒细胞减少症，极易发生严重的难以控制的感染甚至导致死亡。常见的可能导致药源性粒细胞缺乏症的药物见表 10-3-2。

表 10-3-2 常见诱发药源性粒细胞缺乏症的药物

药物类别	常见药物
抗肿瘤药物	环磷酰胺、甲氨蝶呤、氟尿嘧啶、长春瑞滨、紫杉醇、卡铂等
抗甲状腺药	甲硫氧嘧啶、丙硫氧嘧啶、甲巯咪唑等
抗精神病药	氯氮平、氯丙嗪、奋乃静等
非甾体抗炎药	安乃近、阿司匹林、保泰松、吲哚美辛等
抗生素及其他抗菌药物	氯霉素、β-内酰胺类抗生素、万古霉素、阿奇霉素、磷霉素等
H_2 受体阻滞剂	西咪替丁、雷尼替丁、奥美拉唑等

药物类别	常见药物
心血管病药	卡托普利、普萘洛尔、氢氯吡格雷等
抗病毒药物	阿昔洛韦、膦甲酸钠、更昔洛韦、利巴韦林、干扰素等
其他类药物	别嘌醇、左旋咪唑、依地酸钙钠、苯妥英钠、卡马西平等

案例 10-3-2

患者，男性，63 岁，入院诊断为左肺癌Ⅳ期（骨转移、肾上腺转移），行 4 周期化疗（紫杉醇＋卡铂），疗效评价稳定。入院无明显化疗禁忌，行紫杉醇 240 mg d1＋卡铂 500 mg d2 第 5 周期化疗。化疗后第 5 日，血常规示：WBC 2.19×10^9/L、ANC 1.56×10^9/L，给予重组人粒细胞集落刺激因子，150 μg，ih，qd。化疗后第 8 日，血常规示：WBC 0.46×10^9/L，ANC 0.13×10^9/L。重组人粒细胞集落刺激因子用量增加至 300 μg。化疗后第 9 日，患者体温最高达 38.2℃，血培养阴性。予哌拉西林/舒巴坦，5 g，q12h，抗感染治疗。化疗后第 11 日，患者体温 37.2℃。血常规示：WBC 6.43×10^9/L，ANC 5.19×10^9/L。停用重组人粒细胞集落刺激因子，继续抗感染治疗。化疗后第 14 天，患者体温正常，停用哌拉西林/舒巴坦，准予出院。

请思考以下问题：

该患者是否可诊断为药源性粒细胞缺乏症？

案例 10-3-2 解析

患者入院行第 5 周期化疗，紫杉醇与卡铂均有骨髓抑制的不良反应，化疗后第 8 日 ANC 0.13×10^9/L，可诊断为药源性粒细胞缺乏症，因此，该患者为化疗药物紫杉醇和卡铂联合使用导致的粒细胞缺乏。

（三）药源性血小板减少症

药源性血小板减少症是指药物导致血小板计数低于正常范围（<100×10^9/L），而导致出血等症状的疾病。药源性血小板减少症按发病机制一般分为药源性免疫性血小板减少、非免疫性血小板破坏增加导致血小板减少和骨髓抑制性血小板减少。常见的可能导致药源性血小板减少症的药物见表 10-3-3。

表 10-3-3 常见诱发药源性血小板减少症的药物

药物类别	常见药物
肝素类	普通肝素、低分子肝素
心血管系统药物	硝酸甘油、硝苯地平、硝普钠、维拉帕米、普萘洛尔等
血小板抑制剂	阿昔单抗、依替巴肽、替罗非班等
抗风湿药	金制剂、D-青霉胺等
抗菌药物	利福平、磺胺类药物、万古霉素、利奈唑胺等
镇静和抗惊厥药	卡马西平、苯妥英、丙戊酸、地西泮等
组胺 H_2 受体阻断剂	西咪替丁、雷尼替丁等
非甾体抗炎药	双氯芬酸、萘普生、布洛芬、阿司匹林、吲哚美辛、保泰松等
利尿剂	氢氯噻嗪等
抗肿瘤药	氟达拉滨、奥沙利铂、利妥昔单抗、柔红霉素等
免疫抑制剂	环孢素等
抗精神病及抗抑郁药	阿米替林、丙米嗪、吩噻嗪类

续表

药物类别	常见药物
磷酸二酯酶抑制剂	双嘧达莫、咖啡因、氨茶碱等
其他	麻醉药（氟烷等）、利血平、降脂酰胺、二甲麦角新碱等

三、药源性血液系统疾病的预防与治疗

（一）预防措施

药源性再生障碍性贫血：在使用可能引起再生障碍性贫血的药物时，应定期进行血液监测。

药源性粒细胞缺乏症：首先勿滥用药物，确需用者应选用毒副作用少的药品，应熟悉导致粒细胞减少的药物，服用这些药物的患者要定期监测血常规。

药源性血小板减少症：尽量地选择对于血小板影响较小或者没有影响的药物，定期对血小板计数进行检测。

案例 10-3-3

患者，女性，66 岁，主因"蛋白尿 20 年余，规律维持性腹膜透析 7 年，发热、腹痛、腹膜透析液浑浊 15 天"入院。腹膜透析液培养结果显示，表皮葡萄球菌（+）。予以万古霉素 + 头孢他啶治疗后好转。5 天前因不洁饮食后出现腹痛加重，腹膜透析液培养结果显示，较平滑假丝酵母菌（+）。血常规示：WBC $18.40×10^9$/L，ANC% 94.9%，PLT $269×10^9$/L；血生化示：白蛋白（ALB）27.4 g/L，肌酐（CREA）665.30 μmol/L，C 反应蛋白（CRP）254.50 mg/L。腹膜透析液常规示：外观呈黄色，浑浊，黎氏试验呈阳性，有核细胞数 50 960/mm³，多个核细胞 99%。腹膜透析液涂片结果发现真菌孢子。鼻拭子显示，甲氧西林耐药的金黄色葡萄球菌（+）。入院后予以右颈内静脉置管并血液透析，同时进行急诊腹腔透析管拔除术，给予氟康唑 + 万古霉素 + 头孢哌酮舒巴坦抗感染治疗。入院第 10 天，患者仍有腹痛，不除外耐万古霉素的肠球菌感染，因此将万古霉素调整为利奈唑胺 600 mg q12h，静脉滴注。入院第 17 天，血常规示 WBC $14.90×10^9$/L，PLT $77×10^9$/L，ANC% 93.7%。入院第 21 天，PLT 降至 $18×10^9$/L。考虑患者血小板持续减少与利奈唑胺相关的可能性大，予以停用利奈唑胺。同时，予以输注血小板 1 U，血浆 200 ml 补充血小板及凝血因子等对症治疗。入院第 27 日患者血小板升至 $132×10^9$/L。

请思考以下问题：

该患者发生利奈唑胺相关血小板减少的危险因素有哪些？

案例 10-3-3 解析

目前报道的利奈唑胺相关血小板减少的危险因素有用药前血小板计数低、肾功能不全、肝功能异常、用药前白蛋白水平低、老龄、利奈唑胺用药时间大于 14 天。本例患者在应用利奈唑胺第 8 天时开始出现血小板减少，其同时具备了肾功能不全、用药前白蛋白水平低、老龄 3 个危险因素，且同时应用了也可致血小板减少的头孢哌酮舒巴坦和氟康唑，在应用利奈唑胺的过程中，发生血小板减少的风险较大。

（二）治疗措施及药物

1. 药源性再生障碍性贫血　应立即停用致病药物，并且禁用任何可引起骨髓损害的药物。①防治感染与出血。②输血应减少到最低限度。③雄激素：可刺激骨髓造血，常用司坦唑醇（2 mg，每日 3 次）、十一酸睾酮（40 mg，每日 3 次）等，治疗至少 3 个月。④对于急性再生障碍性贫血，宜选用免疫抑制剂：如抗胸腺球蛋白/抗淋巴细胞球蛋白（ATG/ALG）[兔源 ATG/ALG（法国、德国产）剂量为 3～5 mg/(kg·d)，猪源 ALG（中国产）剂量为 20～30 mg/(kg·d)，连续应

用 5 日]、甲泼尼龙［以泼尼松 1 mg/(kg·d) 换算为甲泼尼龙］、环孢素（每日口服 3～5 mg/kg）。⑤骨髓移植：对于急性再障，如有合适供者宜及早行骨髓移植。

2. 药源性粒细胞缺乏症　及早发现并停用可疑药物，积极治疗感染。粒细胞集落刺激因子［1.25～5 μg/(kg·d)］和粒细胞-巨噬细胞集落刺激因子［3～10 μg/(kg·d)］能够缩短粒细胞恢复时间，且安全性良好，目前已被广泛用于药源性粒细胞缺乏症的治疗。

案例 10-3-4

针对案例 10-3-2，患者此次入院化疗后第 8 日，血常规示 WBC $0.46×10^9$/L，ANC $0.13×10^9$/L。化疗后第 9 日，患者夜间出现体温升高，最高达 38.2℃，血培养阴性。

请思考以下问题：

该患者药物治疗的重点有哪些？

案例 10-3-4 解析

合理选择重组人粒细胞集落刺激因子（G-CSF）的剂量及停药时机，监测血常规粒细胞计数；仔细监护患者体温变化及感染情况，合理选择抗菌药物品种及使用疗程。重视对患者发生粒细胞缺乏伴发热的风险评估，考虑预防性给予 G-CSF，减少化疗后粒细胞缺乏的发生率。

---

3. 药源性血小板减少症　症状轻者及时停药，于 1～7 天出血可逐渐停止，不需其他治疗；严重者输注血小板后症状可缓解；药物治疗可给予重组人血小板生成素（rhTPO）300 U/kg，皮下注射，每日一次，或重组人白细胞介素-11 注射液，推荐剂量为 25～50 μg/kg，皮下注射，每日一次。由重金属如金盐及砷化合物引起的血小板减少，可用二巯丙醇、二巯丁二钠以加速重金属离子的排出，以 5%~10% 二巯丙醇 0.1～0.2 g 肌内注射，第 1～2 天，2 次/日，以后 1～2 次/日，7～10 天为一个疗程。轻型药源性免疫性血小板减少症者一般停药 1 周左右可以恢复，有严重出血症状者停药后短期内给予泼尼松可促进血小板数回升，泼尼松 60 mg/d，分次口服，为减少泼尼松对肾上腺分泌轴-生物钟的影响，早晨 1 次服药较分次服药更合理。出血停止后泼尼松减量，疗程 7～10 天，血小板计数正常后停药。由洋地黄毒苷引起者可使用相应抗体。奎尼丁、可卡因等免疫机制导致的血小板减少，大剂量 IgG 静脉注射，50～400 mg/(kg·d)，连用 5～7 天，疗效甚佳。间歇性输注血小板以及免疫球蛋白静脉滴注，可用于重症患者（有致命性出血，血小板计数 $<10×10^9$)。预防肝素引起的血小板减少症，可缩短肝素使用时间，减少肝素用量及以低分子肝素替代普通肝素。需要抗凝治疗时，可应用非肝素类抗凝药如达那肝素、来匹卢定和阿加曲班、磺达肝癸钠。

思　考　题

1. 药源性血液系统疾病分为哪几类？
2. 药源性血小板减少症的治疗措施有哪些？

（张　弋　魏晓晨）

第四节　呼吸系统

药源性呼吸系统疾病一般不常见，但可能会发展到很严重的程度。了解药源性呼吸系统疾病的病因、诱发药物，及时治疗可提高患者的治愈率，保障用药安全及患者健康。

一、药源性呼吸系统疾病概述

（一）药源性呼吸系统疾病的定义

药源性呼吸系统疾病即药物引起的呼吸系统疾病。其临床表现通常不典型，常见的有咳嗽、喘鸣、呼吸困难、肺功能改变等，相关辅助检查也并无特异性。很多药物可以引起呼吸系统疾病，发生机制复杂且各不相同。

（二）药源性呼吸系统疾病的致病因素

引起药源性呼吸系统疾病的主要因素为药物因素和患者因素。

药物因素：药物可通过多种机制，如药理作用、不良反应、过敏反应、药物赋形剂、抗原-抗体反应等引起呼吸系统疾病。临床常见的有药物引起血管扩张、组织水肿、充血和鼻塞。肌肉松弛剂引起过敏反应，一些药物引起肺泡畸变及肺泡的破坏等导致肺纤维化。

患者因素：年龄、性别、机体状态等均可影响药物的吸收代谢，尤其是心脏病、多胎妊娠、产后感染、肺血管通透性增加、肥胖症、静脉曲张、血栓病史、支气管高敏反应状态等特殊状况应着重考虑用药安全，要充分了解患者的身体状态及既往病史。

二、药源性呼吸系统疾病常见诱发药物

（一）药源性支气管痉挛和哮喘

药源性哮喘是指既往无哮喘史的患者应用某些药物后诱发哮喘，或既往有哮喘史的患者用药后出现哮喘发作或加剧。药物所致支气管痉挛多发于既往有哮喘患者，但也可发生于有其他形式气道高反应或药物过敏的患者。药源性哮喘的机制主要包括气道炎症机制、气道重构机制、免疫和变态反应机制及气道神经-受体调节机制。请读者查询"常见的诱发支气管痉挛和哮喘的药物"。

案例 10-4-1

患者，女性，53 岁，主因"上腹饱胀感，反酸、嗳气 10 天，1 天前出现非喷射性呕血（咖啡样），量在 150 ml 左右"，于 6 月 18 日 18:00 就诊并入住本院消化内科。临床诊断：消化性溃疡伴发上消化道出血。20:00 给予注射用艾司奥美拉唑钠 40 mg+0.9% 氯化钠注射液 100 ml，iv.gtt（滴速：40 滴/分），bid，患者无不适。6 月 19 日 9:30 输入注射用艾司奥美拉唑钠约 5 分钟后，患者诉胸闷、喘不上气，继而口唇发绀、呼吸困难。立即停用注射用艾司奥美拉唑钠，予高流量面罩吸氧。请呼吸内科会诊，会诊意见：药物所致支气管痉挛。予停用注射用艾司奥美拉唑钠，给予地塞米松磷酸钠注射液 10 mg，iv，st；氨茶碱注射液 0.5 g+5% 葡萄糖注射液 250 ml，iv.gtt（滴速：40 滴/分），st。30 分钟后患者支气管痉挛症状逐渐缓解，胸闷消失，口唇发绀消失，生命体征稳定。6 月 19 日改为西咪替丁注射液 0.4 g+5% 葡萄糖注射液 500 ml，iv.gtt，qd。6 月 23 日患者消化道出血好转，无呕血、黑便等症状。停用西咪替丁，序贯给予西咪替丁片 0.2 g，po，bid。6 月 26 日，患者病情稳定，准予出院。

请思考以下问题：

如何判断患者是药源性支气管痉挛？

案例 10-4-1 解析

艾司奥美拉唑钠不良反应的关联性分析评价：①该患者使用注射用艾司奥美拉唑钠出现胸闷、气喘、口唇发绀、呼吸困难等支气管痉挛的临床症状，用药时间与不良反应发生有合理的时间相关性；②符合该药已知的不良反应类型；③患者停用注射用艾司奥美拉唑钠，地塞米松磷酸钠注射液、氨茶碱注射液等抗过敏、解痉治疗后，支气管痉挛症状得到有效控制；④没有再次使用注射用艾司奥美拉唑钠，因此无法获知再激发结果；⑤本例患者没有并用其他药品，入院前无支气管哮喘等呼吸系统疾病史，可以排除并用药品、自身疾病因素等引起的支气管痉挛。根据《药品不良反应报告和监测管理办法》有关不良反应关联性的评定标准，评价本病例发生的支气管痉挛的临床症状与注射用艾司奥美拉唑钠使用的关联性为"很可能"。

注射用艾司奥美拉唑钠说明书中写道：支气管痉挛属于呼吸系统罕见的不良反应。

（二）药源性间质性肺炎或肺纤维化

药物引起的呼吸系统改变从轻度可逆性肺间质损伤到严重慢性肺纤维化均有发生。而肺纤维化是药源性肺毒性反应中最常见、最严重的药物毒性反应之一。肺纤维化损伤通常出现在肺间质，也称为间质性肺病（interstitial lung disease，ILD）。药物引起 ILD 的确切机制，主要可能与药物及其代谢产物引起的变态反应和直接细胞毒性有关。请读者查询"常见的诱发间质性肺炎和肺纤维化的药物"。

案例 10-4-2

患者，男性，55 岁，因非小细胞肺癌术后辅助化疗入院。肺部 CT 检查未见间质性改变。检查排除化疗禁忌，患者于 1 月 24 日接受紫杉醇注射液（300 mg 静脉滴注，首日单次给药，21 天为 1 个周期）单药化疗。滴注时间 4 小时。用药后第 6 天（1 月 29 日），患者出现咳嗽、咳痰，痰呈白色黏液状。第 7 天（1 月 30 日），出现发热，体温最高 38.6℃，无畏寒、寒战，左肺呼吸音粗，右下肺呼吸音低，双中下肺可闻及哮鸣音，肺底可闻及湿啰音，考虑肺部感染可能，给予注射用哌拉西林钠舒巴坦钠 3.0 g、iv.gtt、q8h 抗感染治疗。用药后第 8 天（1 月 31 日），患者出现胸闷心慌，喘憋气促，不能平卧，血常规检查示 WBC $2.2×10^9$/L，淋巴细胞计数 $1.2×10^9$/L，心率 110 次/分，床边彩色超声心动图示射血分数（EF）63%，左心室短轴缩短率（FS）34%；血气分析示二氧化碳分压（PCO_2）39 mmHg，氧分压（PO_2）40.8 mmHg，血氧饱和度（SO_2）64%，痰培养与痰涂片未见细菌、真菌，转入 ICU 治疗。应用紫杉醇后第 9 天（2 月 1 日），患者喘憋明显，体温 37.0℃，给予无创呼吸机辅助通气，胸部 CT 检查示两肺多发斑片状毛玻璃密度影，呈明显间质性改变。经院专家会诊后诊断为间质性肺炎。调整治疗方案，将注射用哌拉西林钠舒巴坦钠剂量增至 5.0 g、iv.gtt、q8h 抗感染治疗；注射用甲泼尼龙琥珀酸钠 40 mg q d、iv.gtt，抑制免疫反应。调整治疗方案第 5 天（2 月 5 日），患者胸闷、憋气、咳嗽、咳痰等症状较前好转，体温 36.5℃。血气分析示 PCO_2 37 mmHg，PO_2 80 mmHg，SO_2 96%。

请思考以下问题：

如何判断患者是药源性间质性肺炎？

案例 10-4-2 解析

患者化疗前双肺听诊及胸部 CT 未见明显异常，首次静脉滴注紫杉醇（300 mg）后 6 天，诊断为间质性肺炎。根据药品不良反应关联评价标准评价：①应用紫杉醇与发生肺间质性病变有合理的时间关系；②符合该药已知的不良反应类型；③停用紫杉醇，给予抗菌药物及糖皮质激素治疗 5 天后，患者症状明显缓解，提示对间质性肺炎的治疗有效；④没有再次使用紫杉醇，因此无法获知再激发结果；⑤患者入院检查可排除心源性呼吸困难。本例患者的间质性肺炎与紫杉醇的关联性为"很可能"。

（三）药源性非心源性肺水肿

药源性肺水肿具有非心源性肺水肿的特点，是临床常见的药源性肺疾病之一。其临床特征和影像学表现与其他原因导致的肺水肿一样。一般表现为呼吸窘迫、低氧血症及肺广泛渗出征象。在一些病情严重的患者，可发生多种器官衰竭，其死亡率通常为 80%～90%。药物导致肺水肿的可能机制，大多数是特异质反应，非常见的不良反应，且与药物剂量及疗程无关。请读者查询"常见的诱发肺水肿的药物"。

（四）药源性肺血管栓塞

药物引起的肺血管栓塞，称为药源性肺血管栓塞。一旦药物导致血液高凝状态、血管内膜损伤和血流淤滞其中某一因素形成，就容易诱发血栓形成，即导致药源性肺栓塞。除了血栓性栓塞，药品来源的异物栓塞也可能导致肺血管栓塞。患者的临床表现与普通肺栓塞一样，无明显特异性。请读者查询"常见的诱发肺血管栓塞的药物"。

三、药源性呼吸系统疾病的预防和治疗

（一）预防措施

仔细询问病史，在药物选择、药物剂量、用药方法、用药途径、用药监护等方面加强合理用药，尤其是针对病情重、体质差、老年患者，可预防药源性呼吸系统疾病。

药源性支气管痉挛和哮喘：用药前应详细了解患者过敏史；避免使用致病药物；如确需使用应密切观察患者的用药反应；在同时使用多种药物注射时，应避免不同的药物加入同一袋/瓶溶液溶媒中混合静脉输注，症状控制后及时停药。

药源性间质性肺炎或肺纤维化：药物使用前权衡利弊，对患者进行教育，让患者了解所服的致病药物相关的肺纤维化和间质性肺炎的危险。应鼓励患者在开始使用潜在致病药物前戒烟。关注临床表现是否有活动性呼吸困难、胸闷、干咳、发绀等症状，如果出现这些症状须立即就医，进行肺功能检查、肺部放射线检查等。

药源性非心源性肺水肿：了解患者药物过敏史及心肺疾病史，在用药过程中注意观察患者的临床表现。易感患者慎用并避免超剂量使用易感药物，女性在使用子宫收缩剂时，严格控制水的摄入，高度重视老年人静脉摄入钠盐对其心功能的影响，一般情况下输注不用氯化钠注射液，并注意输注速度。肺水肿一旦发生，要严格限制钠的摄入。

药源性肺血管栓塞：服用可引发肺血管栓塞药物前，权衡利弊，用药期间关注临床表现，如呼吸困难、胸痛、咯血等。进行血液 D-二聚体、胸部放射线检查、超声心动图检查等，必要时进行 CT 肺动脉造影。

（二）治疗措施及药物

药源性支气管痉挛和哮喘发生时，立即避免接触和停用可引起哮喘发作的药物或化学物质。保持呼吸道通畅，及时吸氧、吸痰，给予静脉用糖皮质激素治疗。同时根据病情选用合适的支气管扩张剂和（或）抗组胺药进行平喘、抗过敏、抗炎及其他对症治疗。对于哮喘持续不能缓解甚至出现二氧化碳潴留、意识障碍者，应当给予机械通气治疗。对于一种糖皮质激素引起的哮喘，应使用另一种糖皮质激素进行救治。

药源性间质性肺炎或肺纤维化发生时，应立即停药，同时进行支持治疗，给予糖皮质激素。药物引起肺损伤的患者再次使用同样药物，症状往往会复发，最好使用替代性药物。除糖皮质激素外，对特发性间质性肺炎/肺纤维化有效的一些其他治疗药物有秋水仙碱、硫唑嘌呤、环磷酰胺、吡非尼酮、尼达尼布、干扰素、乙酰半胱氨酸等，但其有效性和安全性尚待更多更进一步的研究证实。

药源性非心源性肺水肿发生时，应及时停用可疑致病药物，按非心源性肺水肿治疗。早期给予大剂量糖皮质激素；内源性中毒可行血液透析；氧疗法或辅助呼吸；抗菌药物防治感染；积极纠正酸碱及电解质失衡。

药源性肺血管栓塞发生时，应及时停用可疑药物，后续治疗和普通肺栓塞一致。主要是药物治疗，另外还有抗凝、溶栓、降低肺动脉压力及病因治疗。

思 考 题

1. 请列举出四种药源性呼吸系统疾病。
2. 请叙述药源性呼吸系统疾病的致病因素。
3. 请叙述药源性非心源性肺水肿的预防措施、治疗措施及药物。

（付秀娟　陈亚丹）

第五节　神经系统

药源性神经系统疾病临床较为常见，在临床药物治疗过程中，若能预防、尽早识别、及时诊治疗将具有十分重要的意义。

一、药源性神经系统疾病概述

（一）药源性神经系统疾病的定义

药源性神经系统疾病是由药物所致的神经系统功能障碍或结构损害。可能是由药物对神经的直接毒性作用所致，也可能继发于非神经系统的不良反应。可在治疗初期或突然停药时出现，也可在用药几个月甚至数年后发生。病变可能累及中枢神经系统，也可能累及周围神经系统。

（二）药源性神经系统疾病的致病因素

引起药源性神经系统疾病的主要因素为药物因素和患者因素。

药物因素：包括药物对神经的直接毒性作用、干扰脑能量代谢、导致线粒体功能障碍；药物代谢产物介导的神经毒性、致星形胶质细胞增生及神经递质代谢紊乱和受体敏感性改变等引起；由影响药物的吸收、竞争血浆蛋白结合点、酶诱导或酶抑制导致的药物相互作用、药物制剂及药物的使用不当等因素所致。

患者因素：包括年龄、遗传特性、血脑屏障和中枢神经系统发生病变和损害等。

二、药源性神经系统疾病常见诱发药物

（一）药源性癫痫

药源性癫痫是指因使用药物直接或间接引起的癫痫发作或癫痫频繁发作。药物诱发的癫痫涉及两个方面：癫痫患者服药后诱发的癫痫发作和非癫痫患者服药后诱发的痫性发作。就发生的时机而言，可分为给药过程中发生的痫性发作和撤药引起的痫性发作。大约 6.1% 的癫痫发作与药物相关，尤其是有癫痫病史、脑部疾病史及肝肾功能不全等全身性疾病的患者。大部分药物诱导的癫痫发作是自限性的，不会引起永久性后遗症。请读者查询"常见的诱发癫痫发作的药物"。

（二）药源性锥体外系疾病

药物引起的锥体外系疾病是指药物直接或间接作用于锥体外系，扰乱脑内的多巴胺-胆碱能平衡引起的疾病。具体表现为迟发性运动障碍、肌张力障碍和帕金森综合征等。请读者查询"常见的诱发锥体外系疾病的药物"。

案例 10-5-1

患者，男性，46 岁，5 天前突然出现精神异常，烦躁不安，感全身不适，臀部发痒，行动缓慢，肢体不自主抖动，休息后症状无明显改善，症状持续存在，门诊收住入院。神经系统查体：精神烦躁，面具脸，四肢肌张力增高，双上肢呈齿轮样增高，慌张步态，运动迟缓，右侧病理征阳性，余神经系统查体未见明显异常。住院后给予抗感染、抗病毒、营养脑细胞等对症治疗后，精神烦躁症状改善，运动症状无好转。反复多次追问病史，患者诉入院前 2 个月曾因头晕自行规律口服"氟桂利嗪 20 mg，2 次/日"，入院前 1 天自行停药。氟桂利嗪少见但严重的不良反应可表现为锥体外系症状（如运动徐缓、强直、静坐不能、口颌运动障碍、震颤等）。结合该患者目前情况，考虑其锥体外系症状与长期高剂量口服"氟桂利嗪"有关，给予加强补液、利尿等促进药物排泄治疗，患者症状逐渐减轻，面部表情增多，行走时双上肢连带动作较前增多。1 个月后随访患者精神状态正常，肢体运动恢复正常。

请思考以下问题：

通过本病例，应得到哪些启示？

案例 10-5-1 解析请深度阅读本书所附资料，查找答案。

（三）药源性头痛

头痛是一种常见的症状，可以是原发性的（如偏头痛、紧张性头痛）或继发于全身感染、头部外伤或者由药物所致。据统计 5%～10% 的头痛是由药物引起的。其作用机制可能是通过血管舒张或收缩而对大脑血管壁上的痛觉感受器过度伸展从而引起头痛或使头痛加剧，也可能是药物对脑脊膜产生的化学刺激所导致的。请读者查询"常见的诱发头痛的药物"。

案例 10-5-2

患者，男性，25 岁，以"右下颌肿痛 2 天"为主诉，患者进食辛辣食物后出现右下颌疼痛，逐渐增重，口服去痛片数日。停止服去痛片后继续疼痛。现伴发热，体温 39℃，于医院就诊，血常规未见明显异常。转外科病房治疗，诊断为右下颌骨脓肿。择期给予右下颌骨脓肿清除术并予静脉补液治疗，由于右下颌骨脓肿导致进食困难，给予静脉注射用葡萄糖、0.9% 氯化钠及静脉补充钾等电解质，保证患者机体的能量补充、渗透压及水和电解质的平衡，同时给予头孢他啶注射液 1.0 g ivd q8h 抗感染。术中取标本进行细菌培养并做药敏试验，培养出大肠埃希菌和铜绿假单胞菌。根据药敏试验结果，继续给予头孢他啶 1.0 g ivd q8h。术后第 3 天，患者输注头孢他啶后出现左侧额颞部剧烈头痛，呈持续性，不能忍受，调整输注速度无缓解，停止头孢他啶治疗，未给予其他治疗，患者头痛自行缓解，未再发生。术后第 5 天，患者未诉特殊不适，伤口愈合良好，病情平稳，出院。

请思考以下问题：

如何判断患者发生剧烈头痛与头孢他啶有关？其处理措施如何？

案例 10-5-2 解析请深度阅读本书所附资料，查找答案。

（四）药源性睡眠障碍

药源性睡眠障碍包括失眠和嗜睡。药物作用于中枢神经系统引起睡眠时相改变或促进觉醒的药物会诱发睡眠障碍，这种效应多出现在用药起始和撤药阶段。老年人及女性睡眠障碍特别是失眠的发生率较高。患者通常表现为入睡困难、容易觉醒，以及睡眠后仍感觉乏力，并伴随日间嗜睡及注意力集中困难。药物诱导的睡眠障碍发生时间差别较大。请读者查询"常见的可致睡眠障碍的药物"。

案例 10-5-3

患者，男性，81 岁，主因"腹痛腹胀、黑便"于 2020 年 6 月 19 日入院。患者既往有高血压病史 20 余年，血压最高达 170/100 mmHg，服用苯磺酸左氨氯地平 5 mg，po，qd，富马酸比索洛尔片 2.5 mg，po，qd，血压控制在 130～140/80～90 mmHg。既往冠心病史，2 年前行冠状动脉支架植入术，目前服用阿司匹林肠溶片 100 mg，po，qd，辛伐他汀片 20 mg，po，qd。入院体检：T 37.5℃，P 85 次/分，R 20 次/分，BP 130/90 mmHg；口唇无发绀，颈静脉无怒张，双肺呼吸音清，未闻及明显干湿啰音，心界不大，HR 76 次/分，律齐，各瓣膜听诊区未闻及杂音；腹软，无压痛、反跳痛，肝、脾肋下未触及，双下肢无水肿。辅助检查：肌钙蛋白 1.56 ng/ml，D-二聚体 624 ng/ml，B 型钠尿肽 990.0 pg/ml，总胆固醇（TC）2.13 mmol/L，三酰甘油（TG）0.65 mmol/L，低密度脂蛋白胆固醇（LDL-C）1.22 mmol/L，高密度脂蛋白胆固醇（HDL-C）0.53 mmol/L，血红蛋白（Hb）103 g/L；心电：急性下壁、正后壁心肌梗死；心脏超声：左房轻度增大、室壁节段性运动异常、左室舒张功能正常低值、左室舒张功能减低、二尖瓣中度反流、三尖瓣轻度反流、肺动脉压力增高。余未见明显异常。诊断：冠状动脉粥样硬化性心脏病、急性 ST 段抬高型心肌梗死、Killip 分级 I 级、冠脉支架植入术后、高血压 2 级（很高危险组）。6 月 20 日晨起，给予硫酸氢氯吡格雷片 75 mg，po，qd，丹参多酚酸盐 200 mg + 0.9% 氯化钠注射液 250 ml iv.gtt，低分子肝素钙 5000 IU，ih，bid；睡前，给予阿托伐他汀钙片 20 mg，po，qd。当晚患者出现严重睡眠障碍，表现为入睡困难，持续至深夜仍无法安睡，伴有面部潮红症状。体检：T 36.5℃，P 76 次/分，R12 次/分，BP 111/63 mmHg，HR 76 次/分。6 月 21 日停用阿托伐他汀钙片，当晚睡眠状况缓解，未出现面部潮红现象。6 月 22 日将阿托伐他汀钙片剂量调整为 10 mg，po，qn，再次出现睡眠障碍及面部潮红症状。6 月 23 日停用阿托伐他汀钙片，改为辛伐他汀片 20 mg，po，qd，当晚睡眠质量好转，无面部潮红现象。考虑阿托伐他汀钙致睡眠障碍及面部潮红可能性大，追问用药史，患者自述 2018 年冠状动脉支架植入术后口服阿托伐他汀钙，曾出现彻夜难寐现象，随后门诊复查将阿托伐他汀钙调整为辛伐他汀，服用至入院前睡眠质量尚可。患者住院至 6 月 30 日未再出现上述症状，病情稳定出院。

请思考以下问题：

如何分析并判断患者的睡眠障碍与阿托伐他汀有关？

案例 10-5-3 解析请深度阅读本书所附资料，查找答案。

三、药源性神经系统疾病的预防和治疗

（一）预防措施

为预防药源性神经系统疾病的发生，尽量避免选药不当、给药途径不当、用药时机不当、使用剂量不当、联合用药不当和误用等用药问题。在临床诊疗过程中，应关注患者的遗传因素、年龄因素和病理因素等。预防措施主要是在用药时充分考虑患者生理特点。从围绕现病史、既往史、个人史、家族史、临床查体、各种辅助检查等方面，发现有可能诱发药物不良反应的病理因素。

掌握可能导致神经系统不良反应的药物本身的因素也至关重要。包括：①由药物的作用决定并与药物间相互作用有关。②与药品的质量、工艺有关。即同一种药品的疗效和不良反应发生率可因生产厂家和产品批号的不同而异。因此，临床上主张患者长期服用某一种药物时，如抗癫痫药、洋地黄类，宜选用同一厂家的产品。③与此同时，在临床实践中还需要关注新药上市后的不良反应，从而对药源性神经系统疾病的发生全面把握，及时应对。

（二）治疗措施及药物

对于药源性神经系统疾病应请专科处理，必要时，可做相应对症处理。

药源性癫痫的治疗：首先要停药，给予抗癫痫药，静脉注射见效快但勿过量，要注意避免痫性发作可能带来的组织损伤。

药源性锥体外系疾病的治疗：应减少和停用有关药物，给予适当处理；症状不消失者，可应用多巴胺受体拮抗剂、去甲肾上腺素能拮抗剂、抗胆碱能药物、GABA 受体激动剂、抗氧化剂、钙通道阻滞剂、5-羟色胺能药物等对抗，使用时从小剂量开始，缓慢增加剂量，忌快加骤停。

药源性头痛的临床处理方法：①告诉患者使用止痛药物时尽量不要超过推荐剂量，使用一种药物效果不好时应改用另一种药物；②避免长期使用一种止痛药物，防止产生依赖性；③避免止痛药物的联合使用；④如产生药物依赖性的头痛可以试用逐渐撤药的方法；⑤对于血管活性药物引起的头痛一般坚持治疗，其头痛可以逐渐缓解；⑥对于药源性无菌性脑膜炎和药源性颅内压增高性头痛立即停用引起的药物症状即可消失。

药源性睡眠障碍的治疗：停用可能引起睡眠障碍的药物，如果不能停用相关药物，可将服药

时间提前或减少剂量以缓解症状。当不能缓解药源性睡眠障碍时，需要给予药物治疗。如果需要长期治疗失眠，可考虑给予抗抑郁药物。治疗过程中应常规监护，评估药物治疗的效果及症状缓解程度。

思　考　题

1. 请列举出四种药源性神经系统疾病。
2. 请叙述药源性神经系统疾病致病因素。
3. 请叙述药源性神经系统疾病的预防措施。

（付秀娟　王莉梅）

第六节　内分泌系统

一、药源性内分泌疾病概述

（一）药源性内分泌疾病的定义

药源性内分泌疾病（drug-induced endocrine disease）是指在治疗内分泌疾病或其他疾病时，因用药引起的内分泌功能障碍，主要包括多种原因引起的内分泌腺体或组织细胞增生或瘤（癌）变等导致的激素合成、分泌过多，使其功能亢进；或内分泌腺体和组织破坏，导致激素分泌障碍、不足或缺乏，产生内分泌功能的减退，以及由此导致的各种并发症等。

（二）药源性内分泌疾病的致病因素

1. 药源性甲状腺疾病　致病药物主要包括甲状腺疾病药物，如硫脲类、咪唑类；心脏病药物，如胺碘酮；抗菌药，如磺胺类、对氨基水杨酸；精神科药物，如锂盐。甲状腺疾病还与放疗、感染、缺碘等因素有关。

2. 药源性肾上腺疾病　致病药物主要包括糖皮质激素如地塞米松、泼尼松；肝药酶诱导剂如苯妥英钠、巴比妥类；类固醇合成抑制剂酮康唑等。

3. 药源性糖尿病、药源性低血糖症　致病药物主要包括长期服用糖皮质激素、利尿药、降压药、苯妥英钠、兴奋药有关。药源性低血糖症常与胰岛素、磺酰胺类降糖药、双胍类、水杨酸类、β受体阻滞药等有关。

4. 药源性抗利尿激素分泌紊乱综合征　致病药物主要包括与氟西汀等抗抑郁药、吩噻嗪类等抗精神失常药、长春新碱等抗肿瘤药物、卡托普利等血管紧张素转换酶抑制剂有关。

5. 药源性高尿酸中毒、痛风　致病药物主要包括某些药物如利尿剂、免疫抑制药、阿司匹林、烟酸等药物因素。

二、药源性内分泌疾病常见诱发药物

（一）药源性甲状腺疾病

药物通过干扰甲状腺激素合成，或引发甲状腺自身免疫性疾病导致药源性甲状腺疾病。药源性甲状腺疾病主要包括药源性甲状腺功能亢进、药源性甲状腺功能减退。请读者查询"常见的可能导致不同类型药源性甲状腺疾病的药物"。

（二）药源性肾上腺功能障碍

许多药物在用于治疗肾上腺或非肾上腺疾病时，通过作用于下丘脑-垂体-肾上腺轴，来影响皮质醇的合成、分泌及代谢，引起药源性肾上腺疾病。请读者查询"常见的可能导致药源性肾上腺功能障碍的药物"。

（三）药源性糖尿病

药源性糖尿病是指药物在治疗非血糖相关性疾病时，引起胰岛 β 细胞分泌胰岛素异常，导致胰岛素分泌绝对/相对不足或靶细胞对胰岛素的敏感性降低，造成糖、蛋白质和脂肪代谢紊乱，进而出现血糖升高及尿糖阳性，达到糖尿病诊断标准的一种继发性糖尿病。请读者查询"常见的可能导致药源性糖尿病的药物"。

（四）药源性抗利尿激素分泌紊乱综合征

抗利尿激素（ADH）是由脑神经垂体受血液渗透压力变化刺激而释放的激素。当血浆等渗摩尔浓度增加时，脑垂体释放 ADH 的量增加。ADH 主要对肾小管中集合管的 ADH-2（V2）受体起作用，引起肾小管对水重吸收增加，从而形成更浓的尿液。

三、药源性内分泌疾病的预防和治疗

（一）预防措施

1. 药源性甲状腺疾病 甲状腺疾病是内分泌系统中最常见的疾病之一，通过询问病史，从药物选择、药物剂量、用药方法、用药途径、用药监护、宣传教育等方面，加强合理用药。同时建议定期筛查甲状腺功能，观察出汗和皮肤状况，有无腹泻或脱水，特别观察突眼症状改变情况及甲状腺肿大情况。

2. 药源性肾上腺功能减退 应用糖皮质激素治疗有关疾病时，应尽量使用最低有效剂量的糖皮质激素，规范疗程和用药次数，联合用药时应考虑到药物之间的相互作用，尽可能采用药物全身性吸收较少的给药途径，如鼻用、吸入等。停药时逐渐减少糖皮质激素的每日维持量，再慢慢停药。

3. 药源性皮质醇增多症 对一些潜在的药源性皮质醇增多症患者，应尽可能做到使用最低有效剂量和最短有效疗程。联合用药时应考虑到药物之间相互作用所造成的糖皮质激素代谢受到抑制的可能。吸入和鼻内糖皮质激素给药可以最大限度地减少全身性吸收，并有助于防止药源性皮质醇增多症的产生。

4. 药源性糖尿病 早期诊断和及时治疗是预后关键，判定预后时应结合是否有可疑用药史、用药与出现血糖升高的时序性、停药后血糖异常是否改善及患者的原发疾病等综合判断。

5. 药源性抗利尿激素分泌紊乱综合征 临床表现没有特异性，与血钠降低的速度和幅度有关，要及时发现异常并及时处理。轻-中度低钠血症，多数患者无症状或仅表现为头痛、恶心、呕吐、反应迟钝、注意力难以集中、记忆力下降。重度低钠血症较为少见，表现为定向障碍、构音障碍、抽搐、昏迷，属于急重症，死亡率高，需要紧急治疗。

（二）治疗措施及药物

1. 药源性甲状腺疾病 药源性甲状腺毒症发生时应停用可疑致病药物，不能停药的患者，可以给予抗甲状腺药物，对于自身免疫原因引起的药源性甲状腺疾病可使用糖皮质激素。药源性甲状腺功能减退发生时，可停用导致甲状腺功能减退的药物。

2. 肾上腺危象 补充糖、盐皮质激素：静脉注射氢化可的松等，同时注意预防和纠正低血糖。纠正脱水和电解质紊乱。

3. 肾上腺功能减退替代治疗 通常口服氢化可的松或可的松。氢化可的松每日剂量20～30 mg，清晨 2/3，午餐后 1/3，剂量因人而异，使用能缓解糖皮质激素缺乏症状的最小剂量。可的松必须经过肝脏转化成皮质醇才具有生物活性，只适用于肝功能正常者，通常剂量为每日25～37.5 mg，早上 2/3，下午 1/3。服用糖皮质激素替代治疗期间，每天保持 10 g 以上的钠盐摄入。药源性肾上腺功能减退者不需要盐皮质激素替代。

4. 药源性皮质醇增多症 药物被认定为导致药源性皮质醇增多症的原因，首先应该停止该药物，更换为另一种适当的替代药物，避免突然停药。如已成功减量至生理替代剂量，接下来可切换为隔日晨起服用或继续递减药物并采取维持剂量满1年，直到患者肾上腺功能恢复。

案例 10-6-1

患者，男性，33岁，因"皮肤紫纹2年，腰痛、血压升高6个月"入院。患者2年前无明显诱因出现腰部宽大紫纹，未予诊治；6个月前腰痛不能久站，于当地医院就诊时发现血压升高，平均在170/120 mmHg，诊断为原发性高血压（未分级），给予利血平片0.25 mg每日1次口服，血压控制情况差，偶测血压可达170/130 mmHg，血压升高时无头晕头痛，无胸闷大汗，偶有面色潮红；1个月前就诊于当地上级医院，诊断为"原发性高血压，库欣综合征，骨质疏松、多发压缩性骨折"，未予系统诊治；平素应用仙灵骨葆胶囊，每次3粒，每日2次口服缓解腰部疼痛，但腰痛持续加重，翻身时疼痛加重，不能久坐及久站，不能独立行走；近6个月自觉腰围较前增加，紫纹蔓延至右下腹部，体重增长10 kg，现为求进一步诊治收治入院，病来多血质面容，皮肤菲薄，血管透见，下腹部、腰部、腋窝和大腿根部可见宽大紫色条纹。入院诊断：高血压、低钾血症、紫纹原因待查（库欣综合征？）、糖耐量异常、血脂异常征、脂肪肝、肝功能异常、胸腰椎压缩性骨折、白内障。

患者入院第9天自述有应用激素类药物史。患者3~4年前因食用鱼肉引起皮肤过敏，于当地某诊所给予醋酸曲胺奈德注射液80 mg肌内注射，以后维持80 mg每月2次规律注射醋酸曲胺奈德至2个月前，近1.5个月内连续肌内注射醋酸曲胺奈德注射液240 mg，患者之前未发现使用糖皮质激素，医生及药师再三询问患者均未提及。半个月前测K^+2.75 mmol/L↓、Na^+134.6 mmol/L↓、COR 1.01 μg/dl↓、促肾上腺皮质激素（ACTH）<5.00 pg/ml↓。入院后测ACTH皮质醇节律，均低于正常值下限，后行ACTH兴奋试验，显示经给予外源性ACTH，血清COR水平可维持在正常水平左右。诊断为类库欣综合征（药源性），给予促皮质素进行治疗，直至患者ACTH皮质醇恢复正常。医师加用促皮质素25 IU于5% 500 ml葡萄糖注射液中，每日一次静脉滴注，速度为62.5 ml/h，并嘱咐患者避免继续应用糖皮质激素。

请思考以下问题：

医师的处理方式是否合理，之后应如何治疗？

案例 10-6-1 解析

医师的处理方式合理。药源性皮质醇增多症发生时，应停止使用长效糖皮质激素，给予短效糖皮质激素替代或促肾上腺皮质激素，使患者的肾上腺功能逐渐恢复。

---

5. 药源性糖尿病 临床用药时，尤其对于糖耐量异常的患者，应尽量避免使用能影响糖代谢的药物。如必须应用时，要注意：①观察患者有无糖尿病的症状并监测血糖、尿糖，以期能早期诊断并及时治疗；②出现糖尿病或已控制的糖尿病恶化时，原则上停用可疑药物；③权衡利弊，确需继续用药，如系统性红斑狼疮（SLE）、类风湿关节炎活动期，必须应用类固醇药物，应慎重考虑其剂量，并在饮食治疗基础上，选用口服降糖药物或胰岛素进行治疗。治疗首选非药物治疗干预，如停用可疑药物或减量，合理运用饮食、运动等手段；药物干预方面可选择二甲双胍、噻唑烷二酮类药物等胰岛素增敏剂，餐后血糖高可服用阿卡波糖片降餐后血糖，严重高血糖可使用胰岛素。

案例 10-6-2

患者，男性，41岁，身高180 cm，体重59 kg，BMI 18.2 kg/m²，以"反复发作多关节红肿热痛10年，右手红肿热痛4天"为由入院。患者10年前无明显诱因出现手关节红肿热痛，当时于外院就诊确诊为"痛风"，应用药物不详，其后痛风反复发作，累及多个关节，周身多处皮下可见乳白色沉积物，患者10年间不规律应用多种药物，患者未监测尿酸及规律用药，饮食控制不佳，3 年来患者每次关节红肿时均应用地塞米松治疗，平均每年应用时间超过半年，近 1 年来患者隔日应用地塞米松 5 mg 静脉滴注，半年来发现血糖升高，在 10～14 mmol/L，未系统检查治疗，未给予饮食控制，4 天前再次出现右手红肿热痛。病来无头晕，无发热咳嗽，无意识障碍，食欲差，睡眠质量差，体重增加。入院诊断为痛风（慢性关节炎急性发作期），糖尿病。

入院后测 HbA1c 11%，空腹血糖 10.71 mmol/L，2 h 血糖 20.29 mmol/L，给予二甲双胍＋阿卡波糖＋地特胰岛素联合控制血糖；入院第 5 天，空腹及餐后血糖平稳下降。

患者入院后不再使用地塞米松，改用非甾体抗炎药依托考昔治疗痛风；针对糖尿病，停用激素后血糖仍升高，给予二甲双胍＋阿卡波糖＋地特胰岛素联合控制血糖；入院第 5 天，血糖平稳下降。

请思考以下问题：

医生的降血糖方案是否合理？出院之后该如何控制血糖？

案例 10-6-2 解析

医生的降血糖方案合理。患者不再使用地塞米松后血糖仍较高，午餐和晚餐后血糖更高，故需使用降糖药物治疗，采用口服降糖药和胰岛素联合方案，其中阿卡波糖针对午餐、晚餐后的高血糖水平，二甲双胍及地特胰岛素控制全天基础水平。患者出院后，保持糖尿病饮食，进行生活方式干预，空腹血糖应控制在 6～8 mmol/L，餐后 8～10 mmol/L，注意防治低血糖（≤3.9 mmol/L）。定期复查糖化血红蛋白（3～6 个月），每半年至一年门诊随诊，复查糖尿病并发症与伴发症。

6. 药源性抗利尿激素分泌紊乱综合征　治疗使用可能引起药源性抗利尿激素分泌紊乱综合征的药物时，尤其是抗精神病药物和卡马西平时，应在治疗之前和治疗 1～4 周后，进行血浆钠浓度的测定。应特别注意的是，低钠血症超过 2 天的患者，如果超速补钠可能引起脱神经鞘综合征，出现延髓麻痹、四肢瘫痪、昏迷甚至死亡。

思　考　题

1. 当患者疑似药源性糖尿病时，如何进行判断鉴别？
2. 引起药源性甲状腺疾病的药物有哪些？

（赵春阳　王可可）

第七节　泌尿生殖系统不良反应

一、药源性泌尿生殖系统疾病概述

（一）药源性泌尿生殖系统疾病的定义

人们在预防、诊断、治疗疾病或调节生理功能过程中必然要使用药品，而使用药品后出现泌尿系统生殖系统的症状，导致了泌尿系统、生殖系统器官和功能发生障碍称为药源性泌尿生殖系统疾病。

药物因其本身的性质不同、作用机制不同，通过不同的途径对肾脏造成损伤，主要体现在以下几个方面：①肾前损伤，如电解质流失、分解代谢加剧、血流阻断或肾脏血液动力改变；②尿路本身出现梗阻性疾病，如肾小管梗阻、输尿管纤维化或结石；③过敏反应所导致的泌尿系统器官的损害，如脉管炎、间质性肾炎或肾小球肾炎；④有毒物质导致的肾损害，如急性肾小管或间质损害或肾乳突坏死；⑤药物给膀胱或膀胱上皮带来的不良影响，如尿潴留、血红素膀胱炎或泌尿道癌。

肾小球滤过率（GFR）是评价个体肾脏功能的重要指标，准确评估 GFR 对于正确判断肾脏损伤程度和药源性肾脏疾病进展，调整药物剂量及选择治疗方案等均有重要意义。目前有基于胱抑素 C 的估算公式，以及后期综合了肌酐 - 胱抑素 C 估算方程。请读者查询估算方程。

（二）药源性泌尿生殖系统疾病的致病因素

1. 药源性泌尿系统疾病

（1）药物因素：影响泌尿系统不良反应的药物可从肾前性、肾性及肾后性因素进行分析。肾前性因素包括血管内容量减少、心排血量减少、肾血管严重收缩及肾动脉机械闭锁等。肾性因素包括肾血管疾病、肾小球疾病、肾间质疾病等。肾后性因素包括膀胱和尿道损伤。常见药物一般具有以下特点：第一大类包括利尿剂、非甾体抗炎药和降压药等，导致肾小球充盈不足，造成肾损伤。第二大类为致敏性较高的药物，包括抗菌药物。第三大类为易形成结晶的药物，如含有硫原子的药物。最后一个大类涉及的药物比较广泛，即代谢产物对泌尿系统造成直接或者间接损伤，包括了部分抗肿瘤药物和抗病毒药物等。

（2）患者因素：患者的年龄、性别均是患者的危险因素。高龄者肾单位减少及肾血流量降低，GFR 随年龄而下降，更容易受到药物的影响而诱发药源性泌尿系统疾病；男性患者更容易出现肾功能相关的不良反应。原有肾功能不全的患者，或者可能诱发肾功能不全的疾病，对药源性泌尿系统疾病更为敏感，包括糖尿病、心力衰竭、肝硬化、多发性骨髓瘤、贫血等。

2. 药源性生殖系统疾病　致病因素多而复杂，女性的药源性生殖系统疾病包括排卵功能异常、输卵管损伤、子宫内膜病、宫颈相关疾病等。可能的病因包括细菌感染、宫颈损伤及内分泌失调等，导致各种严重并发症和后遗症。男性生殖系统疾病的常见症状除了与泌尿外科疾病有关的有排尿异常、脓尿外，还包括性功能障碍及男性不育症等。药源性的性功能障碍会影响性生活质量和受孕能力，也影响药物治疗的依从性。

二、药源性泌尿生殖系统疾病常见的诱发药物

（一）药源性肾损伤

药源性肾损伤是患者急性肾损伤及慢性肾脏病急性加重的重要原因，是间质性肾炎的主要原因。请读者查询"常见的可能导致不同类型肾损伤的药物"。

案例 10-7-1

患者，男性，64 岁，55 kg。以"腰、背、腿疼痛 10 余年，发现血肌酐升高 1 周"为主诉入院。患者 10 余年前无明显诱因出现腰、背、腿疼痛，自行间断口服布洛芬缓释片 2 片/日、地西泮片 1 片/日、大量饮酒缓解症状。1 周前于疼痛科体检时发现血肌酐升高，实验室检查：血肌酐（Scr）515 μmol/L，肌酐清除率为 58 ml/min，诊断为肾功能不全，目前尿量约 1000 ml/d，无肉眼血尿，无尿频、尿急或尿痛，无夜尿增多，眼睑及双下肢一过性水肿。今日出现血压升高，最高可达 160/70 mmHg，未规律治疗。既往史：多发性脂肪瘤 20 余年；酒精性脂肪肝病史 11 年；缺血性脑血管病病史 2 年。辅助检查：双肾彩超示：右肾大小约 11.7 cm×5.0 cm×4.8 cm。左肾大小约 13.0 cm×5.7 cm×5.4 cm。双肾形态、大小正常，皮髓质界线清晰，双肾窦无分离，双肾血流显示良好。双侧输尿管未显示。

患者入院后通过鉴别诊断，考虑为药源性肾损伤，停用布洛芬缓释片、地西泮片，后给予碳酸氢钠片降低尿液 pH，硝苯地平控释片对急性的血压上升进行控制，开具复方 α-酮酸片配合低蛋白饮食，预防和治疗因慢性肾功能不全而造成蛋白质代谢失调引起的损害。同时给予肾衰宁对肾功能进行调节。患者 3 日后肾功指标开始回落，7 日后肌酐清除率趋于正常，血压恢复正常。

请思考以下问题：

如何判断患者是否出现了药源性肾损伤？

案例 10-7-1 解析

药源性肾损伤为排除性诊断，因此首先应该排除原患的可能的肾脏疾病。能够引起肌酐快速升高的肾脏疾病包括微小病变型肾病、局灶节段性肾小球硬化、高血压肾病、急性肾小球肾炎、IgA 肾病、膜性肾病等。初步对以上肾脏疾病进行鉴别性诊断。微小病变型肾病是一组临床上以单纯性肾病综合征为表现的疾病。光镜下肾小球基本正常，可有轻度系膜增生，近端肾小管上皮细胞可见脂肪变性，故又称"类脂性肾病"。多发于 8 岁以下儿童，男孩多于女孩，为儿童最常见的肾病综合征类型，占 80% 左右。在发病基本特征和彩超形态上不符。局灶节段性肾小球硬化：病变特征是部分（局灶）肾小球和（或）肾小球部分毛细血管祥（节段）发生硬化性改变，病变首先累及肾皮质深层的髓旁肾小球，早期就可以出现明显的肾小管-间质病变，蛋白尿、肾病综合征是其突出的临床表现。在临床症状和彩超表象上不符。高血压肾病一般发生在长期高血压后期，患者并无原发性高血压病史，高血压与肾病几乎同时发生，不符合基本条件。同时相关检查没有 IgA 和膜性肾病的证据支持，因此可以考虑药源性肾损伤的可能。

患者应用的布洛芬缓释片、地西泮片分别为非甾体抗炎药和苯二氮杂草类药物，均有证据表明可能造成肾损伤。布洛芬可能导致血流动力学改变，导致肾脏的液体量灌注不足，导致肾损伤，也有文献对非甾体抗炎药导致的肾小球肾炎进行报道，导致肾脏无菌性炎症。因此，往往肾脏疾病患者应谨慎应用非甾体抗炎药。苯二氮杂草类药物有导致肾脏疾病的风险。患者入院前曾持续服用这两种药物，这与急性肾病的发病时间具有相关性，后暂停两种药物的服用，症状逐渐消失，均符合药源性肾损伤的诊断标准。

（二）药源性肾结石

肾结石是晶状体物质（如钙、草酸、尿酸、胱氨酸等）在肾脏异常聚积所导致的，男性发病多于女性，左右侧的发病率无明显差异，90% 含有钙，其中草酸钙结石最常见。药物引起的肾结石占所有肾结石的 1%，药物本身和其代谢物都可形成结石。请读者查询"常见诱发药源性肾结石的药物"。

（三）药源性血尿

药物对机体或肾脏局部产生直接或间接损害，使尿液中有大量红细胞（血量达 1 ml/L 以上，肉眼可见尿呈红色称肉眼血尿），或尿离心沉渣每个高倍镜视野红细胞≥3 个（镜下血尿），均称为药源性血尿。请读者查询"常见诱发药源性血尿的药物"。

（四）药源性尿潴留

由于药物的作用引起膀胱内的尿液不能排出，导致膀胱充盈，下腹部胀痛，患者虽然充满尿意，就是无尿排出。请读者查询"常见的可能导致不同类型尿潴留的药物"。

案例 10-7-2

患者，男性，80 岁，以"反复咳嗽，咳痰伴喘息 10 余年，加重 1 天"为主诉住院。患者10 余年前开始出现反复咳嗽、咳痰伴喘息，多于秋冬季节、换季、着凉时出现，每次发作持续3 个月以上，未系统诊治。近 5 年出现反复胸闷气短，伴心悸，多于活动后出现，劳动耐力较前明显下降，腹胀、纳差，食欲下降，间断双下肢水肿。平素自行口服氨茶碱可缓解症状。约1 个月前曾因胸闷气短、心悸加重于当地医院住院治疗，出院后口服甲泼尼龙琥珀酸钠，2 周后停药。1 天前着凉后突发喘息、咳嗽，不能耐受，入院治疗。

入院后给予持续低流量吸氧，抗感染（哌拉西林他唑巴坦）、平喘（多索茶碱）、雾化吸入支气管扩张剂（特布他林）等对症治疗，患者气喘症状逐渐缓解。考虑患者慢性阻塞性肺疾病病史多年，近期急性发作频繁，入院第3日增加双联支气管扩张剂进行治疗（噻托溴铵喷雾剂联合沙美特罗替卡松粉吸入剂），以达到协同作用，降低耐药性，改善患者肺通气功能，第5日患者自述排尿困难，不能有效地自行排尿，腹胀。进行检查，膀胱区膨隆，叩诊为浊音。指导患者放松思想，给予患者下腹部热敷，排尿仍不通畅，最后给予留置导尿后症状缓解。同时对膀胱、肾区的行彩超，结果提示：前列腺增大伴结石，停用噻托溴铵，加用呋塞米利尿，抗前列腺增生药物坦索罗辛治疗，第7日拔除导尿管，患者能自行排尿。

请思考以下问题：

如何判断患者是否出现药源性尿潴留？

案例10-7-2解析

药源性尿潴留为排除性诊断，首先必须排除原患疾病。常见原因是各种器质性病变造成尿道或膀胱出口的机械性梗阻，如尿道病变有炎症、异物、结石、肿瘤、损伤、狭窄及先天性尿道畸形等；膀胱颈梗阻性病变有膀胱颈挛缩、纤维化、肿瘤、急性前列腺炎或脓肿、前列腺增生、前列腺肿瘤等；在老年男性患者当中，本身可能有产生梗阻性疾病的前列腺增生，很多药物可能加重这一症状。首先泌尿系统的彩超可以有效地对原患疾病进行鉴别，排除其他可能。

患者长期应用糖皮质激素，本身可能造成水钠潴留的风险。同时加用了胆碱能受体拮抗剂、噻托溴铵粉吸入剂，这使得原本的不良反应加重的可能性增加。患者不良反应的发生时间与用药存在因果关系，因此药源性尿潴留概率大。

三、药源性泌尿生殖系统疾病的预防和治疗

（一）药源性泌尿生殖系统疾病的预防

药学监护在药源性肾病方面有着非常重要的作用，药学监护，能及时发现药物不良反应。目前监测肾功能最有效的指标是肌酐清除率。肾功能随年龄、性别及体重的不同而有所变化。

药源性肾损伤：药源性肾损伤的出现是由于药物的不合理应用。应尽量避免肾毒性大的药物的联合应用，用药过程中应严格注意剂量和疗程。监护肾功能指标如尿量、尿酶、尿蛋白等。药源性肾损伤对于本身存在肾脏基础疾病的患者更为严重和敏感，因此孕妇、儿童、老年人（年龄>60岁）及合并其他系统疾病的患者应慎重用药，用药前应对各项肾功能指标进行评估。

药源性肾结石和血尿：饮食调整与饮水都是预防结石的重要内容，饮食调整方面，增加含草酸食物的摄入，如菠菜、苋菜、空心菜、芥菜等，同时应避免摄入大量维生素C；与餐同服钙剂可以降低肾结石发生率；减少嘌呤类食物的摄入。建议每日饮水2000 ml以上，在1天中饮水要均匀分布，预防结石的发生。

（二）药源性泌尿生殖系统疾病的治疗

药源性肾损伤：需停用可疑药物并维持正常的血压、尿量和内环境，防治并发症；如果肾活检病理表现为药物所致的急性间质性肾炎或伴有明显炎细胞浸润的慢性间质性肾炎，给予中等剂量、短疗程的糖皮质激素减轻炎细胞浸润，逆转恶化的肾功能。

药源性肾结石：根据肾结石的位置、大小采取不同的方式。肾乳头钙化点或小于0.5~1.0 cm的结石，无须处理，建议多饮水，适当蹦跳，尿酸高则减少富含嘌呤类食物的摄入；直径≤2 cm或表面积≤300 mm²的肾结石的首选治疗方案为体外震波碎石。直径≥2 cm的肾结石和鹿角形结石推荐采用经皮肾取石术。直径≤1 cm的输尿管上段结石仍首选体外震波碎石。

药源性尿潴留：一般为急性病症，多数情况下无须治疗，只需停药或减量即可使尿潴留缓解和消失。

思 考 题

1. 导致肾损伤的药物分为哪几大类?
2. 药源性肾病有哪些危险因素?

（赵春阳　王可可）

第八节　肌肉、骨关节系统

药物对肌肉、骨关节系统的危害是多样的,多数在停药后是可逆的,但严重情况下也可能会导致患者残疾甚至死亡。因此,有必要了解和认识该药源性疾病的致病因素、常见诱发药物和防治措施,以减少甚至避免此类疾病的发生,降低患者疾病负担。

一、肌肉、骨关节系统相关药源性疾病概述

（一）肌肉、骨关节系统相关药源性疾病的定义

药源性肌肉、骨关节系统疾病是药源性疾病中一种常见类型,是由药物不良反应引起的肌肉、骨关节等运动系统的功能障碍。其主要症状为四肢痉挛、疼痛,少见的有骨质疏松、骨折及肌腱炎等。

（二）肌肉、骨关节系统相关药源性疾病的致病因素

药物因素:该类疾病多与抗感染药、调血脂药、激素类药物、精神类药物、利尿药等有关,可能是药物过量或药物相互作用引起。药物可通过各种途径进入人体后干扰骨骼肌的正常结构和功能,引起肌肉疼痛、触痛、肌肉无力、行动困难、不安腿综合征和扭转性肌痉挛等典型的临床症状。

患者因素:在所有的危险因素中,年龄是相关性最强的因素。随着年龄的增加,软骨细胞保护和修复的能力下降。机械因素包括长期反复使用某些关节、过度运动、创伤、关节形态异常等。

（三）致病机制

请读者查询。

二、肌肉、骨关节系统相关药源性疾病常见诱发药物

（一）药源性肌痛与肌痉挛

药源性肌痛与肌痉挛是药物诱发的一种医源性肌肉疾病,主要表现为肌肉疼痛、僵硬、无力、运动困难、痉挛,常可伴有肌肉组织的病理变化。常见诱发药源性肌痛与肌痉挛的药物见表 10-8-1。

表 10-8-1　常见诱发药源性肌痛与肌痉挛的药物

药物类别	致病药物
抗感染药	左氧氟沙星、氧氟沙星、莫西沙星、氨苄西林、庆大霉素、多黏菌素 B、链霉素、妥布霉素
调血脂药	洛伐他汀、辛伐他汀、普伐他汀、氟伐他汀、阿托伐他汀
心脑血管系统药物	胺碘酮、硝苯地平、普萘洛尔、阿替洛尔、氟桂利嗪、尼群地平、利多卡因、奎尼丁
糖皮质激素	泼尼松、地塞米松
抗肿瘤药	阿糖胞苷、紫杉醇、齐多夫定
利尿药	氢氯噻嗪、螺内酯、呋塞米、布美他尼
肌松药	氯化琥珀胆碱
抗骨质疏松药	特立帕肽
免疫抑制剂	环孢素

药物类别	致病药物
精神类药物	巴比妥、氯丙嗪、丙米嗪、阿片类
其他	沙丁胺醇、异烟肼、茶碱、奥美拉唑

案例 10-8-1

患者，女性，32 岁。患扁桃体炎和关节痛。服用氧氟沙星（200 mg，2 次/日）治疗扁桃体炎，吡罗昔康治疗关节炎。半小时后出现全身发热感和四肢发麻，随后全身性强直性阵挛发作。发作持续 5 分钟，发作间隔约 10 分钟，因反复出现痉挛到附近诊所就诊。入院后，静脉注射地西泮 10 mg，痉挛消失。

请思考以下问题：

吡罗昔康和氧氟沙星是否存在协同作用致肌痉挛？对此情况应如何进行预防与治疗？

案例 10-8-1 解析

非甾体抗炎药可增强喹诺酮类抗菌药物对 GABA 受体的抑制作用。因此，应避免同时服用喹诺酮类药物与非甾体抗炎药。告知患者，若自我感觉出现眩晕、头痛、手足麻木感、头及手足肌肉的强直、一过性意识减弱等症状时，应停止用药并与主管医生联系。对于抽搐者可给予苯巴比妥。如出现躯体扭转性痉挛可肌内注射东莨菪碱。若出现角弓反张可肌内注射地西泮，亦可根据病情应用氢化可的松、钙剂。

（二）横纹肌溶解综合征

横纹肌溶解综合征（rhabdomyolysis，RM）指一系列影响横纹肌细胞膜、膜通道及其能量供应的多种遗传性或获得性疾病导致的横纹肌损伤，细胞膜完整性改变，多伴有急性肾衰竭及代谢紊乱。常见诱发横纹肌溶解综合征的药物见表 10-8-2。

表 10-8-2　常见诱发横纹肌溶解综合征的药物

药物类别	致病药物
他汀类	辛伐他汀、阿托伐他汀、洛伐他汀、普伐他汀、氟伐他汀、瑞舒伐他汀
贝特类	吉非罗齐、苯扎贝特、非诺贝特
抗感染药物	左氧氟沙星、氧氟沙星、莫西沙星、阿奇霉素、达托霉素、罗红霉素、克拉霉素、氟康唑、伏立康唑、替比夫定、拉米夫定、恩替卡韦、阿德福韦酯、两性霉素 B、利奈唑胺、奥硝唑、夫西地酸、奥司他韦、吡嗪酰胺、头孢哌酮舒巴坦
抗肿瘤药	奥沙利铂、长春新碱、阿糖胞苷、环磷酰胺、异环磷酰胺、紫杉醇、舒尼替尼、达沙替尼、硼替佐米
心血管系统药物	坎地沙坦酯、胺碘酮
β$_2$ 受体激动剂	特布他林、沙丁胺醇、福莫特罗、沙美特罗
排钾药物	呋塞米、轻泻剂类、甘草酸制剂
精神类药物	奥氮平、左乙拉西坦、喹硫平、利培酮、阿立哌唑、氯氮平、舍曲林、文拉法辛、地西泮、劳拉西泮、氟西汀、齐拉西酮、氯丙嗪、拉莫三嗪、米氮平、多塞平、奋乃静、舒必利、多奈哌齐
阿片类药物	美沙酮
非甾体抗炎药	对乙酰氨基酚、布洛芬、萘普生、安乃近、美洛昔康
其他	西格列汀、奥美拉唑、埃索美拉唑、雷贝拉唑、秋水仙碱、非布司他、异维 A 酸、普瑞巴林、利托君、丙泊酚、丙戊酸钠、苯海拉明、他克莫司、茶碱、维库溴铵

（三）药源性骨质疏松症

骨质疏松症是一种因骨矿物质含量低下、骨微结构损坏、骨强度降低，导致骨脆性增加，易发生骨折为主要特征的全身性骨代谢障碍性疾病。因使用影响骨代谢的药物而引发的骨质疏松称为药源性骨质疏松症（drug-induced-osteoporosis，DIO）。常见的可能导致药源性骨质疏松症的药物见表10-8-3。

表 10-8-3　常见诱发药源性骨质疏松症的药物

药物类别	常见药物
糖皮质激素	泼尼松、地塞米松、倍他米松
甲状腺素	左旋甲状腺素
促性腺激素释放激素	亮丙瑞林、戈那瑞林
质子泵抑制剂	奥美拉唑、兰索拉唑、泮托拉唑、雷贝拉唑、艾司奥美拉唑
噻唑烷二酮类	罗格列酮、吡格列酮
芳香化酶抑制剂	来曲唑、阿那曲唑、依西美坦
孕激素类药	甲羟孕酮
抗凝药	肝素、华法林
抗癫痫药	丙戊酸盐、卡马西平、苯妥英钠、苯巴比妥
选择性5-羟色胺再摄取抑制剂	氟西汀、帕罗西汀、舍曲林、西酞普兰、艾司西酞普兰
强效利尿药	呋塞米、托拉塞米、布美他尼
抗反转录病毒药物	齐多夫定、恩曲他滨
喹诺酮类药物	诺氟沙星、环丙沙星、氧氟沙星、左氧氟沙星、洛美沙星
靶向免疫系统治疗药物	环孢素、他克莫司
其他	沙利度胺

（四）药源性（缺血性）骨坏死

（缺血性）骨坏死是指骨骼组织局部因血液循环不畅而产生营养供给和新陈代谢障碍，造成骨组织局部失活，引发疼痛甚至骨折。药物也可以引起骨坏死，被称为药源性骨坏死，多见于长期使用糖皮质激素的患者。系统性红斑狼疮及类风湿关节炎患者更易引发药源性（缺血性）骨坏死。常见诱发药源性（缺血性）骨坏死的药物见表10-8-4。

表 10-8-4　常见诱发药源性（缺血性）骨坏死的药物

药物类别	常见药物
糖皮质激素	泼尼松、地塞米松、倍他米松
双膦酸盐	帕米膦酸盐、阿仑膦酸盐、利塞膦酸盐、伊班膦酸盐
其他药物	西罗莫司、蛋白酶抑制剂类药物

（五）药源性关节与肌腱疾病

药物引起的关节肿痛、疼痛及进行性的关节及肌腱损害称为药源性关节及肌腱疾病。常见的可能导致药源性关节与肌腱疾病的药物见表10-8-5。

表 10-8-5　常见的诱发药源性关节与肌腱疾病的药物

症状	药物类别	致病药物
关节痛和关节炎	疫苗	百日咳疫苗、卡介苗、猪流感疫苗、风疹疫苗、牛痘疫苗
	抗菌药物	吡嗪酰胺、吡哌酸、诺氟沙星、环丙沙星、链霉素、青霉素、异烟肼、吡嗪酰胺、四环素

续表

症状	药物类别	致病药物
关节痛和关节炎	循环系统药物	奎尼丁、美托洛尔、卡托普利
	影响免疫功能的药物	白介素-2、环孢素、青霉胺
	其他	肝素、胰岛素、巴比妥类、氯丙嗪、丙硫氧嘧啶、卡比马唑、甲巯咪唑、异烟肼、对氨基水杨酸、硫唑嘌呤、长春新碱
尿酸关节炎	利尿药	呋塞米、氢氯噻嗪
	抗结核药	吡嗪酰胺、乙胺丁醇
	肿瘤化疗药物和免疫抑制剂	巯嘌呤、硫唑嘌呤、硫鸟嘌呤、甲氨蝶呤、环孢素、他克莫司、咪唑立宾
	非甾体抗炎药	阿司匹林
	其他	烟酸、别嘌醇、维生素C、左旋多巴、肌苷、果糖、喹诺酮类
肌腱疾病	激素类	皮质激素
	喹诺酮类	环丙沙星、诺氟沙星
	他汀类药物	阿托伐他汀、瑞舒伐他汀
	芳香化酶抑制剂	阿那曲唑、来曲唑、依西美坦
	其他	异维A酸

（六）药源性运动障碍

药源性运动障碍主要包括急性肌张力障碍、静坐不能、药源性帕金森综合征、迟发性运动障碍、药源性舞蹈病等。常见诱发药源性运动障碍的药物见表10-8-6。

表10-8-6　常见诱发药源性运动障碍的药物

药物类别	常见药物
抗精神病药物	氯丙嗪、氟哌啶醇、奋乃静、氟奋乃静
胃肠动力药	莫沙必利、甲氧氯普胺、多潘立酮
H_2受体拮抗剂	雷尼替丁
抗心律失常药	胺碘酮、地高辛、利血平
抗抑郁药	度洛西汀
钙通道阻滞剂	氟桂利嗪、地尔硫䓬、硝苯地平、氨氯地平
情绪稳定剂	碳酸锂
抗癫痫药	丙戊酸盐、苯妥英钠、卡马西平、加巴喷丁
抗生素	两性霉素B、庆大霉素、喹诺酮类、头孢吡肟
阿片类药物	美沙酮、芬太尼、吗啡
镇静催眠药	苯巴比妥、唑吡坦、咪达唑仑
抗帕金森药物	左旋多巴
其他	喷托维林、沙丁胺醇、甲基多巴、辛伐他汀、异丙嗪、拉米夫定、阿苯达唑、甲硝唑、乙胺丁醇、氨茶碱

三、肌肉、骨关节系统相关药源性疾病的预防和治疗

（一）预防措施

对于易诱发药源性肌肉、骨骼疾病的相关药物应谨慎使用，不随意增加药量及延长疗程；合并肾病及肝病的患者用药剂量应慎重；若出现相关症状及表现，应立即停药，需要及时就诊；必

要时，应该定期监测相关指标。除此之外，对于存在药源性骨质疏松风险的患者，应该适当补充钙剂和维生素 D 制剂。

（二）治疗药物

药源性肌痛与肌痉挛：①及时纠正水、电解质、酸碱平衡紊乱，抽搐者可给予苯巴比妥；②出现躯体扭转性痉挛者可肌内注射东莨菪碱。角弓反张者肌内注射地西泮注射液；③其他治疗还包括局部交感神经阻断、痛点封闭等。

横纹肌溶解综合征：①静脉补液，维持肾脏灌注；②电解质和代谢异常的纠正；③抗氧化治疗；④肾脏替代治疗。

药源性骨质疏松发生时，治疗方法包括药物疗法、营养疗法、运动疗法、物理疗法及手术疗法等。常见的治疗药物有双膦酸盐、雌激素类药物、降钙素、甲状旁腺激素、钙剂、维生素 D 等。

药源性（缺血性）骨坏死：①建议选用抗凝、增加纤溶、扩张血管、抗骨质疏松药与降脂药物联合应用，如低分子量肝素、前列地尔、华法林与降脂药物的联用，或联用抑制破骨和增加成骨的药物。②物理治疗与手术治疗。

药源性关节与肌腱疾病：①异烟肼引起的肩-手综合征，尽快停止或减少异烟肼的剂量，或使用吡哆辛和烟酰胺治疗。②药源性尿酸关节炎停药后症状即可消退，若必须继续用药或已引起痛风发作，可用排尿酸药或减少尿酸产生的药物（如别嘌醇）。

药源性运动障碍：轻症者停药后即可缓解，重症者应给予相应的药物对症处理。

思　考　题

1. 简述引起横纹肌溶解的主要药物及对应的处理措施。
2. 喹诺酮类药物引起的肌腱炎及肌腱断裂危险因素有哪些？应该如何预防与治疗？
3. 根据作用机制的不同，药源性骨质疏松的治疗药物有哪些？
4. 药源性运动障碍的预防原则有哪些？

（王巧云　郭小慧　张海霞）

第九节　皮肤系统

几乎所有的药物都可能引起药源性皮肤病。因此，有必要了解和认识药源性皮肤病的致病因素、常见诱发药物和防治措施，以减少甚至避免此类疾病的发生。

一、药源性皮肤病概述

（一）药源性皮肤病的定义

药源性皮肤病（drug-induced skin disease，DISD）是指药物通过口服、注射、吸入等途径进入人体后，引起皮肤和（或）黏膜上的炎症反应，又称为药物的皮肤反应。药物的皮肤反应可以分为常见、不严重的皮疹和荨麻疹以及严重的皮肤不良反应。

（二）药源性皮肤病的致病因素

药物因素：药物代谢产物或夹杂的不纯物质具有较高的化学活性，可以致敏，如青霉素类、头孢菌素类、阿司匹林和磺胺类等。药物暴露程度、给药途径、给药频度、给药剂量等都会影响药物过敏反应的发生。

患者因素：患者年龄、性别、遗传易感染性等均可能对药物在体内的吸收、分布、代谢和排泄等产生变化和影响。患者原患疾病也可能导致其药物过敏反应的发生概率增加。

二、药源性皮肤病常见诱发药物

（一）药物过敏反应

过敏反应，是由免疫机制介导的超敏反应，是已免疫机体再次接触相同物质时发生的反应，可分为 I 型超敏反应、II 型超敏反应、III 型超敏反应、IV 型超敏反应 4 类。常见诱发过敏反应的药物见表 10-9-1。

表 10-9-1　常见诱发过敏反应的药物

药物类别	致病药物
抗感染药物	β-内酰胺类、四环素类、磺胺类、喹诺酮类、氨基糖苷类、碳青霉烯类、大环内酯类、林可霉素、抗真菌药物
心血管系统药物	胺碘酮、缬沙坦/氢氯噻嗪片
麻醉药物	巴比妥类及非巴比妥类镇静催眠药、麻醉性镇痛药、肌肉松弛药
抗肿瘤药物	细胞毒性药物（紫杉醇、多西他赛、依托泊苷、多柔比星、博来霉素、顺铂、卡铂、甲氨蝶呤、环磷酰胺、奈达铂等）；分子靶向药物（利妥昔单抗、西妥昔单抗、吉非替尼、盐酸厄洛替尼）
中草药	鱼腥草注射液、牛黄解毒片、复方丹参片、柴胡注射液、清开灵注射液、参麦注射剂、舒肝宁注射液、丹红注射液、生脉注射液、百乐眠胶囊等
放射造影剂	含碘造影剂、钆贝葡胺
血液系统用药	低分子右旋糖酐、人血白蛋白、羟乙基淀粉、尖吻蝮蛇血凝酶、维生素 K_1 注射液等
抗结核药	利福平、吡嗪酰胺、利福喷丁、利福霉素钠
抗病毒药	利巴韦林、阿昔洛韦
神经系统用药	阿立哌唑、地西泮、舍曲林、苯巴比妥钠、卡马西平、托吡酯、拉莫三嗪、氯丙嗪、氯氮平
消化系统用药	质子泵抑制剂、保肝药、法莫替丁、止吐药、硫辛酸、蒙脱石散、硫酸镁
解热镇痛抗炎药	阿司匹林、双氯芬酸钠、复方氨酚烷胺、艾瑞昔布、洛索洛芬钠
营养类药物	维生素、氨基酸、脂肪乳
免疫用药	香菇多糖、重组人粒细胞集落刺激因子
生物制剂	疫苗、破伤风类毒素、破伤风免疫球蛋白、司库奇尤单抗
泌尿生殖系统用药	氢氯噻嗪、甘露醇、米非司酮、呋喃唑酮
糖皮质激素	甲泼尼龙、地塞米松

（二）药源性光敏反应

药源性光敏反应是指患者局部使用、口服或注射某些药物后，暴露于日光下而产生的以皮肤受损为主要表现的不良反应。药源性光敏反应根据其发生机制及临床表现可分为光毒性反应和光变态性反应。常见诱发药源性光敏反应的药物见表 10-9-2。

表 10-9-2　常见诱发药源性光敏反应的药物

药物类别	常见药物
抗感染药物	喹诺酮类（洛美沙星、环丙沙星、诺氟沙星、左氧氟沙星、莫西沙星等）、磺胺类、四环素类、抗真菌药（伏立康唑、酮康唑、氟胞嘧啶）、氯霉素、氨基糖苷类药物（链霉素、庆大霉素）、吡嗪酰胺、对氨基水杨酸钠
非甾体抗炎药	阿司匹林、双氯芬酸钠、布洛芬、塞来昔布、美洛昔康、吲哚美辛等
心血管系统药物	抗心律失常药（胺碘酮、奎尼丁）、钙通道阻滞剂（硝苯地平、地尔硫䓬、非洛地平等）、ACEI 类（卡托普利、依那普利等）、ARB 类（缬沙坦、厄贝沙坦等）、β 受体阻断剂、利尿剂（呋塞米、氢氯噻嗪等）

续表

药物类别	常见药物
抗肿瘤药	索拉非尼、伊马替尼、长春新碱、甲氨蝶呤、多西他赛、氟尿嘧啶、卡培他滨、多柔比星、紫杉醇、羟基脲、表柔比星等
抗疟药	伯氨喹、氯喹、羟氯喹
抗精神病药物	氯丙嗪、米氮平、奥氮平、氯氮平、氨磺必利
抗抑郁药物	丙米嗪、阿米替林、奋乃静、帕罗西汀、氟西汀、舍曲林、西酞普兰、文拉法辛
抗焦虑药	阿普唑仑
降糖药	二甲双胍、西格列汀
降脂药	苯扎贝特、非诺贝特、辛伐他汀、阿托伐他汀
消化系统药物	奥美拉唑、泮托拉唑、雷尼替丁、雷贝拉唑
激素类药物	去氧孕烯-炔雌醇、雌激素、黄体酮
中药	连翘、独活、沙参、白芷、白鲜皮、仙鹤草、前胡、防风、荆芥、雷公藤多苷
其他	异维 A 酸、他扎罗汀、维生素 A、维生素 B_6、卡泊三醇、吡非尼酮、苯海拉明、卡马西平等

（三）药源性多形性红斑

多形性红斑是一种由多种原因引发的红斑水疱性皮肤病，特征性损害为靶形或虹膜样红斑。药物引起的多形性红斑的判别特点：多无虹膜状或靶形红斑，很少呈环状外观，损害分布更加广泛，还可伴有不典型的结节性红斑损害。Stevens-Johnson 综合征是多形性红斑中最重的一型。常见诱发药物有抗感染药物、抗癫痫药、解热镇痛药、水杨酸盐类、溴剂、吩噻嗪类等。

（四）药物性接触性皮炎

药物性接触性皮炎（contact dermatitis induced by drug，CDD）是指药物局部使用所致的接触性皮炎。CDD 根据病因及发病机制又分为药物性刺激性接触性皮炎（irritant contact dermatitis induced by drug，ICDD）和药物性变应性接触性皮炎（allergic contact dermatitis induced by drug，ACDD）。ICDD 和 ACDD 可通过斑贴试验和皮疹持续时间来判别。常见诱发药物性接触性皮炎的药物见表 10-9-3。

表 10-9-3　常见诱发药物性接触性皮炎的药物

药物类别	常见药物
中药	苍耳子、四川金钱草、青黛、附子、三七总苷原料药等
中药合剂	参子洗剂、风痛灵、肛泰等
激素	肾上腺糖皮质激素；雌激素类药（如己烯雌酚）
抗生素	抗真菌药（如环吡酮胺软膏）、抗细菌药（如磺胺醋酰钠滴眼液、氧氟沙星滴眼药、莫匹罗星软膏、庆大霉素）、抗病毒药（如阿昔洛韦软膏）
杀虫剂	达克罗宁氯己定硫软膏、克罗米通乳膏
抗组胺剂	氯丙嗪、异丙嗪
其他	外用维生素、蜂胶、开塞露、氟尿嘧啶注射液、硝酸甘油乳膏

（五）痤疮样皮疹

痤疮样皮疹有与寻常性痤疮相似的毛囊性炎症性反应，但其皮损形态较单一，以丘疹或脓疱为主，很少或根本无粉刺出现，有斑点、瘙痒、皮肤干燥、脱屑和溃疡等表现；好发于皮脂腺分布较多的部位。常见诱发药物见表 10-9-4。

表 10-9-4　常见诱发痤疮样皮疹的药物

药物类别	常见药物
靶向药物	西妥昔单抗、阿达木单抗、伊马替尼、达沙替尼
抗结核病药	异烟肼、利福平、乙胺丁醇
抗神经精神类药物	锂剂、乙内酰脲类、巴比妥类
免疫抑制剂	西罗莫司、环孢素、他克莫司
其他	雄激素、皮质类固醇激素、溴剂、碘剂、口服避孕药、B 族维生素、利巴韦林

（六）银屑病样反应

银屑病是一种遗传与环境共同作用诱发的免疫介导的慢性、复发性、炎症性、系统性疾病，典型临床表现为鳞屑性红斑或斑块，局限或广泛分布，无传染性，治疗困难，常罹患终身。常见诱发药物见表 10-9-5。

表 10-9-5　常见诱发银屑病样反应的药物

药物类别	常见药物
β 受体阻滞剂	阿替洛尔、美托洛尔、普萘洛尔等
抗疟药	羟氯喹、氯喹
非甾体抗炎药	双氯芬酸、吲哚美辛、布洛芬、酮替芬、萘普生、美洛昔康、吡罗昔康、塞来昔布
ACEI 类	卡托普利、依那普利
钙拮抗剂	硝苯地平、尼莫地平
其他	四环素、阿莫西林、干扰素、二甲双胍

三、药源性皮肤病的预防和治疗

（一）预防措施

在用药前仔细询问患者药物过敏史，对易诱发药源性光敏反应的药物还应进一步询问紫外线暴露史；对需要进行皮试的药物按规定进行皮试，并标明皮试结果；注意药物间的交叉变态反应；在使用易诱发光敏反应的药物时应注意避光或采取相应防晒措施；对于因治疗需要使用阳性药物的采用脱敏注射。

（二）治疗措施及药物

药物过敏反应：①停用致敏或可疑药物。②对症与支持疗法：过敏反应严重或持久者可应用药物治疗，包括非特异性抗过敏治疗、H_1 受体拮抗药。对症治疗如氨茶碱、普鲁卡因静脉封闭；肾上腺皮质激素用于过敏性休克急救；静脉扩容剂或升压药物用于低血压治疗等。③脱敏治疗。

药源性光敏反应：①及时就诊，减少或停用致敏性药物；②对症治疗；③心理疏导；④饮食方面，以清淡、高蛋白等饮食为主，增强机体免疫力。

药源性多形性红斑：治疗一般主张全身应用中至大剂量（甲泼尼龙 40～80 mg/d）的糖皮质激素。病情稳定后逐渐减量为当日用量的 1/10。

药物性接触性皮炎：迅速脱离并处理皮肤上的刺激原，如冲洗、溶洗或吸附。根据刺激物选择合适的试剂中和，ACDD 患者皮肤 pH 在 5.5 更有助于屏障修复。根据局部 ACDD 炎症程度选取抗炎药物，ICDD 患者不建议长期外用糖皮质激素。

痤疮样皮疹：根据皮疹严重程度逐级处理。总体原则：轻度皮疹，多观察或局部用药；中重度者，除局部用药外，还需口服药物治疗。

案例 10-9-1

患者，男性，49 岁，因直肠癌术后 5 年余，疑有多处肿瘤转移于 2018 年 11 月 15 日入院。患者入院第 5 天开始进行抗肿瘤治疗。根据患者实际情况确定化疗方案西妥昔单抗（800 mg）联合 FOLFIRI 方案（14 天为一疗程）。化疗 4 天后，患者头面部、颈部、胸部和背部等皮肤上出现大量红色痤疮样皮疹并伴大量脓疱疹，给予莫匹罗星软膏 3 次/天涂抹来控制感染。血常规检查（2018 年 11 月 24 日）显示有感染可能，给予口服盐酸米诺环素 2 次/天、50 mg/次抗感染治疗。2018 年 11 月 28 日，患者的血常规恢复正常，痤疮较前显著减少，脓疱疹大部分结痂，予以出院。

请思考以下问题：

该患者出现的痤疮样皮疹如何进行药学监护？

案例 10-9-1 解析

需对出现皮疹的患者实施个体化治疗，包括全身和局部应用糖皮质激素、抗感染药物等治疗。本文中给予莫匹罗星软膏涂抹治疗及给予盐酸米诺环素治疗脓疱疹引起的皮肤感染。在治疗皮疹期间，建议患者穿宽松、透气的棉质衣服，保持皮肤清洁；注意床褥的清洁卫生；洗澡时忌用碱性或刺激性较大的肥皂等；外出时避光，选用防晒霜或硬防晒物品。

银屑病样反应：维生素 D_3 衍生物和他扎罗汀及其复方制剂、糖皮质激素、钙调磷酸酶抑制剂、本维莫德乳膏等外用药物是绝大多数银屑病患者的治疗首选，对于中、重度银屑病，还可联合物理疗法和系统疗法。

思 考 题

1. 头孢菌素类药物过敏的患者，可以使用青霉素类药物吗？

2. 患者出现严重药物过敏反应时，应当如何正确使用肾上腺素？

3. 严重的药源性皮肤不良反应及其常见药物有哪些？

4. 光毒性反应和光变态反应的区别是什么？

（过佳月　刘子暄　张海霞）

第十节　其　他

一、药物致畸与致癌

近年来，药物致畸性和致癌性问题受到社会各界的日益关注。某些药物应用于孕妇，可能会存在导致胚胎、胎儿或新生儿发生畸形的风险；某些药物在治疗疾病的同时，也会诱发肿瘤，存在致癌风险。药物的致畸和致癌作用均会对人类健康造成重大影响。

（一）药物致畸

1. 致畸概述　畸形指发育生物体解剖学上形态结构的缺陷、异常，它包括形态、体积、部位和数量的异常，可发生在出生前或出生后。药物致畸作用是指药物作用于生殖细胞，或者通过妊娠母体干扰胚胎的正常发育，导致胚胎或新生儿先天性畸形甚至死亡的毒副作用。

2. 致畸因素　在精子和卵细胞的生成过程中，生殖细胞的分裂和代谢非常活跃。有些药物，如环磷酰胺、甲氨蝶呤等抗肿瘤药物会影响、损害生殖细胞 DNA、RNA 及蛋白质的功能，从而影响胎儿的正常发育。

母体摄入的药物能否对受精卵或者成型胎儿产生作用，与药物能否通过胎盘屏障密切相关。母体血液中的药物可以通过胎盘进入胎儿体内，药物进入胚胎后，可能会破坏细胞分裂和核酸完整性及其功能，引起细胞增殖减慢或死亡，使某些组织生长迟缓、变性或坏死，此时胚胎达不到正常的发育水平，致使组织器官伴有肉眼可见的结构上或在功能上的异常；母体正常代谢过程被药物破坏，使子代细胞的生物合成过程中缺乏必需物质，也可影响胎儿的正常发育。

胚胎对药物的敏感性与胚胎的发育阶段有密切的关系。妊娠早期胎儿生长发育极其活跃，最易受外来药物的影响引起胎儿畸形，此为致畸敏感期，尤其是妊娠后 3～8 周（相当于末次月经的 5～10 周）更为显著。一般来说，在妊娠的前 3 个月中使用某些药物易致畸形，因为此时受精卵正处于相继分化阶段，系统尚没有完全形成，易受药物的影响。

若孕妇必须用药物治疗时，应在医师指导下综合考虑用药胎龄、用药时间、胎儿适宜的用药剂量及胎儿对药物的敏感性等因素谨慎用药。

3. 常见致畸药物　常见的可能致畸药物见表 10-10-1。

表 10-10-1　常见致畸药物

药物类别	常见药物
抗癫痫药	苯巴比妥、丙戊酸钠（大剂量）、卡马西平、奥卡西平、托吡酯
抗抑郁药	帕罗西汀、氟西汀
解热镇痛药	阿司匹林（大剂量）、吲哚美辛（大剂量）、塞来昔布（大剂量）
抗肿瘤药	环磷酰胺、甲氨蝶呤、氮芥、羟基脲、卡培他滨
免疫调节药物	吗替麦考酚酯、沙利度胺
抗微生物药物	卡那霉素、土霉素、链霉素、氯霉素、四环素、氟康唑、氟喹诺酮类；氯喹、奎宁、乙胺嘧啶
抗凝血药	华法林（大剂量）
激素类药物	己烯雌酚、雌二醇；地塞米松（大剂量）
抗甲状腺药	甲巯咪唑
降糖药	甲苯磺丁脲、格列本脲、格列齐特、格列喹酮、格列美脲、氯磺丙脲
降压药	卡托普利
中草药	麝香、雷公藤、巴豆、牵牛
维生素	维生素 A、维生素 D（大剂量）、维生素 B_6（大剂量）

案例 10-10-1

患者，女性，31 岁。因孕 32+3 周、羊水过多 1 个月于 2019 年 11 月 20 日入院。患者于 2009 年因"多囊肾"行右侧肾移植手术，术后长期服用西罗莫司、吗替麦考酚酯等免疫抑制药物。患者本次妊娠为非计划妊娠，停经 8 周行 B 超发现宫内早孕，考虑到吗替麦考酚酯的胚胎毒性，遂遵医嘱将免疫制剂改为他克莫司单药方案。

孕期规律产检，未见明显异常。2019 年 9 月孕 23 周行三维 B 超胎儿畸形排查未见明显异常。患者自孕 28 周起出现妊娠期高血压，孕期定期监测移植肾功能未见明显异常。B 超监测患者羊水指数从 10 月 22 日 23.1 cm 快速增长至 11 月 26 日 38.0 cm。患者孕期空腹血糖维持在 4.52～5.62 mmol/L，排除妊娠期糖尿病所致羊水过多的可能性。因此，羊水过多有可能与胎儿畸形有关。考虑到患者为肾移植术后，属于高危孕产妇，合并羊水过多的孕产风险较大，因此决定适时剖宫产终止妊娠。

婴儿因早产于出生后转入新生儿科。X 线胸片提示颈部及上纵隔投影区迂曲状管状投影。结合临床症状，高度怀疑患儿存在先天性食管闭锁，遂行上消化道碘水造影，结果提示造影剂聚集于食管中段，第 3～4 胸椎水平，延时透视观察造影剂未见明显下行，考虑食管中段闭锁。患儿遂转至小儿外科进一步治疗，于 2019 年 12 月 9 日全身麻醉下行食管-气管瘘修补术＋食管端端吻合术。术后 2 周复查上消化道碘水造影，提示造影剂顺利通过食管，未见造影剂外漏。

请思考以下问题：

为什么患者已经在医生的指导下，将联用西罗莫司和吗替麦考酚酯的治疗方案替换成了单用他克莫司，胎儿依旧出现了先天性食管闭锁的畸形？

案例 10-10-1 解析

妊娠早期胎儿生长发育极其活跃，最易受外来药物的影响引起胎儿畸形，尽管有胎盘屏障的保护，某些药物仍可透过胎盘屏障暴露于胎儿，药物致畸作用多发生在此期。这种致畸作用既可致胎儿出生时已经畸形，也可致胎儿出生后在生长过程中出现畸形。本案例中患者停经 8 周才测出受孕，虽然停用吗替麦考酚酯，但涉及在致畸敏感期也使用吗替麦考酚酯，因此即使更换无潜在致畸毒性的药物，仍可能导致胎儿发生畸形。

（二）药物致癌

1. 致癌概述　药物的长期使用而引起机体某些器官、组织、细胞的过度增殖，形成良性或恶性肿瘤，称为致癌（carcinogenesis）作用。

2. 致癌因素　药物可以通过遗传毒性机制引起正常细胞发生恶性转化并发展成肿瘤，如引起基因突变、较大范围染色体损伤、重组和染色体数目改变等；而遗传毒性试验结果是阴性的药物也可能通过非遗传机制致癌，这些化合物可称为非遗传毒性致癌物。这样的药物不直接作用于DNA，而是通过导致细胞转化或促进自发突变细胞生长而致癌，有一定阈值。此外，有些药物可通过激活核受体、激素受体导致激素等内分泌改变而引发肿瘤，免疫抑制剂则可能通过降低系统免疫监视作用而引发肿瘤。

药物致癌往往也和患者自身因素相关。患者不良的生活方式、行为习惯和因相关职业长时间接触致癌物质都可能导致癌症的发生，膳食、遗传病史等因素都被考虑在内；由于癌症本身是由于细胞变异而来，所以自身免疫能力较弱的人也会增加患癌风险。

3. 常见致癌药物　常见的可能引起癌症的药物见表 10-10-2。

表 10-10-2　常见潜在致癌药物

药物类别	常见潜在药物
激素类	雄激素、蛋白同化激素、枸橼酸氯米芬、己烯雌酚、黄体酮
解热镇痛药	安乃近、非那西丁、保泰松
抗肿瘤药	白消安、氮芥、氟尿嘧啶、环磷酰胺、甲氨蝶呤、他莫昔芬、依托泊苷、曲奥舒凡、长春新碱、丙卡巴肼
免疫抑制剂	烷化剂、阿糖胞苷、硫唑嘌呤、他克莫司、环孢霉素
降压药	利血平
利尿药	螺内酯
抗微生物药	氯霉素
抗癫痫药	苯巴比妥、苯妥英钠
调血脂药	氯贝丁酯
中草药	含马兜铃酸中草药（如关木通、广防己、青木香等）

注：表内包括了国际癌症研究机构（International Agency for Research on Cancer，IARC）发布的致癌药物列表中的一类致癌物

案例 10-10-2

患者，女性，55 岁，被诊断出患有 FIGO IB2 期宫颈透明细胞癌［根据国际妇产科学联合会（International Federation of Gynecology and Obstetrics，FIGO）对妇科肿瘤的分期标准 FIGO 2009 系统］，现为 FIGO IB3 期（根据 FIGO 2018 系统）。患者曾因阴道出血而入院，导致低血

压和先兆症状，对激素控制不敏感。患者被紧急送往剖腹探查。术中发现子宫增大，子宫下段膨大，子宫颈有息肉样肿块，促使子宫全切除术。病理结果显示子宫颈透明细胞癌，中分化，向周围延伸。边缘紧密，肿瘤侵犯间质的范围在 1.5 mm 以内颈旁深切缘。没有淋巴血管侵犯，随后的分期 PET/CT 扫描也没有显示任何明显的淋巴结病变，患者报告其母亲在受孕期间服用了己烯雌酚（diethylstilbestrol，DES）。鉴于她的肿瘤较大且边缘较窄，她接受了顺铂辅助放化疗，并进行了子宫旁和阴道近距离放射治疗。患者在完成治疗后一直处于缓解状态，多年无病。

　　请思考以下问题：

　　己烯雌酚作为一种合成雌激素，具有基因调节作用，早年用于孕妇预防流产和早产，目前是一种公认的致癌因素，如何预防或减轻有己烯雌酚暴露史的妇女的癌症困扰？

　　案例 10-10-2 解析

　　己烯雌酚于 1941 年至 1971 年间在美国使用，在其他国家则持续到 80 年代，用于孕妇预防流产和早产。己烯雌酚长期暴露与健康影响显著相关，包括乳腺癌、宫颈癌和阴道透明细胞腺癌、生殖道异常、不孕、妊娠结局不良和绝经提前的风险增加。由于发展中国家直到 20 世纪 80 年代末仍在使用己烯雌酚，临床医生在实践中仍可能遇到接触己烯雌酚的育龄妇女。应告知这些妇女其生殖道异常的风险：这些异常可能导致不育和（或）妊娠并发症。并警惕有原发性闭经、不孕、异位妊娠或复发性自然流产以及有己烯雌酚暴露迹象的家族病史妇女的生殖道异常，尽早做好诊断筛查并进行相关治疗。

（三）药源性致畸和致癌的预防

　　从事药品研制活动，应当遵守《药物非临床研究质量管理规范》，关于药物潜在生殖与发育毒性、潜在致癌性、基于遗传物质改变的药物致癌性风险的安全性评价，国家药品监督管理部门已发布多项指导原则，用于指导新药在临床前开发阶段的致畸致癌风险评估。在临床试验阶段，对于有潜在致畸或致癌风险的品种，上市许可持有人、药物临床试验机构、伦理审查委员会，以及药品监管机构均应特别关注此类安全性事件。此外，在药品上市后的临床应用中，也应考虑致癌或致畸相关的不良反应所带来的潜在风险。

　　此外，通过提高对孕妇的关注度，可以在一定程度上预防药物致畸事件的发生，如备孕期男女双方均做好优生优育五项检查和药物筛查，开展孕妇妊娠期药物致畸风险咨询服务，以及孕妇在妊娠期做好定期的孕期检查等。

　　任何药品都具有疗效与毒副作用的两面性，在临床应用中，应充分评估患者的获益与风险。如某种药物具有致癌性或致畸性，但舍弃该药具有生命危险时，而又无更有效的药物取代时，则获益大于风险，如一些抗癌药品。任何药品的毒性作用也存在剂量-反应关系，即只在一定的暴露剂量范围内，才产生致癌或致畸作用，用药时应关注剂量-反应关系，避免达到毒性剂量（暴露量）。

　　对于药源性致癌和致畸胎作用，既要重视，又要审慎，不能视而不见，也不能一概禁忌。通过询问患者病史，综合考虑药物选择、药物剂量、用药途径、用药监护等方面，加强合理用药，正确评估药物的利弊，可降低药物致畸或致癌的风险。

二、药源性感染

（一）药源性感染概述

　　随着现代生物医药技术和医疗水平迅速提高，很多疾病有了新的药物治疗选择，但药源性感染事件的发生也成为一个新的问题。药源性感染的发生发展与药物引起机体保护因子与损伤因子失衡、免疫力降低，进而使病原菌更易感染机体有关。在药物使用过程中，如预防、诊断或治疗中，病原体通过各种途径进入人体后诱发的生理生化过程紊乱、结构变化等异常反应，主要表现为病原微生物及寄生虫等侵入机体，并生长繁殖引起的病理反应及对机体造成的损害。药源性感染是药物不良反应的后果，目前，一些临床常用药物也易诱发感染，其中以免疫抑制剂、抗生素和避孕药最为常见。

（二）药源性感染致病因素

长期应用广谱抗生素、糖皮质激素或免疫抑制剂等，可能引起药源性感染。药物质量因素也可能增加感染风险。如药物为混悬液，局部组织吸收缓慢，在组织内存留过长而引起炎症反应，局部组织可含有大量脓细胞和白细胞，严重者甚至会产生无菌性坏死。

合并基础疾病，如糖尿病、长期中性粒细胞减少、有侵袭性真菌感染病史、患有获得性免疫缺陷综合征、患有血液肿瘤疾病、器官移植术后、创伤或术后、长期重症监护病房治疗、长期机械通气、体内留置导管、全胃肠外营养等，易发生药源性感染。

（三）药源性感染常见诱发药物

常见的可能导致不同类型药源性感染的药物如表 10-10-3 所示。

表 10-10-3　常见诱发药源性感染的药物

药物种类	代表性药物
免疫抑制剂	糖皮质激素、甲氨蝶呤、环磷酰胺、环孢素、来氟米特、靶向药物（靶向 TNF-α、JAK、CD20 等的小分子抑制剂或单克隆抗体药物）
抗生素类药物	氨苄西林、头孢菌素、林可霉素、洛美沙星、四环素、氯霉素
激素类药物	糖皮质激素、避孕药（孕酮）
降压药	替米沙坦
抗过敏药	非索非那定

案例 10-10-3

患者，女性，31 岁。因"腹痛、腹泻、咳嗽、咳痰 9+ 天，全身皮疹 2+ 天"于 2012 年 7 月 15 日入院。5+ 年前患者被诊断为"系统性红斑狼疮"，长期口服泼尼松 10 mg，1 次/天及羟氯喹 200 mg，2 次/天治疗。查体：体温 36.5℃，脉搏 92 次/分，呼吸 21 次/分，血压 122/89 mmHg。意识清楚，急性病容，皮肤巩膜无黄染，面颈部及双上肢前臂可见红色皮疹，全身浅表淋巴结未扪及肿大。心界正常，心律齐，各瓣膜区未闻及杂音。胸廓未见异常，双肺叩诊呈清音，双肺呼吸音清，未闻及干湿啰音及胸膜摩擦音。腹部饱满，全腹软，无压痛及反跳痛，腹部未触及包块。肝脾肋下未触及，双肾未触及。双侧手背水肿，双下肢中度水肿。辅助检查：白蛋白 27.9 g/L，球蛋白 40.8 g/L，钾 2.71 mmol/L，肾功能正常。血常规：白细胞计数 10.49×10⁹/L，中性分叶核粒细胞百分率 82.4%；尿钠素 1629 pg/ml；降钙素原 2.08 ng/ml。血气分析：氧分压 57 mmHg（吸氧状态）。小便常规：白细胞 95 个/HP，红细胞 10 个/HP。胸部 CT：双肺内散在斑片状影、片条状影，右肺中下叶支气管狭窄，右肺中下叶见部分不张、实变影。右侧包裹性积液；右肺下叶钙化灶；双侧少量胸腔积液。心影不大，心包稍厚，少量积液。入院诊断为：①肺部感染；②泌尿道感染；③系统性红斑狼疮；④皮疹待诊：过敏、系统性红斑狼疮活跃。

细阅胸部 CT，考虑为曲霉菌感染，第 1 天给予伏立康唑 300 mg 加入生理盐水 100 ml 静脉滴注，每 12 小时 1 次；随后予伏立康唑 200 mg 加入生理盐水静脉滴注，每 12 小时 1 次；2 周后，改用口服伏立康唑 200 mg，2 次/天。同时，考虑患者系统性红斑狼疮活跃，在抗真菌基础上给予甲泼尼龙 40 mg 加入生理盐水 100 ml 静脉滴注，2 次/天。入院后第 5 天，将甲泼尼龙减量为 40 mg 加入生理盐水 100 ml 静脉滴注，1 次/天，同时恢复口服羟氯喹 200 mg，2 次/天。15 天后，复查胸部 CT：双肺感染灶明显吸收，未见胸腔积液，患者症状明显缓解，于 2012 年 8 月 2 日带药出院，院外继续口服伏立康唑 200 mg，2 次/天，疗程 1 个月；甲泼尼龙 20 mg，1 次/天，遵医嘱减量；羟氯喹 200 mg，2 次/天。

请思考以下问题：

糖皮质激素在临床上有广泛的应用，同时其作为免疫抑制剂也可诱发感染。试述糖皮质激素类药物临床上如何合理使用？

案例 10-10-3 解析

（1）严格掌握糖皮质激素治疗的适应证。糖皮质激素有抑制自身免疫的药理作用，但并不适用于所有自身免疫性疾病的治疗。糖皮质激素在感染性休克中被认为无效且可能使继发性感染恶化，不推荐感染性休克患者常规使用。

（2）合理制订糖皮质激素治疗方案。糖皮质激素治疗方案应综合患者病情及药物特点制订，治疗方案包括品种、剂量、疗程和给药途径选择等方面。糖皮质激素类药物按其作用时间的长短分为短效激素（可的松、氢化可的松等）、中效激素（泼尼松、泼尼松龙、甲泼尼龙）和长效激素（地塞米松、倍他米松）。

（3）管控糖皮质激素的不良反应。糖皮质激素的不良反应除了使组织修复和免疫功能受损引起伤口愈合延迟，增大感染的可能性，还会导致骨质疏松和自发骨折、肌肉萎缩和氮质丢失以及使糖尿病病情加重或出现急剧变化而引起高血糖；采用糖皮质激素治疗的患者对各种感染的易感性均增大，包括败血症、结核、真菌感染和病毒感染。糖皮质激素的抗炎、止痛和退热等作用也可能掩盖感染。

（4）对长期使用糖皮质激素的患者进行定期随访及监测。

三、药物成瘾与药物依赖

（一）药物成瘾与药物依赖概述

药物成瘾是一种慢性复发性脑疾病，也是重大的公共卫生和社会问题。药物成瘾人群的持续增长不仅严重影响了用药者生理和心理健康，更给社会带来巨大的经济、卫生和治安等方面的负担。因此，药物成瘾及其防治对减少社会负担，促进国家卫生健康事业发展极为重要。

根据世界卫生组织（World Health Organization，WHO）描述，药物成瘾（WHO 倾向称为药物依赖，但两种可以互用）是一种慢性、复发性、患者不顾后果持续服药的强迫行为，是一种严重的药物不良反应。成瘾性药物可诱发欣快感或缓解疼痛，持续使用促使中枢神经系统发生适应性改变，导致出现耐受性、依赖性、嗜欲性和复发性。药物依赖性可分为精神依赖性与生理依赖性两种类型。二者既可独立存在，又可同时出现，一旦停止使用药物，将发生一系列生理功能紊乱和心理障碍，轻者全身不适，重者出现抽搐，可危及生命。

（二）药物成瘾与药物依赖的致病因素

潜在成瘾性药物可通过与中枢神经系统的药物作用靶点结合产生药物成瘾或依赖。药物的理化性质在药物使用中起重要作用，如脂溶性药物易通过血脑屏障，水溶性药物注射给药方便，挥发性药物易吸入，起效快、作用强的药物增加了滥用的风险。患者个人生理和病理状态，以及心理和精神状态也是药物成瘾的条件因素。

（三）药物成瘾与药物依赖常见诱发药物

药物成瘾与药物依赖常见诱发药物如表 10-10-4 所示。

表 10-10-4 常见诱发药物成瘾与药物依赖的药物

药物类别	常见药物
麻醉药品	阿片、吗啡、芬太尼、哌替啶、可待因、重酒石酸氢可酮、盐酸他喷他多等
一类精神药品	三唑仑、他喷他多、丁丙诺啡、司可巴比妥、麦角二乙胺等
二类精神药品	异戊巴比妥、地西泮、喷他佐辛、地佐辛、扎来普隆、佐匹克隆等

案例 10-10-4

患者，男性，41 岁，因"反复肌内注射地佐辛半年"入院，患者于 2018 年 2 月因左膝关节矫正术后使用地佐辛 10 mg 肌内注射，后逐渐加大剂量为 50～100 mg。患者停药后出现失眠、身体乏力、发冷发热、心烦、易激惹并渴求药物的症状。再次给药后症状消失，近一年来肌内注射无法满足患者需求，改为静脉注射。患者对该药的使用已经不再是术后的止痛，而是心理和生理的依赖，无法自控。3 个月前，患者进行地佐辛递减治疗，最低减至 20 mg qd，1 个月内病情反复遂于我院就诊，实验室检查血常规、尿常规均无异常，尿检结果均无异常，心电图提示窦性心律。

入院后诊断为地佐辛依赖综合征，给予盐酸曲马多 200 mg，脱敏治疗。入院第 2 天戒断症状加重开始美沙酮 70 mg qd 递减治疗，半个月内戒掉美沙酮口服液，更改为丁丙诺啡 2.5 mg 递减治疗。患者病情好转但仍然对地佐辛渴求，于入院后第 18 天出现戒断症状，患者浑身疼痛，恶心，呕吐，心烦，想自杀，立即给予布桂嗪 100 mg 肌内注射，患者有所好转，与患者家属沟通后出院返回家中继续治疗。

请思考以下问题：

患者治疗原则是什么？如何避免出现该类不良反应？

案例 10-10-4 解析

根据美国精神病学会药物使用障碍治疗指南中的建议，治疗原则可分为：①中毒和戒断处理：需要第一时间处理患者出现的药物依赖，如出现严重的戒断症状需要及时处理；②药物治疗：可以使用美沙酮等药物维持治疗；③心理治疗：从心理上对患者进行疏导，提高患者的认知。

为了避免此类药物依赖的发生，首先需要对地佐辛这类药物进行严格的管制，严格执行《麻醉药品和精神药品管理条例》，其次避免长期过量使用地佐辛，说明书建议最大剂量使用不超过 3 天，同时抑郁症患者更容易产生依赖性，建议避免使用。

（四）药物成瘾与药物依赖的预防

药物成瘾与药物依赖可以从以下几方面加以预防：①加强对依赖性药物的认识，知晓药物滥用对身体的毒害，教导青少年抗拒毒品，防患于未然。②加强对药物滥用的管制，严格监控药品的生产、批发、销售和处方。③医生根据药品说明书和临床诊疗指南等文件进行合理用药。④采取综合性措施，实行多部门（卫生、公安、司法、商业等）的协作，控制易成瘾药物的生产、销售，临床使用要在医务人员中普及有关知识，提高对易成瘾药物的警惕和早期识别，以减少成瘾的产生。

思 考 题

1. 常见潜在致畸药物有哪些类别？

2. 常见潜在致癌药物有哪些类别？

（苏钰文 张 力）

第十一章　药物警戒与研究

学习要求

　　记忆：药物警戒的概念。

　　理解：药物警戒的监测及研究方法。

　　运用：药物不良反应/事件监测与药物警戒数据库。

第一节　药物警戒概述

　　药物警戒对于临床安全合理用药至关重要。本部分将从药物警戒的概念、药物警戒的历史与发展，以及用药错误的记录、报告、监测与管理三个方面分别进行介绍。

一、药物警戒的概念

（一）药物警戒的定义

　　药物警戒（pharmacovigilance），为发现、评价、认识和预防药物不良作用或其他任何与药物相关问题的科学和活动，是对药物在使用过程中产生的相关风险进行全方位的警戒和应对处理。WHO 将药物警戒定义为"发现、评估、理解和预防药物不良反应或其他任何药物相关问题的科学和活动"。

（二）药物警戒的目的

　　药物警戒，通过对药物的科研、生产、流通和使用实施全程警戒，提高临床安全合理用药水平，保障公众用药安全，改善公众身体健康状况，提高公众生活质量。

（三）药物警戒的内容

　　药物警戒是对药物整个生命周期所有相关问题的警戒，包括安全性、有效性等与药物相关的所有活动和问题，是对药物问题的全方位管理。

　　药物警戒范围覆盖药物上市前和上市后全过程，内容包括不良反应、用药差错、质量缺陷、疗效缺失、药物滥用、药物间相互作用等。药物警戒对临床前期动物试验、临床人体试验过程中获得的药物安全信息进行分析评估，关注药物上市后监测中早期发现的药物不良反应事件的相关信号，并密切监测其在更大范围人群中的风险/效益，以达到保障用药安全的目的。

案例 11-1-1

　　患者，男性，50 岁，因急性心肌梗死进行经皮冠状动脉介入治疗（percutaneous coronary intervention，PCI），术后使用阿司匹林联合替格瑞洛进行双抗抗血小板治疗。用药 3 天，患者刷牙时出现牙龈出血，并且自述大便偶尔颜色变黑。前来就诊，急诊查血红蛋白 126 g/L。

　　请思考以下问题：

　　患者牙龈出血及大便颜色变黑，是否可能发生了消化道出血？还是药物不良反应？

　　案例 11-1-1 解析

　　双抗抗血小板治疗是 PCI 术后的常见治疗方案，可能会增加出血不良事件的风险。该患者偶尔发现大便颜色变黑，牙龈出血，经查患者血红蛋白正常，分析药物与不良反应的关系，考虑为联合用药导致的药物不良反应，消化道出血风险小，粪便颜色偶尔变黑也可能为牙龈出血

被吞咽进消化道所致。替格瑞洛的抗血小板效应比氯吡格雷强，出血风险更高。综合评估患者具体情况，将替格瑞洛改为氯吡格雷，对患者进行用药教育，嘱患者观察牙龈出血等是否得到改善。

二、药物警戒的历史与发展

（一）药物警戒的起源

药物警戒的起源可追溯到 1881 年，Dr.Lewin 出版的《药物的不良反应》（Untoward Effects of Drugs）是西方医学史上第一部有关药物不良反应的书籍。

20 世纪以来，全球各国进一步完善对药物安全监管法律法规方面制度的建立。1961 年，WHO 召开的第 16 届世界卫生大会强调了加快传递药物不良反应信息并尽早采取必要行动的重要性。1961 年，美国 FDA 开始收集药物不良反应报告。1964 年，英国开始实行药物不良反应监测自觉呈报制度（黄卡系统）。1969 年，日本开始使用药物上市后监测（PMS）系统。1970 年，WHO 国际药品监测中心（后更名为乌普沙拉监测中心）成立。法国也于 1970 年开始建立医院的不良反应监测中心并于 1973 年正式启动了药物警戒系统，首次提出了药物警戒。

（二）药物警戒的发展

20 世纪 90 年代，药物警戒被广泛应用，其内涵和外延也逐步得到科学规范。1992 年，欧洲药物警戒协会成立，标志着药物警戒正式进入了专业学术和研究领域。

我国非常重视药物警戒工作。1998 年，我国加入 WHO 国际药物监测合作计划，成为第 68 个成员国；1999 年，国家食品药品监督管理局药品不良反应监测中心成立；2000 年，《中华人民共和国药品管理法》提出"国家建立药品不良反应监测制度"。2004 年，国家药品不良反应监测系统正式上线运行；31 个省级药品监管部门陆续成立药品不良反应监测中心。

2017 年，国家食品药品监督管理总局加入国际人用药品注册技术协调会（ICH）。同年发布《关于药品上市许可持有人直接报告不良反应事宜的公告》，为药物警戒制度的建立奠定了基础，药物不良反应监测体系逐步建立、日臻完善。

三、药物不良反应的处置、报告、监测与管理

（一）药物不良反应的处置与报告

新的、严重的药物不良反应应于发现或者获知之日起 15 日内报告，其中死亡病例须立即报告，其他药物不良反应 30 日内报告。有随访信息的，应当及时报告。

所有的报告将会录入数据库，专业人员会分析药物和不良反应/事件之间的关系，根据药物风险的普遍性或严重程度，决定是否需要采取相关措施，如在药物说明书中加入警示信息，更新药物如何安全使用的信息等。在极少数情况下，当认为药物的风险大于效益时，药物也会撤市。

（二）药物不良反应的监测与管理

药物不良反应监测方法包括被动监测和主动监测。我国近年实施的药物不良反应（ADR）监测多属被动监测，即依靠医务人员发现 ADR 病例。该模式存在很多问题，如易出现漏报及报告信息不完整等，局限性较大。

主动监测是被动监测的重要补充，采取的是一种强制性信息收集，能获取更全面的信息，可实现更加及时的信号识别。目前，我国的主动监测模式主要包括 ADR 快速报告和智能搜索系统、基于触发器技术和文本信息提取技术的 ADR 主动监测系统、中国医院药物警戒系统（CHPS）和哨点医院联盟。哨点医院是指通过国家药品不良反应监测中心（CNCAM）认证，具有较强的药械 ADR/ADE 监测能力和开展药品重点监测和再评价能力的医疗机构。我国于 2016 年正式开始实

施 ADR 监测哨点项目，将监测哨点接入 CHPS，使用 CHPS 监测哨点的集合便形成了国家 ADR 监测哨点联盟，CHPS 通过与医院信息系统（HIS）、电子病历、药库信息管理系统等数据接口对接整合，打通了医院内部各个独立信息系统壁垒，将传统 ADR 监测模式由被动监测转为主动监测，实现发现、报告、评价 ADR、开展重点监测和再评价、获取药物安全相关信息的功能。

案例 11-1-2

患者，女性，75 岁，因间质性肺炎合并感染于 2020 年 9 月 6 日入院治疗，给予头孢西丁、二羟丙茶碱、乙酰半胱氨酸及托拉塞米治疗。用药前外周血白细胞计数 $9.8 \times 10^9/L$，白蛋白 27.6 g/L，尿素氮 7.99 mmol/L，肌酐 130 μmol/L，尿酸 388 μmol/L。入院第 6 天因抗感染治疗效果不佳，停用头孢西丁，换用头孢吡肟 2.0 g，2 次/天静脉滴注，余治疗不变。入院第 9 天患者出现躁狂，未予特殊处理。入院第 10 天凌晨 3:30 左右患者再次出现躁动不安，肌内注射苯海拉明 20 mg 后症状略缓解；9:00 左右再次出现躁动不安、言语混乱、谵妄。实验室检查示尿素氮 6.21 mmol/L，肌酐 130 μmol/L，尿酸 392 mol/L，钠 142 mmol/L，钾 2.8 mmol/L。血气分析结果显示 pH 7.38，PCO_2 5 mmHg，PO_2 63 mmHg。停用头孢吡肟、二羟丙茶碱、乙酰半胱氨酸，并于 17:00 及 22:00 分别肌内注射地西泮 5 mg。入院第 12 天患者精神症状消失，恢复二羟丙茶碱和乙酰半胱氨酸治疗。此后未再出现上述精神症状。

请思考以下问题：

患者产生不良反应与哪个药物可能相关？

案例 11-1-2 解析

根据药物服用时间，患者在使用头孢吡肟后出现躁动谵妄，后停药，并辅助镇静药物，患者精神症状消失。该药品说明书中也有神经精神系统不良反应的报道。头孢吡肟与躁动谵妄很可能相关。

思　考　题

1. 药物警戒的概念是什么？
2. 药物警戒的内容有哪些方面？

（霍记平）

第二节　药物不良反应监测与药物警戒数据库

一、WHO 国际药物监测计划成立背景与发展

20 世纪 60 年代震惊世界的"反应停"事件后，各国纷纷建立药品不良反应报告制度，为在世界范围内广泛收集药品不良反应报告并开展国际合作，WHO 于 1968 年制定了国际药物监测计划（programme for international drug monitoring，PIDM），1970 年在日内瓦正式成立 WHO 药物监测中心（WHO Drug Monitoring Centre），1978 年迁往瑞典乌普萨拉，称为乌普萨拉监测中心（Uppsala Monitoring Center，UMC）。截至 2022 年 8 月，WHO PIDM 已包括 153 个正式成员国和 22 个非正式成员国，我国 1998 年成为正式成员国并定期向 UMC 提交个案病例报告（individual case safe reports，ICSR）。

二、UMC 中心与各成员国共同推动全球药物警戒科学活动

UMC 即 WHO 药物监测国际合作中心（WHO Collaborating Centre for International Drug Monitoring），负责 WHO PIDM 的技术和业务工作，旨在建立全球药物警戒标准和体系，监测、确认药物风险信号以减少全球公众的用药伤害；同时，它立足研究和创新药物警戒科学方法，在

世界范围内推动药物警戒科学发展，从而为各国药品监管机构和企业提供技术支持与服务。当前，随着世界各国药物警戒体系和技术发展日新月异，赋予了 UMC 新的使命，主要包括以下几个方面：①创新科学技术，积极开展药物安全相关科学活动，为 WHO PIDM 成员国制定药物安全监管政策提供技术支持；②与各成员国药物警戒中心合作，共同维护全球药物安全数据库，并不断优化药物警戒相关功能模块并提供技术支持；③按照需求设置适宜的培训课程，并通过沟通、宣传与协调，充分发挥 WHO PIDM 在推动全球安全合理用药方面的作用；④提供信息传输、信息处理和上市前及上市后药物安全信息等专业的数据管理、分析和解决策略，以及时、准确地识别判断风险信号。

各成员国向 UMC 提交 ICSR，建立全球 ICSR 数据库系统——WHO 药品潜在副作用报告全球数据库（the World Health Organization global database of reported potential side effects of medicinal products，VigiBase），并由 UMC 代表 WHO 维护和研发。按照 WHO PIDM 共同宗旨与规定，为确保 VigiBase 数据不断更新用于药品风险监测，各成员国应履行按时向 UMC 提交 ICSR 的义务，至少每季度向 UMC 提交 E2B 兼容格式的可疑不良反应报告，同时注意数据的质量和完整性。

三、VigiBase 及药物警戒工作平台与技术工具

VigiBase 是 UMC 的 ICSR 数据库。各成员国所提交的 ICSR 以结构化、层次化的形式存储在 VigiBase 中，使之成为全球最大、最全面的药品相关可疑不良反应的数据库。截至 2021 年 12 月，VigiBase 数据库已接收 2700 万 ICSR。VigiBase E2B 结构化形式记录的信息实现了灵活检索、读取、分析数据的功能，为监测全球药品潜在风险、信号挖掘和风险沟通提供了可靠的数据来源和技术支撑。UMC 还不断完善数据库管理和应用系统，陆续研制开发了各种药物警戒工作平台、实用工具和技术方法以利于海量数据的应用，分述如下。

（一）WHO-UMC 药物警戒工作平台

1. VigiFlow 是 UMC 向成员国药物警戒中心提供的云端 ICSR 在线报告和管理系统，UMC 推荐成员国使用该系统进行报告但并非强制。截至 2021 年底，已有 101 名 WHO PIDM 成员国选择 VigiFlow 作为其全部或部分药物警戒系统。此外，该系统还方便用户及时跟进日常工作。UMC 十分重视 ICSR 质量，在 VigiFlow 中配置了一套完整的基础数据库对 ICSR 进行编码，为利用 VigiBase 海量数据实现信号自动检测提供了数据准备。

2. WHO Drug Global 由 UMC 维护与更新的 WHO Drug Global 目前已成为全球药品信息最权威的参考资料，涵盖了化药和传统草药，为用户提供了广泛的药品名称术语和具有专业代码系统的词典，每年两次发布新版本，以供用户及时获取最新术语信息。自 2019 年 9 月 WHO Drug Global 发布中文版，与英文版同步维护和发布。

3. WHO Drug Koda 是具有人工智能学习的自动编码引擎，作为网络应用程序编程接口（application programming interface，API）可通过 UMC 网站直接访问并运用到现有或类似的编码工具中，从而大幅提高编码效率。此外，它不仅支持药物名称的自动编码，并且根据最新药品管理规定，提供自动化的 ATC 分配选择。

4. VigiLyze 是供成员国专业人员使用的数据检索和分析平台，能够快速搜索 VigiBase 数据以了解全球数据特点。VigiLyze 是基于 web 的工具，帮助成员国搜索、筛选和分析 VigiBase 的数据，它还可采用图表和数据汇总的形式展示数据统计结果，可以以 Excel 格式导出以便分析统计，对详细报表可以以 PDF 格式导出以便详细查阅每个案例及附带的详细报告（Narrative）。对于本国数据有限的成员国，VigiLyze 数据的参考价值尤为重要。

5. VigiAccess 是 UMC 为公众提供的在线检索平台和公共资源，自 2015 年 4 月启用。仅提供药品与不良反应检索结果的概要，如不良反应名称、区域分布、年龄分布、患者性别分布等一级数据，并不涉及完整 VigiBase 数据库及法律隐私保护的敏感信息。

（二）药物警戒技术工具

1. VigiMatch 为了识别、管理重复报告，UMC 研发了 VigiMatch 作为识别重复报告的工具，并于 2014 开始应用。VigiMatch 采用概率模式匹配算法自动检测可疑重复报告，以每对 ICSR 组合计算匹配分数，匹配分数超过阈值的报告组合被视为疑似重复报告。同时它还作为 VigiRank 使用的参数之一用于信号检测。

2. VigiGrade 是评估数据库 ICSR 质量的工具，它对 VigiBase ICSR 的完整性、一致性和规范性等方面进行评分，分值越高说明报告质量越高。

3. VigiRank 是一种数据驱动的药品安全信号新型预测模型。自 2014 年以来成功应用于信号检测。VigiRank 预警模型的建立是以包括比例失衡报告（IC_{025}）、新发报告、报告来源涉及的国家数、报告质量评分和叙述性报告 5 个参数的多因素证据强度对信号进行风险评分。此预警模型作为人工评价的辅助工具，大幅提高了药物警戒技术评价的科学性和时效性。

4. VigiPoint 是快速识别并确定医学数据的关键信息特征（如年龄、性别、合并用药和不良反应）的通用分析工具。它能将研究者感兴趣的数据库中问题相关报告数据集与其他参照组数据集进行对比，确定其关键特征以利于专家审评。

5. VigiGroup 是 UMC 最新开发用于识别涉及相近疑似药物不良反应 ICSR 自然分组的聚类算法 [i]，可以辅助研究者了解哪些不良事件术语所涉及的症状更容易同时出现。因为多数 ICSR 并非涉及单个 ADR 术语，用"药品-不良反应"单一组合方式进行信号检测存在一定的局限性，使用 VigiGroup 聚类分析 ICSR 所记录的多个 ADR 术语，能更好地识别病例系列和相关的不良事件的相关性，以更准确地提取信号，实现信号检测的稳定性和临床一致性。

（三）信号检测、评估与发布

VigiBase 海量数据的优势在于利用来自全球药物警戒信息，发现新的、严重的不良反应并及时向全球反馈。UMC 信号的形成经过计算机自动检测和人工评价两个阶段，包括 3 个步骤：首先，使用 VigiRank 筛选"药品-ADR 组合"（以下简称"组合"）；其次，UMC 研究人员按照 VigiRank 分值排序就列表中"组合"进行初步分析，分类为"已知（说明书已注明）"、"非信号"、"继续评估"或"深入评估"；任何纳入深入评估的"组合"都须经过医学专家的核实，这个阶段历时 2 周；最后，经过 UMC 内部和外部临床专家的深入评估，将"配对"分类为"非信号"、"继续评估"和"信号"，成为"信号"者将由 UMC 临床专家撰写评估报告，以正式书面形式在 WHO PIMD 内通报发布，其中的多数"信号"通过 WHO《药品通讯》公布。

综上，WHO PIDM 走过了 50 余年的发展历程，在推进全球药物警戒发展、保障公众用药安全方面发挥了极其重要的作用。UMC 作为全球药品安全信号检测和科学研究的核心，其所提供的海量多样化的数据、VigiBase 服务和有效工具等，大幅提升了各成员国药物警戒日常工作的效能。同时，UMC 不断探索药物警戒研究新领域，通过探索药品风险和获益在全球范围内支持药品监管与临床决策。

思 考 题

1. VigiBase 在推动全球药物警戒科学活动中的作用是什么？

2. UMC 利用 VigiBase 数据进行信号检测的基本流程是什么？

（杨天绎 张 力）

第三节 药物警戒与指导原则

一、药物警戒质量管理规范

（一）中国《药物警戒质量管理规范》

2021 年 5 月，国家药品监督管理局发布了《药物警戒质量管理规范》，这是继《中华人民共和国药品管理法》规定我国建立药物警戒制度以来，国家药品监督管理部门发布的首个相关配套文件，也是药品上市许可持有人和获准开展药物临床试验的药品注册申请人履行药物警戒义务的纲领性文件，该法规自 2021 年 12 月 1 日起施行。《药物警戒质量管理规范》围绕两条主线，一条是以药物警戒体系建设为主线，要求持有人建立、运行和维护药物警戒体系；另一条是以药品风险管理为主线，要求持有人对风险进行监测、识别、评估和控制。《药物警戒质量管理规范》为企业实施药物警戒指明了方向，为监管部门开展监督检查提供了依据，为上市前和上市后药物警戒搭建了桥梁，推动药物警戒法规和技术体系的进一步完善。

（二）ICH 药物警戒指南

国际人用药品注册技术协调会（International Council for Harmonisation of Technical Requirements for Pharmaceuticals for Human Use，ICH）的 E2 系列指导原则为药物警戒相关，涵盖临床试验和上市后药物警戒的全部过程。国家药品监督管理局作为 ICH 成员，着力推进 ICH 指导原则在中国的转化实施，全面参与 ICH 指导原则的国际协调。

（三）欧洲《药物警戒实践指南》

2012 年欧洲药品管理局（European Medicines Agency，EMA）发布《药物警戒实践指南》（Good Pharmacovigilance Practice，GVP）作为欧盟药物警戒工作的新准则。GVP 适用于欧盟成员国的市场授权持有人、EMA 和成员国的药品监管机构，对他们在药物警戒工作中的职责做出了详细规定，促进药物警戒的良好实施。

二、药物警戒研究与指导原则

（一）药物警戒研究方法

1. 被动监测　药物不良反应的被动监测（passive surveillance），是通过收集医生、药师、生产企业等的自发报告（spontaneous reporting）来监测不良反应的方式。被动监测的范围可包括上市后的所有药品，其参与人员众多，不受时间、空间限制，是药品监督管理部门获得 ADR 的主要来源。被动监测是上市后不良反应监测最简单、最常见、最经济的方式，在早期发现药品安全性信号和罕见 ADR 方面起到了积极的作用。但被动监测也存在天然的局限性，如不良事件上报率低、漏报严重、报告质量良莠不齐、不易计算不良反应发生率、证据等级较弱等。由于被动监测获得的信息较为局限，仅靠有限的病例报告，在背景发生率、用药人群数量不明确的情况下，对被动监测数据的研究主要是以发现风险信号为目的，很难对信号进行验证，即评价药品与不良反应之间的关联性。

2. 主动监测　主动监测（active surveillance）是一种有组织、有计划的监测活动，是由信息采集者主动从医务人员和患者中获取信息，并通过事先制定的方案或流程，对用药者进行连续监测，使信息尽可能准确、全面。与被动监测不同的是，主动监测既可用于药品安全风险信号的发现，也可用于风险信号的验证，当发现药品的安全性风险信号时，通过主动监测方法可以对该信号进行验证并对药品-事件组合进行数据挖掘，评估结果可以为后续药物警戒措施和监管决策提供依据。主动监测方法主要包括哨点监测、医院集中监测、处方事件监测、注册登记研究等，通常监测手段相对复杂且花费较大。

3. 观察性研究 传统的流行病学方法是评价不良事件的重要部分。观察性研究（observational studies）是根据特定研究问题，不施加主动干预的、以自然人群或临床人群为对象的、探索暴露/治疗与结局因果关系的研究。观察性研究对于验证来自自发报告、主动监测及系列病例的信号十分有用，研究类型主要包括横断面研究、队列研究、病例对照研究、单一病例设计等。

4. 临床试验 当在上市前临床试验中发现重要风险时，可能需要进一步的临床试验（clinical trial）来评估不良反应的作用机制。可以进行药效学和药代动力学研究，以确定特定给药方案是否会增加患者发生不良事件的风险。基因检测也可能为不良反应的风险提供线索。此外，基于药物的药理学特性和临床中的预期用途，可能需要调查潜在的药物相互作用和食物-药物相互作用。有时特殊人群中的潜在风险或获益在上市前临床试验中研究不足，如老年人、孕妇、儿童、肾脏或肝脏疾病患者，开展进一步的临床试验可用于确定和量化药物在这些人群中的风险及获益程度。

5. 药品使用研究 药品使用研究（drug utilisation studies，DUS）描述了一种药物如何在市场上销售、处方、在大量人群中应用及这些因素的影响后果，涉及临床、社会及经济学等内容。DUS 可以提供关于特殊人群的数据，还可以描述监管措施及媒体关注对日常医疗实践中药品使用的影响，检验推荐的临床实践和实际临床使用间的关系，监测用药错误，检查药品是否有被滥用的可能。

（二）研究指南

目前药物警戒研究方法主要采用药物流行病学的基本方法。药物流行病学研究能够为药物的安全性和有效性提供信息，并被越来越多地应用于卫生保健系统、干预措施及健康相关行为的评价中。

欧洲药物流行病学和药物警戒网络中心（The European Network of Centers for Pharmacoepidemiology and Pharmacovigilance，ENCePP）制定了《药物流行病学研究方法学标准指导手册》（Guide on Methodological Standards in Pharmacoepidemiology），作为欧盟药物警戒方法的标准参考文件。该手册对开展药物流行病学研究提出了诸多方面的方法学指导建议，为药物警戒工作提供了相关的技术和方法学参考。

中国药学会药物流行病学专业委员会在系统综述国内外药物流行病学研究方法学标准和指南的基础上，结合我国的医疗卫生实践，提出了团体标准《中国药物流行病学研究方法学指南（T/CPHARMA 002-2019)》，为开展药物流行病学研究提供指引和参考。

三、真实世界数据中的药物警戒

随机对照试验（randomized controlled trial，RCT）一般被认为是评价药物安全性和有效性的金标准。但 RCT 也有其局限性，如样本量较小、研究对象代表性不足、随访时间有限、高成本、研究环境过于理想化、无法在药品上市后提供关于药品安全性和有效性的所有必要信息等。因此，真实世界证据（real world evidence，RWE）越来越多地应用于评价药物的有效性和安全性。

真实世界研究是针对预设的临床问题，在真实世界环境下收集与研究对象健康有关的数据（真实世界数据）或基于这些数据衍生的汇总数据，通过分析获得药物的使用情况及潜在获益-风险的临床证据（真实世界证据）的研究过程。真实世界数据来源于日常所收集的各种与患者健康状况和（或）诊疗及保健有关的数据，常见来源包括医院信息系统（Hospital Information System，HIS）、医保系统、疾病登记系统、国家药品不良反应监测哨点联盟（China ADR Sentinel Surveillance Alliance，CASSA）、自然人群队列和专病队列数据库、组学相关数据库、死亡登记数据库、患者报告结局数据、来自移动设备端的数据等。

一些药物的不良反应要在长期治疗后才会显现出来，上市前 RCT 难以发现。利用真实世界数据，可以提供药物长期安全性的信息和在大量异质性人群中的有效性信息，以及描述较不常见或延迟的不良事件，识别 RCT 中难以发现的安全性信号。此外，对于中西药联用或者 RCT 研究中尚未评价的联合用药，需要借助上市后真实世界研究，与标准疗法进行比较，补充其获益-风险评价结果。真实世界证据应用于支持药物监管决策，涵盖上市前临床研发以及上市后再评价等多个环节。例如，为新产品批准上市提供有效性或安全性的证据；为已获批产品修改说明书提供证据，包括增加或修改适应证，改变剂量、给药方案或给药途径，增加新适用人群，增加实效比较信息，增加安全性信息等。

目前，药物警戒的真实世界研究还存在一些问题，如研究涉及伦理风险、数据的共享、真实世界数据的适用性评价、偏倚与混杂的控制、结果的重复性问题等，还需要研究者们不断深入探索，加强相关管理政策与伦理研究，加强药物警戒的方法学研究，促进药物警戒真实世界研究的发展与应用，为药品安全性评价提供更多证据，进一步提高临床合理用药水平，保障公众用药安全。

思 考 题

1. 国际上主要的药物警戒指导原则有哪些？
2. 利用真实世界数据开展药物警戒研究有何优势？

（张伊楠　赵志刚）

第四节　政府药物警戒信息沟通

风险沟通是药物警戒工作的重要部分，向医务人员、患者、公众传递药品安全性信息，沟通药品风险是药品合理使用的重要保障。政府相关部门和药品生产企业是风险信息沟通的主要责任方，而药品销售企业、医疗卫生专业人士和公众等则是沟通的主要对象。本节中，主要介绍政府药物监管部门同医务人员、患者、公众的药物警戒信息沟通。

案例 11-4-1

某医疗机构正在进行药品遴选，希望了解是否有药品监督管理部门发布过遴选药品的安全警示信息。

请思考以下问题：

临床药师可以从哪些渠道获取相应信息？

一、中国国家药品监督管理局

中国国家药品监督管理局（National Medical Products Administration，NMPA）在官方网站上发布安全警示，包括药品不良反应信息通报、药物警戒快讯，以及国家药品监督管理局和各省药品监督管理部门抽检结果、药品召回等信息。

（一）药品不良反应信息通报

药品不良反应信息通报制度是我国药品监督管理部门为保障公众用药安全而建立的一项制度。《药品不良反应信息通报》介绍有关国家药品监督管理部门发布的安全性信息，同时分析通报品种在我国临床使用情况，评估其在我国的效益/风险，对医务人员和公众提出建议。《药品不良反应信息通报》在 2001 年发布第 1 期，对推动我国药品不良反应监测工作，保障广大人民群众用药安全起到了积极作用。

（二）国家药品监督管理局关于修订药品说明书的公告

根据药品不良反应评估结果，为进一步保障公众用药安全，国家药品监督管理局对药品说明书项目进行统一修订并公告，要求药品的上市许可持有人均应依据《药品注册管理办法》等有关规定，按照药品说明书修订要求报国家药品监督管理局药品审评中心或省级药品监督管理部门备案。修订内容涉及药品标签的，应当一并进行修订；药品说明书及标签其他内容应当与原批准内容一致。在备案之日起生产的药品，不得继续使用原药品说明书。药品上市许可持有人应当在备案后9个月内对已出厂的药品说明书及标签予以更换。药品上市许可持有人应当对新增不良反应发生机制开展深入研究，采取有效措施做好药品使用和安全性问题的宣传培训，指导医师、药师合理用药。临床医师、药师应当仔细阅读药品说明书的修订内容，在选择用药时，应当根据新修订药品说明书进行充分的获益/风险分析。患者用药前应当仔细阅读药品说明书，使用处方药时，应严格遵医嘱用药。

（三）药物警戒快讯

为了满足各级药品行政监管部门及药品不良反应技术监测机构对信息的需求，国家药品不良反应监测中心自2005年创办了《药物警戒快讯》，平均每月1期。作为信息发布和利用的有效途径之一，《药物警戒快讯》在第一时间展现药品不良反应监测工作的工作重点，及时报道国内外药品安全方面的信息和技术资讯，使其成为服务于监测工作的窗口之一。

二、美国食品药品监督管理局

美国食品药品监督管理局（U.S. Food & Drug Administration，FDA）的药物警戒信息沟通工作开展较早，并将其纳入了法案，目前已有较为完善的沟通模式。2007年9月，美国总统布什签署了H.R.3580号法案，即《2007年食品和药品管理修正案》（Food and Drug Administration Amendments Act of 2007，FDAAA），其中规定了上市后药物安全信息与风险的沟通。2007年，美国FDA首次发布了《药物安全信息——FDA与公众沟通》（Drug Safety Information—FDA's Communication to the Public）指南，2012年对其修订并征求意见，该指南描述了FDA如何向公众交流关于重要药物安全问题的信息。美国FDA利用各种工具和方法向公众传达药品安全信息，如FDA批准的标签信息（如药品说明书）、药物安全通信（drug safety communication，DSC）、安全相关说明书修订等，所有FDA发布的药物安全信息都可以通过FDA网站获得。

（一）美国FDA标签信息

美国FDA已建立公开免费的标签数据库FDALabel（https://nctr-crs.fda.gov/fdalabel/ui/search），能够查询所有处方及非处方药物的标签信息，还包括医疗器械和疫苗等信息。可以通过通用名、商品名查询FDA批准的标签信息，还支持对标签全文、标签项目、标签类型、药理作用分类、申请类型、市场状态、化学结构等进行组合高级检索。

（二）药物安全通信

在药物获批后，美国FDA会了解到新的或更严重或更频繁的药物不良事件，FDA审查这些数据并评估是否存在新出现的药物安全问题。在完成对现有数据的分析之后，FDA会发布药物安全信息，并且可能在采取监管行动之前发布。FDA关于药物安全信息的沟通有助于实现长期的公共卫生目标，如提高医疗专业人员的警惕、鼓励增加安全性观察的报告。DSC是FDA沟通新的药物安全信息的工具之一，内容通常涵盖了本次沟通的药物安全问题、FDA的发现及采取的措施、药物相关信息等，并为患者和医疗专业人员提出可采取行动的建议。DSC是FDA最受关注的页面之一，从2021年3月起FDA网站开始提供中文版《药物安全通信》。

（三）药品安全相关标签修订（Drug Safety-related Labeling Changes）

美国FDA建立了药品安全相关标签修订数据库，收录了2016年1月以来的安全性相关药品说明书修订，项目包括黑框警告、警告与注意事项、药物相互作用、禁忌、不良反应、特殊人群使用和患者咨询信息/患者信息/用药指导。可以通过药物的通用名或商品名查询或根据时间查询，并支持选择查询项目。FDA通过该网站向公众提供安全相关标签修订信息，希望医疗从业人员和患者能够及时获得这些重要及新的安全数据，从而更好地促进患者的健康。

三、其他国家药品监管机构

（一）欧洲药品管理局

欧洲药品管理局（European Medicines Agency，EMA）在其官方网站发布药物的药品专论、说明书、公共评估报告、风险管理计划等。每个月，EMA 会发布 PRAC 安全信号建议（PRAC recommendations on safety signals），列出 EMA 药物安全风险评估委员会会议上讨论的所有安全信号及针对每个信号提出的建议。还发布直接医疗专业人员沟通（direct healthcare professional communication），向医疗专业人员传达处方、配发或管理中的风险。

（二）英国药品与健康产品管理局

英国建立了专门的公开免费网站，供公众查找药物资料，包括主要供医疗专业人员参考如何使用和处方药物的产品特性概述（summaries of product characteristics，SPCs）、提供安全使用药物信息的患者信息页（patient information leaflet，PIL）和市场授权批准的公共评估报告（public assessment report，PAR）。药物安全更新（drug safety update）是英国药品与健康产品管理局（Medicines and Healthcare products Regulatory Agency，MHRA）公布的药物安全风险信息及给医疗专业人员的建议，随时发布，每月发布月度合集可供订阅。

（三）日本医药品医疗器械综合机构

日本建立了可以检索药品信息的数据库，可以查询药品的说明书、患者用药指南、药品风险管理计划、审查报告等。日本医药品医疗器械综合机构（Pharmaceuticals and Medical Devices Agency，PMDA）也在官方网站上提供药品的警告信息，包括：①紧急安全资讯和安全速报；②使用注意事项修订指示通知，是厚生劳动省发出的有关药物说明书使用注意事项的修订指示，提供日语和英语版本。③药品、医疗器械等安全性信息，是以厚生劳动省收集到的副作用信息为基础，为了促进药品等的安全使用，向医疗相关人员提供的信息。④药品安全对策信息，是厚生劳动省医药生活卫生局监修、日本制药团体联合会编撰发行的关于药品的最新注意事项，是制药业界总结的信息，每月发布一期。⑤评估中的药品相关风险等信息，是随着不良反应报告的积累和上市后调查中出现的风险信息，PMDA 和厚生劳动省正在评价与药品的关联性，根据评价结果可能会采取说明书修订等措施。

（四）世界卫生组织

世界卫生组织（World Health Organization，WHO）发布的 WHO 药物通信（WHO Pharmaceuticals Newsletter）提供有关药物安全及世界各地监管当局采取行动的最新资讯，以及根据世界卫生组织个案安全报告全球数据库 VigiBase 发现的安全信号。

> **案例 11-4-1 分析**
> 药师可以查询 NMPA 网站的药品不良反应信息通报、说明书修订公告、药物警戒快讯，美国 FDA 网站的药物安全通信、药品安全相关标签修订，以及欧盟、英国、日本等国家的药品监督管理局及 WHO 网站等获取相关药物安全信息。

思 考 题

1. 举例说明我国目前的药品安全信息沟通途径主要有哪些。
2. 药品安全信息沟通有何意义？

（张伊楠　赵志刚）